G000155846

Mae **Dr Fiona Challacombe** MA (Ca MBPS yn gymrawd ymchwil a seicoleg Brenin, Llundain a'r Ganolfan Anhwyld yn Ysbyty Maudsley, Llundain. Mae'n rhan o wasanaeth cenedlaethol arbenigol sy'n trin unigolion ag OCD dwys a chymhleth. Mae ei hymchwil yn canolbwyntio ar effaith OCD ar rieni a theuluoedd, ac yn archwilio sut mae Therapi Ymddygiad Gwybyddol (CBT) yn cael ei ddarparu a'i fireinio ar gyfer OCD.

Mae **Dr Victoria Bream Oldfield** MA (Oxon), DClinPsy, CPsychol, MBPS yn seicolegydd clinigol sy'n gweithio yng Nghanolfan Anhwylderau Gorbryder a Thrawma Ysbyty Maudsley, Llundain. Mae'n rhan o wasanaeth cenedlaethol arbenigol sy'n trin unigolion ag OCD dwys a chymhleth. Astudiodd seicoleg arbrofol ym Mhrifysgol Rhydychen, seicoleg glinigol yn Sefydliad Seiciatreg Coleg y Brenin, Llundain, ac fe'i hyfforddwyd mewn Therapi Ymddygiad Gwybyddol yng Nghanolfan Therapi Gwybyddol Rhydychen ym Mhrifysgol Rhydychen. Ei meysydd ymchwil yw ffenomenoleg a thriniaeth OCD.

Mae'r **Athro Paul Salkovskis** BSc, MPhil (Clin Psy), PhD, CPsychol, FBPS yn Athro Seicoleg Glinigol a Gwyddoniaeth Gymhwysol a Chyfarwyddwr Rhaglen y rhaglen Ddoethuriaeth mewn Seicoleg Glinigol arfaethedig ym Mhrifysgol Caerfaddon. Ef yw golygydd y cyfnodolyn gwyddonol *Behavioural and Cognitive Psychotherapy*. Mae wedi cyhoeddi dros 250 o bapurau gwyddonol ac yn ddiweddar derbyniodd wobr Aaron T. Beck am ei gyfraniadau i therapi gwybyddol.

I Isabella, Seraphina, Cora a Duncan

TORRI'N RHYDD O OCD

Dr Fiona Challacombe
Dr Victoria Bream Oldfield
a'r Athro Paul Salkovskis

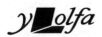

Lluniwyd yr wybodaeth yn y llyfr hwn fel canllaw cyffredinol i'r pynciau penodol
yr ymdrinnir â nhw, ond nid yw'n cymryd lle, ac ni ddylid dibynnu arno am
gyngor meddygol, gofal iechyd, fferyllol neu gyngor proffesiynol arall o dan
amgylchiadau penodol ac mewn lleoliadau penodol. Ymgynghorwch â'ch
meddyg teulu cyn newid, stopio neu ddechrau unrhyw driniaeth feddygol. I'r
graddau y mae'r awduron yn ymwybodol, mae'r wybodaeth a roddir yn gywir ac
yn gyfredol ym mis Mai 2011. Mae arferion, deddfau a rheoliadau i gyd yn newid,
a dylai'r darllenydd geisio cyngor proffesiynol cyfoes ynghylch unrhyw faterion o'r
fath. Mae'r awduron a'r cyhoeddwyr yn gwadu, cyn belled ag y mae'r gyfraith yn
caniatáu, unrhyw atebolrwydd sy'n codi'n uniongyrchol neu'n anuniongyrchol o
ddefnyddio, neu gamddefnyddio'r wybodaeth a geir yn y llyfr hwn.

Nid astudiaethau achos un person a geir yn y llyfr hwn,
ond cyfuniad o elfennau o brofiad yr awduron o bobl ag OCD.

Cyhoeddwyd ac argraffwyd yng Nghymru
ar bapur o goedwigoedd cynaliadwy gan
Y Lolfa Cyf., Talybont, Ceredigion SY24 5HE
e-bost ylolfa@ylolfa.com
gwefan www.ylolfa.com
ffôn 01970 832 304
ffacs 01970 832 782

CYNNWYS

DIOLCHIADAU

Hoffem ddiolch i'r holl bobl ag OCD rydyn ni wedi gweithio â nhw dros y blynyddoedd. Mae'r dewrder a ddangosir gan y sawl sy'n ceisio triniaeth ac yn goresgyn eu trafferthion yn ysbrydoliaeth barhaus i ni.

Hoffem ddiolch hefyd i'n cyd-weithwyr yng Nghanolfan Anhwylderau Gorbryder a Thrawma Ysbyty Maudsley, Prifysgol Rhydychen a Sefydliad Seiciatreg Coleg y Brenin, Llundain.

SUT I DDEFNYDDIO'R LLYFR HWN

Canllaw hunangymorth yw'r llyfr hwn ar gyfer y sawl sydd eisoes yn gwybod neu'n amau bod ganddyn nhw anhwylder gorfodaeth obsesiynol (OCD). Mae ynddo adrannau arbennig ar gyfer ffrindiau a theuluoedd a allai fod yn awyddus i gael rhagor o wybodaeth am y broblem ac am sut i helpu (gweler tudalennau 25–30 a 256–259).

Gall OCD ddigwydd ar sawl ffurf – os oes gennych OCD, rydyn ni'n argymell eich bod yn darllen am yr holl fathau o OCD a ddisgrifir yn y llyfr hwn. Drwy feithrin dealltwriaeth fanwl o sut mae OCD yn gweithio, byddwch yn meithrin y ddealltwriaeth orau o'ch problemau eich hun a sut i'w goresgyn. Byddwn yn ystyried effaith a mecaneg y broblem, ac yn defnyddio'r wybodaeth hon i'ch helpu i *wybod sut* i newid ac i *ddewis* newid.

1

BETH YW ANHWYLDER GORFODAETH OBSESIYNOL?

Yn y bennod hon byddwn yn trafod:

- Prif nodweddion anhwylder gorfodaeth obsesiynol
- Pam mae'n normal i gael 'meddyliau ymwthiol' a pham nad oes budd i geisio'u rheoli nhw
- Pam mae anhwylder gorfodaeth obsesiynol yn datblygu'n broblem i rai pobl
- Cyflwyno dealltwriaeth 'ymddygiad gwybyddol' o anhwylder gorfodaeth obsesiynol

Ydych chi erioed wedi mynd yn ôl i wirio bod y nwy wedi'i ddiffodd, neu wedi meddwl bod rhywbeth, er ei fod yn ymddangos yn lân, yn fudr neu wedi'i halogi, ac wedi cymryd gofal ychwanegol i'w lanhau, neu hyd yn oed ei daflu? Ydych chi'n teimlo'n anghyfforddus os nad yw'ch pethau wedi'u trefnu mewn ffordd benodol iawn? Ydych chi erioed wedi meddwl y gallech wneud rhywbeth ofnadwy ac anghydnaws â'ch cymeriad? Ydych chi wedi meddwl am rywbeth na ddylech chi byth feddwl amdano, neu weld delwedd feddyliol ohono? Ydych chi erioed wedi sylwi ar ysgogiad i bob golwg i wneud rhywbeth nad ydych chi wir eisiau ei wneud? Neu ydych chi wedi cael meddwl 'drwg' roedd angen i chi gael gwared arno mewn rhyw ffordd? Mae'r rhain i gyd yn *feddyliau ymwthiol*, meddyliau sy'n llamu i'ch pen ac yn *torri ar draws* yr hyn sydd eisoes ar eich meddwl... maen nhw'n ymyrryd! Os ydyn nhw'n gwneud hynny mor aml ac mor gryf fel eu bod nhw'n amharu'n ddifrifol ar yr hyn rydych chi am ei wneud, yna gellir dweud eich bod chi'n dioddef o obsesiynau a gorfodaethau fel cyflwr: anhwylder gorfodaeth obsesiynol.

Mae OCD wedi ei grybwyll fwyfwy yn y cyfryngau dros yr ychydig flynyddoedd diwethaf, ond nid bob amser yn y modd cywir. Bydd llawer o bobl wedi clywed am ffurfiau mwyaf cyffredin y broblem, sy'n peri i bobl olchi eu dwylo'n gyson neu wirio pethau dro ar ôl tro, ond mae sawl math arall. Fodd bynnag, prin iawn yw'r trafod ynghylch yr hyn sy'n peri i bobl gael eu caethiwo gan batrymau meddwl ac ymddwyn o'r fath, ac mae hynny'n arwain at gamddealltwriaeth o wreiddiau'r broblem. O ganlyniad, gellir cynnig OCD fel esboniad am bron unrhyw beth sy'n cael ei ailadrodd, o ffafrio rheoleidd-dra a threfn i brofi pryderon bob dydd, neu'r cymhelliad sydd wrth wraidd bron unrhyw ymddygiad 'cwyrci' y mae person yn ei wneud fwy nag unwaith. Ar lafar gwlad, disgrifir pobl sydd â diddordeb brwd fel rhai sydd ag 'obsesiwn' â phwnc; weithiau, cyfeirir at bobl sydd â ffocws cadarn fel pobl 'obsesiynol'. Mae bod â diddordeb cryf mewn rhywbeth, neu anelu am berffeithrwydd cyson, yn gallu bod o gymorth mawr dan yr amgylchiadau cywir, a gall fod yn bleserus os yw'r pethau hynny'n digwydd o ddewis. Fodd bynnag, mae ymddygiad *gwirioneddol* obsesiynol yn wahanol iawn; mae'n cael ei yrru gan syniadau personol annymunol sy'n gysylltiedig â theimlad anghyfforddus neu hyd yn oed annioddefol o orbryder, ac mae'n gwbl wahanol i 'obsesiynau' a gorfodaethau eraill, gan nad ydyn nhw o gymorth nac yn bleserus. Dydy unigolyn sydd ag OCD ddim yn teimlo bod ganddo unrhyw ddewis ynglŷn â'r hyn sy'n digwydd iddo. Fodd bynnag, byddwn yn dangos bod y prosesau sy'n gyrru OCD oll yn ddealladwy fel fersiynau dros ben llestri o brofiadau a phryderon seicolegol *normal* sy'n gafael ac yn datblygu i fod yn OCD mewn rhai pobl.

Weithiau, o'r tu allan, gall problem OCD edrych yn eithafol, yn od ac mor bell oddi wrth 'normalrwydd' nes ymddangos yn 'wallgof'; dyma, wrth gwrs, un o'r ffactorau sy'n atal pobl rhag gweld yr anhwylder am yr hyn ydyw a chael gafael ar yr wybodaeth gywir i allu ymladd â'r broblem yn effeithiol. Yn anffodus, gall hyn hefyd eu hatal rhag ceisio cymorth (oherwydd eu bod yn teimlo cywilydd, ofn neu ddychryn am yr hyn fydd yn digwydd os ydyn nhw'n sôn wrth eraill). Os oes gennych chi OCD, efallai y byddwch yn eich gweld eich hun fel rhywun gwallgof, drwg a pheryglus i'w adnabod, a gall hynny arwain at deimladau o gywilydd, braw a diflastod. Dydy OCD ddim yn gyfystyr â'r un o'r pethau hynny, ac mae deall sut mae OCD yn gweithio yn rhan hanfodol o wynebu'r driniaeth a threchu'r broblem fel eich bod yn gallu hawlio'ch bywyd yn ôl. Ffactor arall a all ymyrryd â gallu person i ddelio ag OCD yw pan fydd y broblem yn chwyddo i'r fath raddau fel bod yr unigolyn yn colli persbectif. Bryd hynny, y cyfan allwch chi feddwl amdano yw sut i sicrhau nad yw eich ofnau mwyaf yn cael eu gwireddu. Rydych chi'n methu gweld mai'r broblem go iawn yw eich ofn chi o'r hyn rydych chi'n canolbwyntio arno, yn hytrach na'r peth ei hun, oherwydd eich bod chi'n canolbwyntio gymaint ar yr hyn rydych chi'n ceisio'i wneud drwy ymolchi, gwirio a defodau eraill.

Felly, pan fydd gan bobl OCD, tair elfen amlycaf y modd y maen nhw'n ei brofi yw:

1. Meddyliau, ysgogiadau, delweddau ac amheuon obsesiynol
2. Gorfodaethau, o ran beth mae pobl yn ceisio'i wneud ac yn ceisio'i feddwl
3. Y nam, y trallod a'r anhawster a achosir ganddyn nhw

OBSESIYNAU

Yr hyn yw obsesiynau, neu 'feddyliau ymwthiol', yw meddyliau *digroeso ac annerbyniol* sy'n ymddangos *yn ddiwahoddiad*. Gall obsesiynau godi ar ffurf *meddyliau* mewn geiriau ac mewn *delweddau* hefyd; *ysfeydd*, fel pe bai rhywun eisiau gwneud rhywbeth, neu *deimladau o amheuaeth*. Er mwyn eglurder, byddwn yn cyfeirio atyn nhw fel 'meddyliau' o hyn ymlaen. Mae pawb wedi cael y profiad o gân yn dod i'w ben sy'n aros yno fel tiwn gron drwy'r dydd; mae llawer o bobl yn profi ymadroddion disynnwyr neu regfeydd yn llamu i'w pen wrth gerdded i lawr y stryd. Yn wahanol i feddyliau eraill sy'n codi, mae meddyliau obsesiynol yn atgas, yn ddisynnwyr, yn annerbyniol neu'n gyfuniad o'r rhain; maen nhw bob amser yn anodd eu diystyru neu eu hanwybyddu. Mae'n ymddangos bod meddyliau obsesiynol, felly, yn sefyll ar wahân i fathau eraill o feddyliau oherwydd eu bod yn estron i'r ffordd rydyn ni'n gweld ein hunain. Hynny yw, dydyn nhw ddim yn cyd-fynd â phwy rydyn ni'n meddwl ydyn ni (ond yn aml mae pobl ag OCD yn pryderu y gallen nhw ddatgelu rhyw wirionedd ofnadwy amdanyn nhw eu hunain).

Byddai'n amhosib rhestru'r holl feddyliau ymwthiol y gallai pobl eu cael gan eu bod mor niferus ac amrywiol. Dyma rai meddyliau, delweddau ac ysfeydd ymwthiol cyffredin y byddwn yn ailedrych arnyn nhw drwy'r llyfr:

MEDDYLIAU
- 'Mae'n bosib fod gwaed yn fy mwyd'
- 'Mae hwn wedi'i halogi â germau'
- 'Mae fy apwyntiad ar ddydd Gwener y 13eg'
- 'Efallai fy mod i'n dreisiwr'

AMHEUON
- 'Wnes i adael y drws ffrynt ar agor?'
- 'Wnes i redeg dros rywun heb sylweddoli?'

DELWEDDAU
- Mam yn cael ei lladd mewn damwain car
- Cam-drin babi neu blentyn

YSFEYDD
- 'Rhaid i mi gyffwrdd hwnna er mwyn teimlo'n iawn'
- I neidio o flaen trên
- I ymosod ar rywun yn gorfforol

Os ydych chi'n rhywun sy'n gwybod neu'n meddwl bod ganddo OCD, efallai eich bod chi wedi sylwi ar feddwl tebyg i un sy'n eich poeni chi'n arbennig wrth edrych ar y rhestr uchod. Mae'n debyg bod yna rai eraill ar y rhestr nad ydyn nhw'n eich poeni chi, ond a fyddai'n sicr yn peri trafferth i rywun arall. Efallai y bydd yn eich taro chi'n od, ond mae yna bobl hefyd a allai fod wedi cael unrhyw un o'r meddyliau a restrir uchod, ond nad ydyn nhw'n poeni'n arbennig amdanyn nhw; yn sicr, does ganddyn nhw ddim OCD. A dweud y gwir, **mae pawb**

yn cael meddyliau o'r fath. Mae pobl yn aml yn synnu i glywed fod pawb yn profi pob math o feddyliau ymwthiol – gan gynnwys y rhai cas: meddyliau am bobl yn cael niwed, delweddau o drais, ysfa i wirio pethau, amheuon a ydyn nhw wedi gwneud rhywbeth neu ysgogiadau i wneud rhywbeth maen nhw'n ei ystyried yn 'ofnadwy'. I'r rhan fwyaf o bobl, mae'r meddyliau'n gwibio i mewn ac allan o'u hymwybod heb achosi'r lefelau trallod sydd ynghlwm wrth OCD.

NODYN YMCHWIL

Yn y 1970au, pan oedd dealltwriaeth wybyddol o OCD yn cael ei datblygu, roedd dau arbenigwr ar OCD yn credu ei bod yn bwysig gwybod a oedd pobl 'normal' yn cael meddyliau ymwthiol, ac a oedd y meddyliau hynny'n wahanol o ran cynnwys i'r rhai a oedd yn peri trafferth i bobl ag OCD. Gofynnwyd i bobl ag OCD a phobl heb OCD gofnodi eu meddyliau, ac yna cymysgwyd y rhestr. Yna fe ofynnon nhw i weithwyr proffesiynol oedd â phrofiad o weithio gydag OCD ddweud pa rai ddaeth gan bobl ag OCD, a pha rai ddaeth gan bobl heb OCD. Doedden nhw ddim yn gallu gweld y gwahaniaeth rhwng meddyliau ymwthiol arferol a meddyliau ymwthiol obsesiynol. Roedd y meddyliau ymwthiol arferol yn cynnwys:

- Ysgogiad i frifo neu niweidio rhywun
- Dwi am neidio ar y cledrau pan fydd y trên yn agosáu
- Dwi'n teimlo'n ddig iawn am yr hyn a wnaeth y llynedd
- Delwedd o ferch yr unigolyn yn marw mewn ymosodiad terfysgol
- Meddyliau am weithredoedd treisgar yn ystod cyfathrach rywiol
- Beth os oes gen i ganser?
- Ysfa i ddinistrio eiddo
- Mae asbestos wedi fy halogi i
- Ysgogiad i ymosod yn dreisgar ar gi, a'i ladd

Rachman, S. a De Silva, P. (1978), 'Normal and Abnormal Obsessions', *Behaviour Research and Therapy*, 16, 233–248.

Ategwyd y syniad bod 'meddyliau ymwthiol' yn ddigwyddiadau bob dydd gan ymchwil a gynhaliwyd yn ystod diwedd y 1970au a'r 1980au, i archwilio a oedd gwahaniaethau rhwng meddyliau pobl ag OCD a'r meddyliau ymwthiol 'normal' hyn. Roedd meddyliau ymwthiol pobl heb OCD (na phroblemau eraill) yn ymwneud ag ysgogiadau i frifo a cham-drin eraill, delweddau o niwed a meddyliau bod pethau o le neu'n gallu mynd o le. Roedd cynnwys meddyliau byrhoedlog pobl eraill yn hynod debyg i'r meddyliau a oedd yn peri trafferth i bobl ag OCD. Mae'r ffaith bod pobl 'normal' yn profi pob math o 'feddyliau ymwthiol' negyddol yn ffaith bwysig iawn i'w chofio.

NATUR MEDDYLIAU

Er ein bod yn gwybod bellach bod meddyliau ymwthiol negyddol ac annerbyniol yn normal, maen nhw'n amlwg yn llawer mwy cythryblus i rai pobl nag eraill. Mae meddyliau ymwthiol yn cynhyrfu rhai i'r fath raddau fel eu bod, yn ddigon dealladwy, eisiau rhoi'r gorau i gael y meddyliau hynny yn gyfan gwbl. Pe bai modd peidio â meddwl am bethau'n cael eu halogi, neu rwystro meddyliau treisgar erchyll a digroeso, siawns na fyddai'r broblem yn cael ei datrys? Gall hwn ymddangos yn syniad deniadol, ond a yw'n ateb realistig? Beth fydd yn digwydd os byddwch chi'n trio? Mae'n wybyddus ers blynyddoedd bellach ei bod yn anoddach cael gwared ar syniad po fwyaf y byddwch chi'n poeni amdano... nes i chi roi'r gorau i drio! Fel y gwelir yn ddiweddarach yn y llyfr hwn, dyma enghraifft o'r *ateb yn dod yn broblem*. Caletaf oll y ceisiwch chi gael gwared ar eich meddyliau, pwysicaf oll rydych chi'n gwneud iddyn nhw ymddangos, a bydd rhigol eich patrymau meddwl yn mynd yn gynyddol ddyfnach.

Mae'n debyg mai'r rheswm pam na allwch reoli'ch meddyliau ymwthiol fel hyn yw nad ydych chi i fod i allu gwneud hynny! Cynlluniwyd yr ymennydd fel peiriant datrys problemau hynod effeithlon sy'n ddigon hyblyg i addasu i sefyllfaoedd annisgwyl. Pan fydd sefyllfaoedd annisgwyl yn codi, mae'n bwysig iawn i chi allu rhyddhau eich meddwl i ystyried nifer fawr o wahanol ffyrdd o fynd i'r afael â phethau, a gwneud hynny'n gyflym. Am y rheswm hwnnw, yn ôl pob tebyg, mae'r ymennydd yn tueddu i dorri ar draws yr hyn rydyn ni'n ei wneud ac yn cynnig sawl syniad a *allai* fod yn berthnasol i'r hyn sy'n digwydd. Dyna beth yw meddyliau ymwthiol; cybolfa o bethau sy'n dod i'r meddwl, yn enwedig pan ydym mewn sefyllfa emosiynol (hynny yw, sefyllfa o bwys). Pan mae'n ymddangos ein bod ni mewn perygl, mae ein meddwl yn gweithio'n gyflym ac yn cynnig cynifer o opsiynau â phosib i ni... rhedeg i ffwrdd, dringo coeden, ymladd, gwneud dim ac ati. Mae llawer o'r opsiynau'n amherthnasol, yn dwp ac yn beryglus, ond y pwynt yw bod ein meddwl yn cyflwyno cymaint o'r rhain â phosib, a hynny cyn gynted â phosib. Ein tasg ni wedyn yw dewis yr opsiwn rhesymol. Mae hyn yn golygu *na allwn reoli meddyliau ymwthiol*, ond mae o fewn ein rheolaeth yn llwyr i ymateb neu i beidio ag ymateb iddyn nhw. Bydd y rhai *rydyn ni'n ymateb iddyn nhw* yn tueddu i aros, ac maen nhw hefyd yn fwy tebygol o ddychwelyd ar adegau eraill. Yn anffodus, gall hynny gynnwys meddyliau yr oedd angen ymdrech i gael gwared arnyn nhw, a meddyliau a ysgogodd ymateb amddiffynnol (er enghraifft drwy wirio, golchi ein dwylo neu osgoi rhywbeth). Felly mae ymdrechion i'n hamddiffyn ein hunain rhag yr ymyriadau yn peri i ni ddal i boeni amdanyn nhw.

Golyga hyn, pe gallech reoli rhai meddyliau, y byddai'n rhaid gwneud hynny drwy reoli'ch holl feddyliau er mwyn gwneud yn siŵr ei fod yn effeithiol. Yn rhyfedd ddigon, gallai hyn fod wedi digwydd eisoes mewn ffordd arbennig o gas os oes gennych OCD. Oherwydd bod yr obsesiynau (ac ymladd yn eu herbyn) wedi mynnu cymaint o'ch sylw, efallai na fyddwch wedi treulio llawer o amser yn ystyried ac yn sylwi ar eich meddyliau eraill. Mae'n bosib hefyd eich bod wedi rhoi'r gorau i feddwl am rai o'r pethau gwell a fyddai fel arall wedi bod yn crwydro yn eich pen. Meddyliwch yn ôl dros yr ychydig oriau diwethaf, neu os ydych chi newydd ddeffro, dros y diwrnod blaenorol. Pa fath o feddyliau fu'n mynd drwy'ch meddwl? Efallai i chi feddwl am bethau diflas ac anniddorol y bu'n rhaid i chi eu gwneud, fel golchi llestri neu gofio talu bil? Gawsoch chi rai meddyliau cadarnhaol am rywbeth braf a wnaethoch yn y gorffennol, neu rywbeth roeddech chi'n edrych ymlaen at ei wneud? A wnaethoch chi boeni am rywbeth, neu a wnaeth rhywbeth eich ypsetio? Mae'n bur debyg i chi gael meddyliau ym mhob un o'r categorïau hyn. Y gwir amdani yw bod meddyliau a delweddau yn mynd drwy ein meddwl am lawer o'r amser. Weithiau – y rhan fwyaf o'r amser mewn gwirionedd – mae meddyliau fel y rhain yn ymddangos heb i ni fod yn ymwybodol o unrhyw reswm pam. Fel hyn y cawn ni ambell syniad creadigol gwych, neu y byddwn yn arswydo'n sydyn mai ein tro ni oedd casglu'r plant o'r ysgol awr yn ôl! Gall meddyliau 'ymwthiol' o'r math yma fod yn ddefnyddiol iawn. Fel arfer, gall pobl gofio achlysur pan ddaeth rhywbeth i'w meddwl yn sydyn a hwnnw'n ddefnyddiol, fel cofio bod ffrind yn dathlu'i ben-blwydd yn fuan, neu atgof sydyn am wyliau arbennig o braf.

Yn gyffredinol, dydy'n meddyliau ymwthiol pob dydd ddim yn dilyn llinell syth, nac yn drefnus a than reolaeth, a da o beth yw hynny. Dychmygwch sut beth fyddai bywyd pe baen nhw, a bod rhaid i ni gynllunio popeth y byddem yn ei feddwl (pe bai hynny'n bosib). Byddai'n ddiwedd ar greadigrwydd, ysbrydoliaeth a gwneud pethau yng ngwres y foment, a byddai'n fyd rhyfedd, diflas ac annynol. Felly dydy cael gwared ar y meddyliau ddim yn nod realistig, nac yn ddymunol chwaith. Mae meddyliau'n mynd a dod, a ni sy'n pennu pa mor bwysig ydyn nhw. Meddyliwch am y peth fel caffi hunanwasanaeth enfawr a chithau'n cerdded drwyddo gyda hambwrdd. Mae cymaint o wahanol bethau yn denu'ch sylw. Ych a fi! Dacw'r bwyd sy'n troi arnoch chi! A fyddai'n syniad da i chi ganolbwyntio ar hyd a lled eich ysfa i beidio â'i ddewis? Neu a fyddai'n well derbyn ei fod yno ac edrych i weld beth arall sydd ar gael? Os gwnewch chi hynny, gallwch ddewis y bwyd sydd at eich dant. Yn fuan iawn, bydd yr arogl cas wedi pylu o'r cof a gallwch barhau i ddelio â'r hyn rydych chi ei eisiau, yn hytrach na hel meddyliau am rywbeth na allwch chi ei ddioddef.

SYNIAD ALLWEDDOL

Rydyn ni'n gwybod bod 'meddyliau ymwthiol' yn hollol normal a hyd yn oed o gymorth, mewn gwirionedd. **Nid** cael y meddyliau eu hunain yw'r broblem, felly, ac mae rhoi'r gorau i gael y meddyliau yn nod amhosib.

Felly, os yw profi meddyliau diwahoddiad a negyddol yn 'normal' ac yn gyffredin, mae angen i ni edrych ymhellach i ddeall pam mae cael y meddyliau hyn yn peri pryder arbennig i rai pobl.

'DAMCANIAETH WYBYDDOL' EMOSIWN A PHROBLEMAU EMOSIYNOL

Dyfeisiwyd damcaniaethau gwybyddol a therapi gwybyddol gan yr Athro Aaron 'Tim' Beck, seicdreiddiwr yn wreiddiol, pan oedd dau beth yn peri trafferth iddo wrth iddo geisio rhoi rhai o ddamcaniaethau Sigmund Freud ar waith. Yn gyntaf, roedd yn taro Beck nad oedd seicdreiddiad yn gweithio pan oedd yn cael ei ddefnyddio i geisio helpu cleifion. Yn ail, doedd y ddamcaniaeth emosiynau oedd ynghlwm wrth seicdreiddiad ddim yn gweithio o'i hymchwilio'n drwyadl. I ddechrau, roedd hyn yn ddryslyd i Beck, ond aeth ymlaen i ddefnyddio ei ganfyddiadau i ddatblygu damcaniaeth wybyddol o emosiwn ac anhwylderau emosiynol. Aeth ymlaen i gymhwyso hyn yn fwy penodol i ddatblygu damcaniaeth wybyddol o iselder; daeth hynny'n gonglfaen ar gyfer gwaith dilynol ym maes dealltwriaeth wybyddol o lawer o broblemau eraill, a'r triniaethau sydd wedi profi mor llwyddiannus.

Gair arall am feddyliau ac ystyron yw 'gwybyddiaeth', felly roedd damcaniaeth wybyddol yn ymwneud â'r rôl y mae'r meddwl yn ei chwarae pan fydd problem yn codi. I grynhoi, nododd damcaniaeth Beck nad oherwydd yr hyn a ddigwyddodd iddyn nhw yr oedd pobl yn ypsetio, yn pryderu, neu'n mynd yn drist neu'n ddig, ond yn hytrach oherwydd yr hyn roedden nhw'n meddwl roedd yn ei olygu (sut y gwnaethon nhw ddehongli'r hyn a ddigwyddodd).

Er enghraifft, dychmygwch eich bod ar eich pen eich hun yn y tŷ ac wedi deffro yng nghanol y nos gan feddwl i chi glywed sŵn yn yr ystafell nesaf. Pe byddech chi'n meddwl bod rhywun wedi torri i mewn, mae'n debyg y byddech chi'n dychryn. Fodd bynnag, pe baech wedyn yn clywed sŵn arall ('miaw!'), byddech yn teimlo'n llawer gwell oherwydd eich bod yn sylweddoli mai eich cath oedd yno. Mae'r enghraifft syml hon yn dangos nid yn unig sut gall meddwl negyddol ein gwneud yn orbryderus heb fod angen, ond hefyd sut mae newid ein ffordd o feddwl (drwy ddarganfod beth sy'n digwydd *mewn gwirionedd* mewn sefyllfa benodol) yn gallu ein helpu i deimlo'n hollol wahanol.

Dangosodd Tim Beck i ni felly nad yw iselder yn cael ei achosi'n uniongyrchol gan yr hyn sy'n digwydd i bobl, ond gan eu dehongliad o'r digwyddiadau hynny. Yn ogystal, awgrymodd fod y ffordd roedd pobl yn gweld ac yn dehongli'r hyn a ddigwyddodd iddyn nhw yn gysylltiedig â'r hyn roedden nhw'n ei gredu amdanyn nhw'u hunain, am y byd yn gyffredinol ac am y dyfodol. Mae pobl yn tueddu i feddwl mewn ffordd benodol oherwydd profiadau'r gorffennol, a ddylanwadodd ar yr hyn roedden nhw'n ei gredu amdanyn nhw'u hunain a'r byd. Er enghraifft, efallai fod rhywun wedi dysgu bod 'y byd yn lle peryglus ac na ddylid ymddiried yn neb'. Er y gallai credu hynny ymddangos fel pe bai'n eu cadw'n ddiogel, byddai hefyd yn peri iddyn nhw fod yn orofalus ac yn ddrwgdybus. Mae'r ddamcaniaeth hefyd yn awgrymu y gall cred o'r fath newid y ffordd y mae unigolyn yn profi pethau. Er enghraifft, gallai beri i rywun ganolbwyntio i'r fath raddau ar wylio rhag pethau drwg a methu ymddiried mewn pobl fel nad yw'n sylwi pan fydd pethau da'n digwydd a phobl yn ymddwyn yn gymwynasgar a dibynadwy.

O ganlyniad, gwnaeth y ddamcaniaeth hon lawer i egluro pam mae rhai digwyddiadau yn effeithio ar rai pobl yn fwy nag eraill. Er enghraifft, mae rhywun sydd wedi colli ei swydd (y digwyddiad) yn dehongli hynny drwy feddwl, 'Dwi'n ddiwerth ac yn annigonol a fydda i byth yn gallu cadw swydd'. Nid yn unig mae hyn yn gwneud iddo deimlo'n drist, ond mae hefyd yn golygu ei fod yn rhoi'r gorau i geisio am swydd arall ac yn cilio i'r gwely am ddyddiau bwygilydd. Fodd bynnag, efallai y bydd unigolyn arall yn meddwl, 'Doedd y swydd yma ddim yn addas i mi; dyma gyfle i roi cynnig ar rywbeth newydd'. Efallai ei fod yn teimlo fymryn yn drist ac ychydig yn bryderus ynghylch sut gallai swydd newydd fod (a pha mor hawdd fyddai cael swydd o gwbl), ond byddai'n teimlo cymhelliad i wneud beth bynnag oedd ei angen er mwyn cael swydd newydd.

Er i'r un peth ddigwydd iddyn nhw, mae'r ddau unigolyn yma'n teimlo ac yn ymddwyn yn wahanol iawn. Yr hyn sy'n bwysig yw bod yr ymateb i unrhyw ddigwyddiad yn dibynnu ar yr arfarniad (*appraisal*) neu'r ystyr benodol a roddir iddo gan unigolyn.

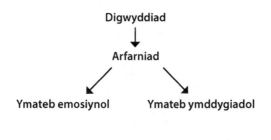

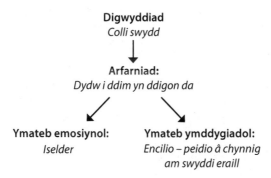

Gadewch i ni ystyried rhagor o enghreifftiau o adegau pan fydd arfarniad o ddigwyddiad yn effeithio ar yr emosiwn y mae rhywun yn ei deimlo a beth mae'n ei wneud.

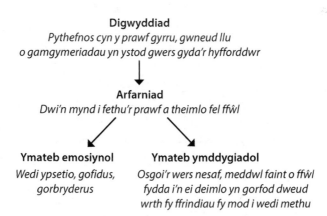

Drwy osgoi'r wers, bydd mewn gwirionedd yn cynyddu ei siawns o fethu'r prawf – dull gwrthgynhyrchiol o weithredu.

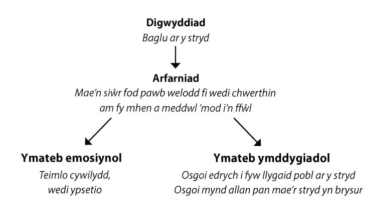

Digwyddiad
Baglu ar y stryd

Arfarniad
*Mae'n siŵr fod pawb welodd fi wedi chwerthin
am fy mhen a meddwl 'mod i'n ffŵl*

Ymateb emosiynol
*Teimlo cywilydd,
wedi ypsetio*

Ymateb ymddygiadol
*Osgoi edrych i fyw llygaid pobl ar y stryd
Osgoi mynd allan pan mae'r stryd yn brysur*

Drwy encilio, dydy'r unigolyn ddim yn cael y cyfle i ddarganfod beth sy'n digwydd mewn gwirionedd pan fyddwch chi'n baglu ar y stryd – naill ai dydy pobl ddim yn sylwi, neu maen nhw'n cydymdeimlo.

Pan gymhwysir y ddamcaniaeth hon i OCD, dydy'r digwyddiad dan sylw ddim yn rhywbeth sy'n perthyn i'r byd go iawn; yn hytrach, mae'n ddigwyddiad meddyliol, h.y. y meddwl / yr ysfa / yr amheuaeth / y ddelwedd ymwthiol neu'r ysgogiad ei hun. Rydyn ni'n gwybod bod meddyliau ymwthiol yn normal ac yn gyffredin, felly mae gwreiddyn y gwahaniaeth rhwng rhywun y mae syniad yn tarfu arno a rhywun nad yw'n tarfu arno i'w ganfod yn eu *hymateb* i'r syniad. Dyma'r 'arfarniad', ystyr ymddangosiadol y meddwl ymwthiol iddyn nhw, er enghraifft, 'Mae cael y meddwl hwn yn golygu fy mod yn berson drwg'. Mae'n bwysig nodi nad yw'n wir nad yw meddyliau ymwthiol negyddol byth yn peri trafferth i bobl heb OCD. Er enghraifft, byddai cael delwedd o rywun rydyn ni'n ei garu yn cael ei niweidio, neu amau a wnaethon ni ddiffodd y popty, yn tarfu ar y rhan fwyaf ohonom i ryw raddau. Fodd bynnag, byddai'r rhan fwyaf o bobl yn eu diystyru fel 'un o'r meddyliau rhyfedd hynny'; fydden nhw ddim yn treulio amser yn ystyried pam iddyn nhw feddwl y fath beth, nac yn ystyried ei fod yn arwydd bod yn rhaid iddyn nhw weithredu ar frys i ddad-wneud rhywbeth neu atal niwed. Pan fydd gan berson OCD, mae *meddwl y fath beth* yn aml yn cael ei ddehongli fel rhywbeth sy'n arbennig o arwyddocaol, a'r arwyddocâd hwnnw sy'n gyrru'r ymateb emosiynol (megis gorbryder, cywilydd, trallod) ac sy'n cymell yr angen i wneud rhywbeth yn ei gylch (ymateb ymddygiadol).

Digwyddiad
Gadael y tŷ, delwedd fod rhywun yn torri i mewn
↓
Arfarniad
Byddai'n afresymol anwybyddu'r meddwl yma

↙ ↘

Ymateb emosiynol
Gorbryder

Ymateb ymddygiadol
Gwirio'r cloeon

Gan ddefnyddio ein hesiamplau o feddyliau ymwthiol, rhoddir isod arfarniadau posib a allai arwain at bryder sylweddol.

MEDDWL YMWTHIOL	ARFARNIAD POSIB
Meddwl	
'Mae'n bosib fod gwaed yn fy mwyd'	Gallwn ddal haint a marw
'Mae hwn wedi'i halogi â germau'	Gallwn fod yn gyfrifol am ledaenu haint
'Mae fy apwyntiad ar ddydd Gwener y 13eg'	Gallai rhywbeth drwg ddigwydd os af i
'Wnes i adael y drws ffrynt ar agor?'	Gallai rhywun dorri i mewn a dwyn popeth, a fy mai i fyddai'r cyfan
'Wnes i redeg dros rywun heb sylweddoli?'	Gallwn fod yn llofrudd
Delweddau	
Lladd Mam mewn damwain car	Gall hyn fod yn rhagargoel
Cam-drin babi neu blentyn	Mae meddwl y fath beth yn golygu fy mod i'n fwystfilaidd
Ysfeydd	
'Rhaid i mi gyffwrdd hwnna er mwyn teimlo'n iawn'	Gallwn deimlo'n anghyffforddus am byth
I neidio o flaen trên	Gallwn fod yn wallgof
I ymosod ar rywun yn gorfforol	Gallwn wneud rhywbeth ofnadwy

Enghreifftiau yn unig yw'r rhain, wrth gwrs; weithiau, mae ystyr yr hyn y mae unigolyn yn ei feddwl yn unigryw iddo ef neu hi. Yn gyffredinol, mae'r ystyr bob amser yn ymwneud â rhywbeth negyddol neu anniogel ynghylch yr unigolyn ei hun neu'r byd yn gyffredinol, a dyna sy'n achosi'r fath bryder. Mae'r ystyr hefyd yn gysylltiedig â gwerthoedd yr unigolyn, a rhoddir arwyddocâd i feddyliau sy'n mynd yn groes i'r gwerthoedd hynny. Er enghraifft, byddai meddyliau treisgar yn tarfu mwy ar berson addfwyn nag ar hwligan, a byddai meddyliau cableddus yn peri llawer mwy o drafferth i berson crefyddol nag i anffyddiwr. Byddwn yn trafod hyn ymhellach ym Mhennod 2.

> **SYNIAD ALLWEDDOL**
> Ystyr bersonol y meddyliau sy'n eu gwneud mor annymunol ac mor anodd eu diystyru, ac sy'n achosi cymaint o orbryder.

GORFODAETHAU

Gorfodaethau (a elwir hefyd yn ymddygiadau niwtraleiddio neu ymddygiadau diogelu) yw'r gweithredoedd a'r ymatebion corfforol neu feddyliol sy'n deillio o feddyliau ymwthiol neu obsesiynau, ac sy'n cael eu symbylu gan yr ystyr sydd gan yr ymyriad ar eu cyfer. Mae dau brif fath o orfodaeth, a'r ffordd hawsaf o'u deall yw o safbwynt yr hyn y mae unigolyn yn ceisio'i wneud. Un yw *gwirio* (sef gwneud yn siŵr o rywbeth), gan amlaf drwy wirio corfforol neu feddyliol. Y syniad wrth wraidd gwirio pethau yw y gallwch chi naill ai deimlo'n hollol siŵr fod rhywbeth yn iawn, neu ei gywiro os nad yw e. Mae'r ail fath o orfodaeth, sef *adferiad*, yn golygu bod pobl yn ceisio unioni, gwneud iawn am rywbeth neu gywiro rhywbeth y maen nhw'n meddwl sydd wedi digwydd eisoes, er enghraifft drwy lanhau'n drylwyr unrhyw beth maen nhw'n ystyried ei fod wedi ei halogi, neu drwy feddwl yn bositif ar ôl cael meddwl negyddol y maen nhw'n ei ystyried yn beryglus.

Mae dau reswm pwysig fel arfer sy'n esbonio pam y mae pobl yn gweithredu'r gorfodaethau hyn: yn gyntaf, i geisio atal y niwed y maen nhw'n ofni mai nhw sy'n gyfrifol amdano rhag digwydd, ac yn ail, i ostwng lefelau eu hanghysur (gorbryder, cywilydd, tristwch, dicter). Yn hynny o beth, mae'r gorfodaethau yn gwneud synnwyr fel ymateb sydd wedi'i ysgogi gan sut mae unigolyn wedi dehongli'r obsesiynau hyn. Er enghraifft, os ydych chi'n poeni'n fawr am wneud eich hun neu eraill yn sâl drwy eu heintio â rhywbeth sydd gennych chi ar eich dwylo neu'ch corff, mae'n gwneud synnwyr i ymolchi a glanhau yn barhaus. Os ydych chi'n pryderu y gallai rhywbeth ddigwydd i rywun sy'n annwyl i chi, rydych chi'n gwneud popeth o fewn eich gallu i sicrhau nad yw hynny'n digwydd. Yn ogystal â lleihau gorbryder (weithiau, ond nid bob tro), efallai eich bod wedi canfod bod dilyn defod benodol yn lliniaru neu'n lleddfu'r gorbryder hwn am gyfnod byr, weithiau drwy dynnu'ch meddwl oddi ar y pryder pennaf. Er ei bod yn ddealladwy pam mae pobl sydd ag OCD yn dilyn defodau o'r fath (gan gynnwys ceisio sicrwydd gan eraill), yr effaith yn y tymor hir yw cynyddu gofid, pendroni a gorbryder. Mae'n go debyg i ddefnyddio cyffur; mae'n gwneud ichi deimlo'n well ar y dechrau, ond rydych chi'n talu am y rhyddhad hwnnw yn y tymor hir drwy orfod creu defodau ac osgoi fwy a mwy.

Gall gorfodaethau ar eu ffurf fwyaf amlwg fod yn weithredoedd corfforol sy'n weladwy i rywun arall sy'n bresennol (gorfodaethau agored) neu'n ymddygiadau sy'n digwydd yn eich pen eich hun (gorfodaethau cudd), fel gwirio'ch cof, dweud gweddi neu 'air caredig' ar ôl meddwl rhywbeth 'drwg', a hyd yn oed dadlau'n fewnol â chi'ch hun. Mae hefyd yn bosib, ac yn ddigon cyffredin, i rywun ymgymryd â mwy nag un orfodaeth wrth ymateb i feddwl obsesiynol penodol. Mae yna hefyd nifer o ymatebion posib eraill i obsesiynau, fel osgoi pobl, lleoedd neu weithgareddau penodol neu geisio gwthio'r meddyliau ymaith (bydd y rhain yn cael eu trafod yn fanylach o lawer yn nes ymlaen). Isod, nodir nifer o orfodaethau cyffredin, a'r obsesiynau a'r arfarniadau sy'n aml yn gysylltiedig â nhw.

MEDDWL YMWTHIOL	ARFARNIAD POSIB	GORFODAETH
Meddwl		
'Mae'n bosib fod gwaed yn fy mwyd'	Gallwn ddal haint a marw	Gwirio'r holl fwyd yn ofalus
'Mae hwn wedi'i halogi â germau'	Gallwn fod yn gyfrifol am ledaenu haint	Ymolchi a glanhau'r tŷ
'Mae fy apwyntiad ar ddydd Gwener y 13eg'	Gallai rhywbeth drwg ddigwydd os af i	Newid yr apwyntiad
'Wnes i adael y drws ffrynt ar agor?'	Gallai rhywun dorri i mewn a dwyn popeth, a fy mai i fyddai'r cyfan	Mynd yn ôl a gwirio
'Wnes i redeg dros rywun heb sylweddoli?'	Gallwn fod yn llofrudd	Mynd yn ôl a gwirio; gwrando am synau anarferol wrth yrru
Delweddau		
Lladd Mam mewn damwain car	Gall hyn fod yn rhagargoel	Croesi bysedd a meddwl am ddelwedd gadarnhaol
Cam-drin babi neu blentyn	Rhaid fy mod i'n bedoffeil	Osgoi pob plentyn
Ysfeydd		
'Rhaid i mi gyffwrdd hwnna er mwyn teimlo'n iawn'	Gallwn deimlo'n anghyfforddus am byth	Cyffwrdd â'r gwrthrych mewn cyfresi o saith cyffyrddiad nes bydd y teimlad wedi cilio
I neidio o flaen trên	Gallwn fod yn wallgof	Peidio â mynd yn agos at ymyl y platfform byth
I ymosod ar rywun yn gorfforol	Gallwn wneud rhywbeth ofnadwy	Peidio â gwneud dim

NAM A THRALLOD

Yr elfen olaf wrth ddeall OCD yw'r ymyrraeth a achosir gan y broblem. Mae ymyrraeth yn ymddangos yn air rhy gymedrol am y llanast sy'n cael ei greu gan y broblem hon. Mae'r arfarniadau negyddol sydd ynghlwm wrth OCD yn ddieithriad yn achosi gorbryder (sy'n aml yn tyfu'n arswyd pur), ond gellir eu cysylltu hefyd ag emosiynau negyddol eraill fel cywilydd, iselder, ffieidd-dod a dicter. Mae'r gorbryder yn sylweddol; hynny yw, mae'n tueddu i barhau am amser hir ac mae'n dychwelyd ar ôl cyfnod byr. Mae teimlo'n orbryderus yn barhaus neu drosodd a throsodd yn annymunol iawn ynddo'i hun. Gall teimlo'n anniogel a gorbryderus hefyd effeithio ar eich cwsg a'ch archwaeth a gall beri i chi fod yn bigog gyda phobl o'ch cwmpas. Os ydych yn defnyddio gorfodaethau i geisio rheoli'r teimladau hyn neu i atal pethau drwg rhag digwydd, mae'n debygol na fydd yr ysfa i wneud hynny'n digwydd ar amser 'cyfleus' bob tro. Mae'r rhan fwyaf o bobl ag OCD yn canfod eu bod yn dechrau rhoi blaenoriaeth i'w defodau a'u gorfodaethau ar draul pethau eraill, ac efallai'n sylwi bod ymateb i'w gorfodaethau yn cymryd mwy a mwy o amser. Mae hyn yn ei dro yn effeithio ar bethau eraill. Yn aml, mae'n golygu cyrraedd yn hwyr ar gyfer gweithgareddau ac apwyntiadau, neu osgoi lleoedd neu sefyllfaoedd penodol er mwyn ceisio osgoi'r straen a'r gorbryder a ddaw yn sgil meddyliau negyddol neu ymateb i orfodaethau. Efallai eich bod yn gorfod osgoi rhai gweithgareddau cymdeithasol, neu'n gwrthod gwneud gwaith mwy heriol na'i gilydd oherwydd obsesiynau a gorfodaethau. Gall pobl wario arian sylweddol, a hynny pan mae arian yn brin, ar gynnyrch glanhau ac ymolchi neu gael gwared ar bethau sy'n ymddangos iddyn nhw fel pe baent wedi'u difetha, eu handwyo neu eu halogi. Bydd pobl weithiau'n mynd i drafferth fawr, a hyd yn oed yn symud tŷ neu'n newid gwlad i geisio dianc rhag 'halogiad'.

Mae ffrindiau a theuluoedd yn aml yn bryderus iawn am rywun annwyl sy'n cael ei gaethiwo gan ddefodau ac obsesiynau. Gall fod yn dorcalonnus gweld rhywun mewn cyflwr o drallod eithafol, a gall fod yn anodd iawn i chi egluro beth sy'n digwydd os nad ydych yn siŵr eich hun neu os ydych chi'n profi cryn gywilydd ynghylch eich anawsterau. Os ydych chi'n ufuddhau i'ch gorfodaethau i lanhau, er enghraifft, gallai fod yn anodd i'r rhai sy'n byw gyda chi ddilyn yr un rheolau neu gyrraedd yr un safonau â chi; os nad oes ganddyn nhw broblem obsesiynol hefyd, mae'n annhebygol y byddan nhw'n rhannu'r un ffordd o feddwl a'r un pryderon sylfaenol. Gall dilyn eich rheolau beri straen i chi ac iddyn nhw, ac mae'r mater hwn yn aml yn achosi gwrthdaro o fewn teuluoedd. Byddwn yn trafod mwy ar hyn a sut i fynd i'r afael â'r mater ym Mhennod 8.

Er bod rhai pobl ag anhwylder gorfodaeth obsesiynol yn gallu parhau i weithio a chael bywyd cymdeithasol, mae eraill yn canfod nad oes ganddyn nhw ddewis ond rhoi'r gorau i'r rhan fwyaf o bethau eraill, gan ddod i bob pwrpas yn ddioddefwyr OCD llawn-amser. Mae OCD yn tueddu i sleifio i mewn i fwy a mwy o agweddau ar eich bywyd, gan ei feddiannu'n llwyr.

SYNIAD ALLWEDDOL

Mae gorfodaethau yn gwneud synnwyr fel ymateb i ddehongliad pobl o'u hobsesiynau. Fodd bynnag, maen nhw'n debygol o gael effaith gynyddol negyddol arnoch chi a'r bobl o'ch cwmpas.

ADRAN HUNANASESIAD: FELLY OES GEN I OCD?

Isod, mae rhai o'r symptomau cyffredin y mae pobl yn eu profi fel rhan o OCD. Fel y gwelwch chi, mae'r eitemau'n disgrifio meddyliau ac ymddygiadau mewn ffordd eithaf cyffredinol. Mae hyn oherwydd bod cynnwys penodol pryderon ac ymddygiadau penodol yn gallu amrywio'n fanwl iawn rhwng unigolion. Mae'r holiadur yn gofyn i chi ystyried faint o drallod mae symptom penodol yn ei achosi i chi. Does dim un rhif penodol sy'n dynodi a oes gennych chi OCD, gan y bydd llawer o'r pethau a restrir isod yn tarfu ar rai pobl, a dim ond llond llaw ohonyn nhw fydd yn tarfu ar eraill. Pwrpas yr holiadur yw eich annog i feddwl a oes gennych obsesiynau neu orfodaethau, ond hefyd i ystyried i ba raddau y mae'r mathau hyn o symptomau yn eich *poeni*. Holiadur yw hwn sydd wedi'i ddefnyddio'n helaeth mewn gwaith clinigol ac ymchwil. Peidiwch â phoeni os nad ydych chi'n deall pob gosodiad neu os ydych chi'n credu nad yw'n berthnasol i chi – symudwch ymlaen i'r eitem nesaf.

COFRESTR GORFODAETH OBSESIYNOL

Mae'r datganiadau canlynol yn cyfeirio at brofiadau sy'n effeithio ar lawer o bobl yn eu bywydau bob dydd. Yn y golofn TRALLOD, cylchwch y rhif sy'n disgrifio orau faint mae'r profiad hwnnw wedi peri trallod neu drafferth i chi yn ystod y mis diwethaf. Mae'r rhifau yn y golofn yn cyfeirio at y labeli canlynol:

TRALLOD

0 = Ddim o gwbl   1 = Ychydig   2 = Yn gymedrol   3 = Llawer   4 = Llawer iawn

1   Mae meddyliau annymunol yn dod i'm meddwl yn erbyn fy ewyllys a dydw i ddim yn gallu cael gwared arnyn nhw.   0 1 2 3 4

2   Dwi'n credu y gallai cyswllt â hylifau corfforol (chwys, poer, gwaed, wrin ac ati) halogi fy nillad neu fy niweidio mewn rhyw ffordd.   0 1 2 3 4

3   Dwi'n gofyn i bobl ailadrodd pethau sawl gwaith, er fy mod wedi eu deall yn iawn y tro cyntaf.   0 1 2 3 4

4   Dwi'n ymolchi ac yn glanhau'n obsesiynol.   0 1 2 3 4

5   Mae'n rhaid i mi adolygu digwyddiadau, sgyrsiau a gweithredoedd yn y gorffennol yn feddyliol i sicrhau na wnes i rywbeth o'i le.   0 1 2 3 4

6   Dwi wedi cadw cymaint o bethau fel eu bod yn dechrau mynd yn y ffordd.

7   Dwi'n gwirio pethau'n amlach nag sydd angen.   0 1 2 3 4

8   Dwi'n osgoi defnyddio toiledau cyhoeddus oherwydd bod gen i ofn afiechyd neu halogiad.   0 1 2 3 4

9   Dwi'n gwirio drysau, ffenestri, droriau ac ati dro ar ôl tro.   0 1 2 3 4

10 Dwi'n gwirio tapiau nwy a dŵr a switshys golau dro ar ôl tro ar ôl eu diffodd.   0 1 2 3 4

11 Dwi'n casglu pethau nad oes eu hangen arnaf.　　0 1 2 3 4

12 Dwi'n cael meddyliau i mi frifo rhywun yn ddiarwybod.

　　0 1 2 3 4

13 Dwi'n cael meddyliau y byddwn o bosib eisiau niweidio fy hun neu eraill.　　0 1 2 3 4

14 Dwi'n ypsetio os nad yw eitemau wedi'u gosod yn y drefn gywir.

　　0 1 2 3 4

15 Dwi'n teimlo rheidrwydd i ddilyn trefn benodol wrth wisgo, dadwisgo ac ymolchi.　　0 1 2 3 4

16 Dwi'n teimlo gorfodaeth i gyfrif tra dwi'n gwneud pethau.

　　0 1 2 3 4

17 Mae gen i ofn gwneud pethau byrbwyll sy'n peri chwithdod neu niwed.　　0 1 2 3 4

18 Dwi'n gorfod gweddïo er mwyn cael gwared ar feddyliau neu deimladau drwg.　　0 1 2 3 4

19 Dwi'n gwirio ffurflenni neu bethau eraill dwi wedi'u hysgrifennu yn barhaus.　　0 1 2 3 4

20 Dwi'n ypsetio wrth weld cyllyll, sisyrnau a gwrthrychau miniog eraill rhag ofn y byddaf yn colli rheolaeth gyda nhw.　　0 1 2 3 4

21 Dwi'n poeni'n ormodol am lendid.　　0 1 2 3 4

22 Dwi'n ei chael hi'n anodd cyffwrdd â gwrthrych pan fyddaf yn gwybod bod dieithriaid neu rai pobl benodol wedi ei gyffwrdd eisoes.

　　0 1 2 3 4

23 Dwi angen i bethau gael eu gosod mewn trefn benodol.

　　0 1 2 3 4

24 Dwi'n mynd ar ei hôl hi yn fy ngwaith oherwydd fy mod i'n ailadrodd pethau drosodd a throsodd.　　0 1 2 3 4

25 Dwi'n teimlo rheidrwydd i ailadrodd rhifau penodol.　　0 1 2 3 4

26 Ar ôl i mi wneud rhywbeth yn ofalus iawn, dwi'n dal i gael yr argraff nad ydw i wedi ei orffen.　　0 1 2 3 4

27 Dwi'n ei chael hi'n anodd cyffwrdd â sbwriel neu bethau budr.

　　0 1 2 3 4

28 Dwi'n cael anhawster rheoli fy meddyliau fy hun.   0 1 2 3 4

29 Mae'n rhaid i mi wneud pethau drosodd a throsodd nes ei fod yn teimlo'n iawn.   0 1 2 3 4

30 Mae meddyliau annymunol sy'n dod i'm meddwl yn erbyn fy ewyllys yn fy ypsetio.   0 1 2 3 4

31 Mae'n rhaid i mi wneud rhai pethau mewn ffordd benodol cyn y gallaf gysgu.   0 1 2 3 4

32 Dwi'n dychwelyd i leoedd i sicrhau nad ydw i wedi niweidio unrhyw un.   0 1 2 3 4

33 Dwi'n aml yn cael meddyliau cas ac yn cael anhawster cael gwared arnyn nhw.   0 1 2 3 4

34 Dwi'n osgoi gwaredu pethau oherwydd bod gen i ofn y bydd eu hangen arnaf rywbryd eto.   0 1 2 3 4

35 Dwi'n ypsetio os bydd pobl eraill yn newid y ffordd dwi wedi trefnu fy mhethau.   0 1 2 3 4

36 Dwi'n teimlo rheidrwydd i ailadrodd geiriau neu ymadroddion penodol yn fy meddwl er mwyn dileu meddyliau, teimladau neu weithredoedd drwg.   0 1 2 3 4

37 Ar ôl i mi wneud pethau, dwi'n amau'n barhaus a wnes i nhw mewn gwirionedd.   0 1 2 3 4

38 Weithiau dwi'n gorfod ymolchi neu lanhau fy hun oherwydd fy mod i'n teimlo wedi fy halogi.   0 1 2 3 4

39 Dwi'n teimlo bod yna rifau da a rhifau drwg.   0 1 2 3 4

40 Dwi'n gwirio unrhyw beth a allai achosi tân dro ar ôl tro.   0 1 2 3 4

41 Hyd yn oed pan fyddaf yn gwneud rhywbeth yn ofalus iawn, dwi'n teimlo nad yw'n hollol iawn.   0 1 2 3 4

42 Dwi'n golchi fy nwylo'n amlach neu'n hirach nag sydd angen.   0 1 2 3 4

Foa E., Kozak M., Salkovskis P., Coles M., Amir N. (1998), 'The validation of a new obsessive-compulsive disorder scale: The Obsessive-Compulsive Inventory', *Psychological Assessment*, 10(3), 206–214.

DYDY FY MHROBLEM I DDIM YN FFITIO: DOES GEN I DDIM GORFODAETHAU

Weithiau mae pobl yn ymwybodol iawn bod ganddyn nhw feddyliau obsesiynol annymunol, ond dydyn nhw ddim yn teimlo bod ganddyn nhw unrhyw orfodaethau. Efallai fod hyn yn wir, ac efallai eich bod yn llwyddo i fyw eich bywyd er bod gennych chi lawer o obsesiynau. Weithiau mae pobl yn dweud, er nad ydyn nhw'n dangos gorfodaethau amlwg o ran yr hyn maen nhw'n ei wneud, bod y poenydio a ddaw yn sgil eu hobsesiynau yn effeithio ar ansawdd eu bywyd. Mae gorfodaethau yno drwy'r amser, mewn gwirionedd, ond maen nhw'n gallu bod ynghudd. Mewn rhai achosion, mae'r gorfodaethau yn gynnil iawn ac yn gallu bod yn fwy cysylltiedig ag osgoi gweithgareddau penodol. Gydag eraill, mae'r gorfodaethau i gyd yn fewnol (cyfeirir at y rhain yn aml fel ymddygiadau niwtraleiddio), gan gynnwys gwirio meddyliol – mynd dros bethau yn eich meddwl – ac adferiad, lle rydych chi'n ceisio cywiro pethau yn eich pen (cael meddyliau da i gydbwyso rhai drwg, er enghraifft), ond hefyd bethau fel dadlau meddyliol (ceisio argyhoeddi eich hun nad oes dim i boeni yn ei gylch, sy'n fath o hunansicrhau, neu geisio sicrwydd yn uniongyrchol gan y bobl o'ch cwmpas. Boed eich gorfodaethau yn rhai allanol, fel ymolchi neu wirio, neu'n ymddygiadau niwtraleiddio mewnol, mae'n dal i fod yn anhwylder gorfodaeth obsesiynol.

DYDY FY MHROBLEM I DDIM YN FFITIO: DOES GEN I DDIM OBSESIYNAU

Mae hefyd yn wir fod pobl yn ei chael hi'n anodd disgrifio'r meddyliau penodol sy'n gysylltiedig â'u gorfodaethau. Er enghraifft, os ydych chi wedi hen arfer â golchi'ch dwylo mewn dull defodol, yna gallwch wneud hynny bob tro, beth bynnag sydd ar eich meddwl. Fodd bynnag, pan ddatblygodd yr ymddygiad yn wreiddiol, mae'n debygol ei fod yn ymateb i rywbeth penodol oedd yn eich meddwl a'i fod, gyda threigl amser, wedi datblygu'n arferiad sy'n digwydd yn reddfol. Un ffordd o feddwl am hyn yw trwy ei gymharu â gyrru car: wrth yrru (neu wrth groesi'r ffordd fel cerddwr), mae'n debyg eich bod chi'n hen gyfarwydd â stopio wrth oleuadau traffig coch. Pa mor aml ydych chi'n ystyried pam rydych chi'n stopio, neu ganlyniadau peidio â stopio wrth agosáu at olau coch? Dydy'r rhan fwyaf o bobl ddim yn meddwl am y peth o gwbl, ond y rheswm rydych chi'n gwneud hynny yw er mwyn osgoi damwain pan fydd ceir yn dod i'ch cyfarfod neu bobl yn croesi'r ffordd o'ch blaen. Pe bai brêc eich car yn methu wrth agosáu at olau coch, byddai'r rhesymau sylfaenol dros stopio yn llifo'n ôl yn gyflym ac yn glir!

O ran y bobl hynny sydd heb unrhyw feddyliau obsesiynol amlwg, mae'r ffaith eich bod yn parhau i gyflawni'ch defodau neu'ch gorfodaethau – er gwaetha'r gost i chi o ran amser, ymyrraeth â'ch bywyd a'r trallod a ddaw yn eu sgil – yn awgrymu bod rheswm sylfaenol sy'n eich atal rhag rhoi'r gorau iddyn nhw. Bydd gennych feddwl obsesiynol anweledig sydd wedi ei gladdu ymhell yn eich isymwybod, un rydych wedi hen roi'r gorau i fod yn ymwybodol ohono, yn yr un ffordd ag yr ydych chi wedi peidio â bod yn ymwybodol o pam rydych chi'n stopio wrth oleuadau traffig coch. Yr unig ffordd i ddarganfod beth yn union yw hynny yw drwy gynnal eich 'arbrawf' eich hun, lle rydych chi'n mynd ati'n fwriadol i roi'r gorau i gyflawni'r ddefod neu'r orfodaeth. Mae hyn, wrth gwrs, yn anodd iawn i'w wneud, ac mae'n syniad da cael cefnogaeth gan rywun sy'n agos atoch chi wrth geisio mynd ati. Mantais arall i hynny yw y bydd gennych rywun i siarad ag ef ar ôl i chi roi cynnig ar yr arbrawf. Mae'n bosib nad yw rhai ohonoch sy'n darllen y llyfr hwn erioed wedi sôn wrth neb am eich problem. Er bod hynny'n ddealladwy, efallai mai dyma'r amser bellach i ddweud y cyfan wrth rywun rydych chi'n ymddiried ynddo, fel y gallwch gael y gefnogaeth sydd ei hangen arnoch i'ch helpu i newid.

Fel arfer, daw'r meddyliau obsesiynol sy'n gysylltiedig â'r gorfodaethau i flaen meddwl rhywun wrth wneud yr ymarfer 'darganfod' hwn (h.y. pan fyddwch yn mynd ati'n fwriadol i roi'r gorau i'r orfodaeth). Efallai y dylech hefyd ystyried a yw'n digwydd ar ffurf delwedd feddyliol (llun), ysgogiad neu ysfa, neu amheuaeth am rywbeth rydych chi'n ei ystyried yn bwysig. Fodd bynnag, dydy hyn ddim yn wir bob tro a ddylech chi ddim poeni os yw'n anodd adnabod meddyliau obsesiynol clir. I nifer fach o bobl, mae'r meddyliau obsesiynol wedi pylu'n ddim, a'r orfodaeth felly'n ddim mwy nag arferiad. Os yw hyn yn wir, yna gallwch ddileu'r orfodaeth yn raddol.

SUT MAE OBSESIYNAU A GORFODAETHAU YN EFFEITHIO ARNOCH CHI?

Pan fydd yn gafael, gall OCD effeithio ar sawl agwedd ar fywyd unigolyn. Fodd bynnag, nid yw bob amser yn dechrau fel hynny. I rai, mae'r OCD yn esgus bod yn ffrind, gan addo eich cadw chi'n ddiogel... ond am bris uchel iawn! Wrth i amser fynd rhagddo, mae'r pris hwnnw'n cynyddu ac yn parhau i godi. Gall effeithio ar eich llesiant yn gyffredinol os ydych chi'n teimlo'n orbryderus yn gyson, a gall hefyd gael effaith uniongyrchol ar yr hyn rydych chi'n teimlo y gallwch ei wneud a ble rydych chi'n teimlo y gallwch chi fynd. Mewn llawer o achosion, gall effeithio ar eich perthynas â phobl eraill, gan eich bod yn ceisio sicrwydd parhaus ganddyn nhw, neu am nad ydyn nhw'n dilyn eich rheolau obsesiynol. Mae'n werth gofyn i chi'ch hun beth yw gwir gost eich problem. Ydy'r obsesiynau neu'r gorfodaethau yn llyncu llawer o'ch amser? Ydyn nhw'n amharu ar eich cynlluniau i wneud pethau eraill? Ydy'ch perthnasau wedi cwyno? Ydych chi'n hwyr yn aml? Ydych chi'n dioddef o broblemau corfforol fel brech neu groen sych? Ydych chi'n gwario'n ddrud ar newid pethau halogedig neu ar gynnyrch glanhau? Efallai eich bod wedi penderfynu peidio â derbyn rôl neu ddilyn trywydd mwy heriol, gan y byddai'n anodd eu trefnu o gwmpas eich obsesiynau neu'ch gorfodaethau. Efallai eich bod hyd yn oed wedi penderfynu peidio â chael perthynas neu beidio â chael plant oherwydd ofnau a phryderon sy'n gysylltiedig ag OCD.

Ystyriwch yr holl agweddau isod a nodwch a yw'r broblem yn effeithio arnyn nhw, ac os felly, sut:

- Amser
- Arian
- Y gallu i brofi agosatrwydd emosiynol a chorfforol
- Perthnasau a chyfeillion
- Swydd / addysg

Os yw'r disgrifiadau o obsesiynau a gorfodaethau yn cyd-fynd â phethau rydych chi'n eu meddwl a'u gwneud, mae'n bosib bod gennych chi OCD ar ryw lefel. Rhoddir diagnosis clinigol o OCD pan fydd gan bobl naill ai obsesiynau neu orfodaethau sy'n ymyrryd yn sylweddol â'u bywydau, a lefel yr ymyrraeth sy'n allweddol. Fel arfer, mae hyn yn golygu bod pobl yn arbennig o anniddig, neu'n treulio llawer o amser ar eu hobsesiynau a'u gorfodaethau. Fodd bynnag, mae gan lawer o bobl symptomau OCD ar lefel is sy'n dal i beri ychydig o ymyrraeth ac anghyfleustra. Gall y symptomau gynyddu os bydd eu hamgylchiadau'n newid a hwythau'n profi mwy o straen yn eu bywydau. Rydyn ni'n gwybod bod llawer o bobl sy'n ceisio triniaeth yn aros am amser hir nes bod pethau'n mynd yn ddrwg iawn cyn ceisio cymorth, gydag un astudiaeth yn nodi cyfartaledd aros o 11 mlynedd. Gall deall natur OCD helpu i atal y broblem rhag tyfu ac fel y byddwch yn gweld, gallwch ddefnyddio'r technegau yn y llyfr hwn hyd yn oed os oes gennych chi lefelau isel o'r broblem neu os ydych chi wedi gwella.

Os yw OCD yn achosi ymyrraeth sylweddol yn eich bywyd, mae'n bwysig cydnabod hynny. Hyd yn oed os yw hyn yn anodd, mae'n sbardun i chi feddwl pam mae hi mor bwysig newid, ac i ddychmygu sut yr hoffech i'ch bywyd fod heb y broblem hon. Byddwn yn dychwelyd at hyn ar ddiwedd Pennod 3 pan ofynnwn i chi bennu'ch nodau.

SUT YDYCH CHI'N GWYBOD A OES OCD AR FFRIND NEU AELOD O'CH TEULU?

Efallai eich bod yn darllen y llyfr hwn oherwydd eich bod yn poeni am ffrind neu aelod o'r teulu ac yn amau y gallai ei ymddygiad olygu bod ganddo OCD. Yn aml, mae teulu a ffrindiau'n ymwybodol o'r gorbryder, y trallod a'r nam a achosir gan y broblem, hyd yn oed os yw'r obsesiynau a'r gorfodaethau penodol wedi'u cuddio'n dda. Mae llawer o wahanol fathau o OCD, ac mae rhai ofnau a gorfodaethau yn llawer mwy amlwg na'i gilydd i rywun sy'n gwylio o'r tu allan.

Efallai y bydd ffrindiau a theulu yn sylwi ar rywun yn gwirio clo dro ar ôl tro, yn golchi rhywbeth yn ormodol neu'n ailadrodd gweithgaredd corfforol. Mae defodau meddyliol yn llai amlwg, fel disodli meddyliau 'drwg' â rhai 'da', dweud gweddi dawel neu hunansicrhau. Mae'n bosib i chi sylwi bod ffrind neu aelod o'ch teulu yn dawel iawn mewn rhai sefyllfaoedd, neu'n dweud rhywbeth dan ei wynt. Fodd bynnag, mae llawer o orfodaethau ac ymatebion sy'n cael eu gyrru gan OCD a all fod yn digwydd ym meddwl yr unigolyn heb i neb arall wybod.

Mater pwysig iawn arall, oherwydd y cywilydd a'r cyfrinachedd sy'n aml ynghlwm wrth OCD, yw bod pobl yn gallu dod yn dda iawn am guddio eu symptomau, neu ohirio eu defodau nes eu bod ar eu pennau eu hunain. Gall pobl ag OCD ddod yn fedrus iawn wrth greu esgusodion cynnil i'w galluogi i osgoi sefyllfaoedd lle bydd eu problem yn waeth. Efallai y bydd y stigma cyffredinol sy'n nodweddu problemau 'iechyd meddwl' hefyd yn atal pobl rhag trafod eu hanawsterau. Oherwydd hyn oll, mae'n ddefnyddiol cofio y gall OCD fod yn anodd ei adnabod weithiau. Fodd bynnag, os yw OCD o gwmpas, mae'n debyg eich bod wedi sylwi ar ei effeithiau, hyd yn oed os ydyn nhw'n gynnil.

Yn y tabl isod rydyn ni'n cyflwyno nifer o enghreifftiau o'r pethau y gall teulu a ffrindiau sylwi arnyn nhw yn ymddygiad rhywun annwyl, a sut gallai hynny fod yn gysylltiedig â rhai mathau o OCD. Drwy barhau i ddarllen y llyfr hwn, daw'n amlwg sut a pham y gall pob un o'r rhain ddeillio o ofnau obsesiynol.

Os nad yw'r sawl rydych chi'n poeni amdano yn siŵr a oes ganddo OCD, gallwch fynd drwy'r llyfr hwn gyda'ch gilydd i weld ai dyma'r mathau o bethau sy'n digwydd ac a yw'r ddealltwriaeth o OCD a drafodir yn y penodau nesaf yn cyd-fynd â phrofiad yr unigolyn. Mae rhywfaint o wybodaeth ar dudalen 231 am broblemau eraill a all ymddangos yn debyg i OCD a sut i gael help ar eu cyfer.

PETHAU A ALL DYNNU SYLW TEULU A FFRINDIAU	ENGHREIFFTIAU O FATHAU O OCD SY'N AML YN ACHOSI YMDDYGIAD O'R FATH
Mae'n hwyr yn aml	Amryfal fathau o OCD sy'n ymwneud â gwirio cyson / golchi ac ymolchi / defodau eraill
Mae'n ei chael yn anodd dirprwyo tasgau sydd ag elfen o 'risg', e.e. cloi'r drws cefn, NEU ddirprwyo POB tasg o'r fath i unigolyn arall	Amryfal fathau o OCD; yn aml, OCD gwirio
Mae tasgau bob dydd (e.e. gyrru, coginio swper) yn anodd iddo, neu mae'n eu dirprwyo am resymau sy'n aneglur	Amryfal fathau o OCD; er enghraifft, ofn gwenwyno rhywun ar ddamwain gan arwain at osgoi coginio
Mae'n eich holi chi am sicrwydd yn rheolaidd	Pob math o OCD yn bosib; enghraifft benodol fyddai holi am sicrwydd fod drws ar gau (OCD gwirio); enghraifft fwy cynnil fyddai galwadau ffôn cyson i holi a ydych chi'n iawn (OCD yn ymwneud â syniad o gyfrifoldeb chwyddedig ynghylch eich diogelwch)
Mae'n orbryderus, yn bigog neu'n ddig os ydych chi'n torri ar draws ei drefn neu'n torri ei reolau	Pob math o OCD yn bosib; un enghraifft fyddai unigolyn â defodau ymolchi helaeth sy'n cael eu cynnal mewn trefn benodol i osgoi 'halogiad' rhwng un rhan o'r corff a'r nesaf — byddai torri ar draws neu ymyrryd â'r ddefod hon yn golygu y byddai'n 'colli golwg' ar yr halogiad ac y byddai'n rhaid iddo ddechrau'r broses hir eto
Mae'n osgoi mannau penodol, pobl benodol neu gategorïau penodol o bobl (e.e. plant, yr henoed)	Pob math o OCD yn bosib; er enghraifft, rhywun sydd â meddyliau ymwthiol yn ymwneud â niweidio pobl fregus

PETHAU A ALL DYNNU SYLW TEULU A FFRINDIAU	ENGHREIFFTIAU O FATHAU O OCD SY'N AML YN ACHOSI YMDDYGIAD O'R FATH
Mae'n ail-wneud gweithgaredd arferol nes ei fod yn ei wneud yn hollol iawn neu'n 'berffaith' (e.e. ysgrifennu e-bost neu lythyr)	Amryfal fathau o OCD, yn cynnwys y cyflwr lle mae angen i bethau 'deimlo'n iawn'
Mae'n gofyn i chi ddilyn rheolau penodol nad ydyn nhw i'w gweld yn gwneud synnwyr nac yn angenrheidiol (e.e. rhaid i bawb newid eu dillad wrth ddod i mewn i'r tŷ)	OCD halogi yn aml, ond gall fod yn fathau eraill
Mae'n treulio amser hir yn golchi ei ddwylo, ymolchi a/neu lanhau	Fel arfer, OCD halogi
Mae ei groen yn goch ac yn sych, yn enwedig ar ei ddwylo	Fel arfer, OCD halogi
Mae'r peiriant golchi dillad ymlaen yn gyson / mae'r tŷ bob amser yn arogli'n gryf o gynnyrch glanhau	Fel arfer, OCD halogi, ond gall fod yn fathau eraill
Mae'n aml eisiau gwario, neu'n mynd ati i wario arian ar newid pethau nad oes angen eu newid	Fel arfer, OCD halogi
Mae'n treulio amser hir yn paratoi i adael y tŷ	Fel arfer, OCD gwirio
Mae'n bell iawn neu wedi ymgolli yn rhywbeth	OCD pendroni ac OCD crefyddol, ond gall fod yn fathau eraill

PAN FO'R SAWL SY'N DESTUN PRYDER YN AMHAROD I DRAFOD Y MATER

Weithiau, gall ffrindiau ac aelodau o'r teulu agor y drafodaeth cyn yr unigolyn ei hun, ac weithiau bydd pethau'n cyrraedd pwynt lle maen nhw'n teimlo rheidrwydd i wneud hynny. Mae dau brif reswm pam na fydd pobl yn adnabod y broblem nac yn ceisio cymorth yn ystod y cyfnod cynnar. I rai pobl, gall OCD *ymddangos* fel ffrind defnyddiol ar y dechrau oherwydd ei fod yn gallu creu ymdeimlad o reolaeth mewn amgylchiadau anodd. Gall yr hyn sy'n dechrau fel 'ymddygiadau arferol' dyfu'n ormodol ac yn niweidiol o dipyn i beth. Gall eraill fod yn ofnus iawn o'r hyn sy'n mynd drwy eu meddwl, a'r unig ffordd y gallan nhw wneud synnwyr o hynny yw drwy gredu eu bod yn ddrwg, yn wallgof neu'n beryglus. Mae'n bosib y bydd yr ofn erchyll hwn yn eu hatal rhag datgelu'r broblem i unrhyw un, hyd yn oed eu hanwyliaid, a hwythau'n ofni'r canlyniadau.

CEISIWCH GODI'R PWNC

Mae bob amser yn werth ceisio trafod y broblem gyda'r unigolyn rydych chi'n poeni amdano, hyd yn oed yn gyffredinol – wedi'r cyfan, rydych chi'n holi oherwydd i chi sylwi bod rhywbeth o'i le, hyd yn oed os yw'n ceisio ei guddio. Weithiau, gall gofyn beth sy'n bod arwain at ryddhad mawr wrth i bethau ddod i'r amlwg; does dim rhaid iddo'u cuddio mwyach, na phoeni am eich ymateb. Os nad yw wedi trafod y mater eto, mae'n bosib bod arno gywilydd o'i feddyliau a'i ymddygiad, a'i fod yn ei chael yn anodd manylu. Ceisiwch ei sicrhau nad oes angen i chi wybod yr holl fanylion os nad yw eisiau dweud wrthych chi, ond eich bod chi eisiau ei helpu gyda phroblem sy'n amlwg yn peri gofid iddo. Neu efallai y bydd yn teimlo cywilydd neu'n teimlo'n 'wirion' yn siarad am y pethau mae'n eu gwneud (ond mae ofn neu orbryder go iawn yn disodli hyn pan mae'n gaeth i'w obsesiynau a'u orfodaethau). Gallai defnyddio rhai o'r enghreifftiau yn y llyfr hwn helpu'ch ffrind neu berthynas i sylweddoli nad yw ar ei ben ei hun.

BOD YN SENSITIF

Afraid dweud ei bod yn bwysig ceisio bod mor sensitif a chydymdeimladol â phosib, a gadael i bobl ddweud wrthych yn eu ffordd eu hunain, ac yn eu hamser eu hunain. Mae rhai pobl yn hoffi sgyrsiau 'mater-o-ffaith', mae'n well gan eraill e-bost, ac efallai y byddai rhai yn hoffi'r cyfatebiaethau a'r trosiadau rydyn ni wedi'u defnyddio yn y llyfr hwn i ysgogi sgwrs. Efallai y bydd eich ffrind neu berthynas yn teimlo'n fwy cyfforddus yn trafod ei broblemau os yw'n gwybod am ryw drafferth gawsoch *chi* yn eich bywyd chithau. Y peth pwysicaf yw rhoi gwybod i'r person hwnnw eich bod chi am ei helpu ef neu hi i wneud synnwyr o'r hyn sy'n digwydd, gan mai dyma sut bydd yn goresgyn y broblem. Mae mwy o wybodaeth i helpu ffrindiau a theulu i gefnogi rhywun sy'n brwydro yn erbyn y broblem ym Mhennod 8.

CWESTIYNAU Y GALLECH EU GOFYN I RYWUN RYDYCH CHI'N AMAU BOD GANDDO OCD

- Dwi wedi sylwi dy fod di'n orbryderus yn aml (pan fyddi di'n gadael y tŷ / yn paratoi bwyd / yn cerdded ar hyd stryd benodol / o amgylch plant, ac ati). Beth sy'n dy boeni pan fyddi di'n teimlo felly?
- Dwi wedi sylwi dy fod di'n (ymolchi / gwirio) cryn dipyn, yn amlach na'r rhan fwyaf o bobl. Pa mor aml wyt ti'n gwneud hynny / faint o amser wyt ti'n ei dreulio? Wyt ti'n meddwl bod hynny'n ormodol?
- Mae pobl weithiau'n poeni am y meddyliau maen nhw'n eu cael, ac mae hynny'n gallu bod yn rhan o broblem o'r enw OCD – ydy hynny'n rhywbeth rwyt ti'n poeni amdano?

2

SUT WNES I DDATBLYGU OCD?

Bellach, mae gennych chi ddealltwriaeth o wahanol elfennau OCD a phwysigrwydd *ystyr* wrth yrru'r broblem.

Bydd y bennod hon yn adeiladu ar hynny i'ch helpu i feddwl am:

- *Pam* y gall fod gan wahanol bobl wahanol ystyron
- Ffactorau eraill sy'n bwysig wrth ddatblygu OCD, gan gynnwys:
  - ffactorau biolegol
  - ffactorau seicolegol
  - digwyddiadau allanol

Dylai'r bennod gyntaf fod wedi rhoi syniad clir i chi o beth yw obsesiynau a gorfodaethau a sut i'w hadnabod. Dylai hefyd fod wedi dechrau esbonio pam mae meddyliau obsesiynol yn achosi cymaint o orbryder a pham mae pobl yn teimlo ysfa gref i ufuddhau i orfodaethau, h.y. yr ystyr ganolog a roddir i'r meddyliau. Fel arfer, yr ystyr yw bod meddwl penodol:

1. yn golygu rhywbeth drwg amdanoch chi sy'n gysylltiedig â'r hyn rydych chi'n ei wneud neu'n ei feddwl, a/neu
2. yn golygu y gallai rhywbeth drwg ddigwydd oherwydd yr hyn rydych chi'n ei wneud (neu ddim yn ei wneud) ac y dylech chi – yn wir, bod rhaid i chi – weithredu oherwydd yr ymdeimlad hwn o gyfrifoldeb.

Rydyn ni'n gwybod nad yw pawb yn ymateb i'w meddyliau fel hyn, a bod llawer o bobl yn gallu anwybyddu'r meddyliau mwyaf treisgar ac erchyll hyd yn oed, *oherwydd nad ydyn nhw'n cario baich ystyr.* Golyga hyn fod pobl heb OCD fel arfer yn trin eu meddyliau, eu delweddau a'u hamheuon ymwthiol fel pethau amherthnasol ar y cyfan. O ganlyniad, dydyn nhw ddim yn ymateb yn y ffyrdd sydd fel rheol yn tueddu i gynnal OCD; hynny yw, dydyn nhw ddim yn defnyddio ymddygiad gorfodol, osgoi, ffrwyno meddyliau a'r holl bethau eraill sy'n cael eu symbylu gan ofnau o fod yn gyfrifol am niwed. Er mwyn parhau i fynd i'r afael â'r broblem hon o ddifri, bydd y bennod hon yn cwmpasu'r rhesymau pam mae rhai pobl yn fwy agored i ofnau o fod yn gyfrifol am niwed, ac yn sgil hynny, i'r duedd i ddehongli meddyliau'n negyddol, sy'n gysylltiedig ag OCD.

DIM ATEBION SYML: Y MODEL GWENDID-STRAEN

O ble mae problemau iechyd meddwl yn dod? Yn syml, mae'n deg dweud bod pobl yn profi problemau seicolegol oherwydd bod pethau'n effeithio arnyn nhw mewn ffyrdd nad ydyn nhw'n gallu'u rheoli a heb unrhyw fai arnyn nhw eu hunain. Gall y gwirionedd syml hwn guddio un arall, wrth i ymchwilwyr anwybyddu cymhlethdod bodau dynol a'u problemau a cheisio rhoi'r bai am broblemau fel OCD ar enynnau, anghydbwysedd cemegol yn yr ymennydd neu berthynas gythryblus â rhieni. Er mor atyniadol yw esboniadau mor syml â'r rhain, y gwir llai amlwg yw bod achosion problemau seicolegol yn gymhleth ac yn gysylltiedig â'i gilydd. Mae'n ymddangos bod sawl ffactor gwahanol a all beri i unigolyn ddioddef o broblem fel OCD, a dydy'r cyflwr byth yn syml.

Mae gan bawb gyfuniad o wendidau a chryfderau ('gwytnwch'). Mae ymchwil a phrofiad yn dweud wrthym fod llu o wahanol fathau o ffactorau biolegol, amgylcheddol a seicolegol a allai fod yn gysylltiedig â pham mae unigolyn yn datblygu problemau iechyd meddwl. Fodd bynnag, mae pethau hefyd a all ein hamddiffyn rhag yr amgylchiadau mwyaf difrifol hyd yn oed. Hynny yw, mae gan bob un ohonom ein terfynau, ac os ydyn nhw'n cael eu gwthio'n ddigon pell, gall unrhyw un brofi problemau iechyd meddwl difrifol a pharhaus. Bydd pa mor bell mae'n rhaid i ni gael ein gwthio cyn 'chwalu', ac effaith 'chwalfa' o'r fath, yn dibynnu ar nifer o'r ffactorau hyn; rhai yn gyffredinol, er enghraifft, pa mor 'gadarn' ydyn ni'n feddyliol, a sut byddwn ni'n ceisio cefnogaeth gan y rhai sydd o'n cwmpas (neu beidio), a rhai yn benodol, er enghraifft, ein mannau gwan a sut rydyn ni'n ymdopi wrth wynebu problemau. Wrth gwrs, bydd hyn hefyd yn ymwneud â'r math o bwysau sydd arnom ni, a'n profiad o ymdrin â phroblemau o'r fath yn y gorffennol.

I gymhlethu pethau ymhellach, credir bod rhai o'r ffactorau hyn yn cynrychioli gwendidau cyffredinol iawn yn wyneb straen (megis pa mor hawdd rydyn ni'n poeni am bethau a'n hymateb corfforol i sefyllfaoedd llawn straen), tra gall eraill gyflwyno risgiau penodol sy'n gysylltiedig â phroblem benodol, megis ein sensitifrwydd i fathau penodol o bryderon. Ond mae pethau'n fwy cymhleth fyth; bydd y ffactorau hyn hefyd yn amrywio gan ddibynnu ar faterion beunyddiol – p'un a ydyn ni mewn gwendid, ein hymateb i ddigwyddiadau diweddar (profedigaethau, syrthio mewn cariad), ein hwyliau, cael gormod o goffi, teimlo ar bigau'r drain ac ati. Gall y ffactorau yma amrywio i'r ddau gyfeiriad, gan eich gwneud yn fwy neu'n llai agored i broblemau. Wrth gwrs, y gwir amdani yw bod cyfuniad cymhleth o ffactorau ar waith bob amser, a hynny mewn ffyrdd cymhleth. Gall digwyddiadau hapus gynyddu ein hofnau. Er enghraifft, i'r rhan fwyaf o bobl, mae cael babi yn agor bydoedd cwbl newydd o lawenydd a chyfleoedd, ond gall hefyd ryddhau byd o ansicrwydd a braw ynghylch yr holl bethau a all fynd o chwith. I rywun sy'n pryderu eisoes, mae'r ffaith bod bywyd yn hwylus yn dod yn destun pryder arall, wrth i'r unigolyn sylweddoli cymaint sydd ganddo i'w golli bellach!

Disgrifiwyd y patrwm cymhleth hwn o ffactorau fel y model 'gwendid-straen'. Y syniad o ryngweithio cymhleth rhwng 'gwneuthuriad' unigolion a'r pethau sy'n digwydd iddyn nhw yw'r model derbyniol ar gyfer ystyried y rhan fwyaf o broblemau iechyd corfforol a meddyliol. Gall cyfuniad o ffactorau cefndirol, gan gynnwys y rheini sy'n gysylltiedig â genynnau, ffactorau cymdeithasol, seicolegol a biolegol ac â phrofiad yn y gorffennol, ein gwneud yn fwy agored i ddatblygu problem mewn amgylchiadau llawn straen. Efallai y bydd y ffactorau hyn ar waith mewn rhai sefyllfaoedd penodol (fel digwyddiadau allanol), a gall y cyfuniad hwnnw wedyn ein 'gwyro' i grafangau'r broblem. Effeithir ar hynny ymhellach gan sut rydyn ni'n ceisio 'brwydro yn ei herbyn', a gan y graddau y mae digwyddiadau eraill yn effeithio ar ein gallu i ddelio â'r sefyllfa.

Mewn gwirionedd, mae cyfraniad ffactorau gwendid a straen yn amrywio'n sylweddol o'r naill unigolyn i'r llall. Efallai fod un ffactor yn arbennig o gryf i un person, ond gall fod yn rhywbeth hollol wahanol i unigolyn arall. Mae'r diagramau isod yn darlunio hynny:

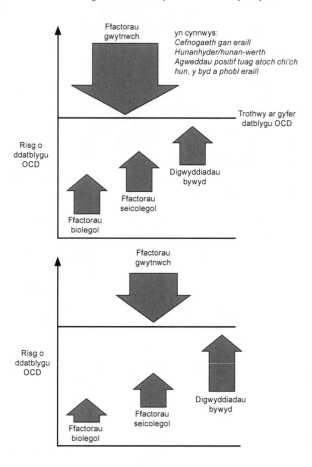

GWENDIDAU BIOLEGOL

Ydych chi'n dioddef oherwydd eich bioleg a'ch genynnau? Mae rhai ymchwilwyr niwrowyddoniaeth ym maes iechyd meddwl wedi ein hannog i feddwl eich bod chi, yn sgil ymchwil ar sganiau ymennydd a chanfyddiadau tebyg. Disgrifir yr ymchwil hwn yn aml yn nhermau anghydbwysedd cemegol yn yr ymennydd, cylchedwaith diffygiol yr ymennydd, diffygion genetig ac ati. Fodd bynnag, mae pobl yn aml yn synnu o glywed bod y gwendidau genetig a'r gwendidau tybiedig eraill a ddisgrifir mewn perthynas ag OCD yn fwy tebygol o ddod o fewn y categori risgiau 'amhenodol' ar gyfer datblygu anhwylder. Enghraifft o risg amhenodol fyddai'r ffaith bod menywod ddwywaith yn fwy tebygol o fod ag iselder na dynion. Dydy hyn, wrth gwrs, ddim yn golygu mai bod yn fenyw sy'n achosi iselder!

Mae'n wir fod sganiau ymennydd yn profi bod rhai grwpiau o bobl ag OCD yn dangos patrymau gwahanol o weithgaredd ymenyddol. Fodd bynnag, byddai'n rhyfedd iawn pe na bai hyn yn wir, o ystyried y ffordd y mae'r astudiaethau hyn yn cael eu cynnal. Mae sgan ymennydd yn sensitif i wahanol batrymau gweithgaredd yn yr ymennydd; er enghraifft, gall ganfod y gwahaniaeth o ran y ffordd y mae'r ymennydd yn ymateb pan fydd cerddorion arbenigol yn gwrando ar gerddoriaeth a phan fydd pobl heb unrhyw wybodaeth arbennig am gerddoriaeth yn gwrando. Dydy hi fawr o syndod felly fod gwahaniaethau rhwng gweithgaredd ymennydd pobl ag OCD a phobl heb OCD; maen nhw'n tueddu i fod â phatrymau gwahanol o bryderu! Ond dydy hyn ddim yn golygu bod OCD yn glefyd biolegol.

Ni ddarganfuwyd unrhyw wahaniaethau biolegol go iawn rhwng pobl ag OCD a phobl heb OCD, ac mae'r rhai sydd wedi eu nodi yn cael eu drysu gan y ffaith y gall yr anhwylder arwain at newidiadau dros dro yn yr ymennydd, megis gwrando ar gerddoriaeth neu feddwl am bethau hapus. Yn amlwg, does dim y fath beth â 'genyn OCD', ond sylwyd y gall rhai genynnau penodol achosi gwendid. Daw'r genynnau hyn yn berthnasol ac 'ar waith' dan rai amgylchiadau penodol. Mae hyn yn wir am bob ymddygiad dynol; er enghraifft, efallai na fydd tueddiad genetig i fod yn ddringwr coed anhygoel yn berthnasol oni bai eich bod chi'n byw yn rhywle lle gallwch chi ddringo coed yn rheolaidd. Allwn ni wneud fawr ddim am y cardiau genetig a ddeliwyd i ni gan natur, ond mae'n hysbys mai dim ond un agwedd ar wendid yw bioleg a bod ffactorau eraill (sy'n gallu newid) yn angenrheidiol er mwyn i broblem ddatblygu. Mae'n anodd amcangyfrif gan nad yw canfyddiadau'r ymchwil yn glir, ond mae'n debyg fod llai na 10% o'r hyn sy'n digwydd yng nghyflwr OCD yn gysylltiedig â ffactorau genetig, ac mae'n debyg bod y ffactorau hynny'n ymwneud â thuedd tuag at orbryder; hynny yw, 'bod yn dipyn o boenwr'.

SYNIAD ALLWEDDOL

Wrth i'r llyfr hwn gael ei ysgrifennu, does dim damcaniaeth fiolegol ynghylch OCD sy'n ein helpu i'w ddeall mewn ffyrdd a allai wella sut mae'n cael ei drin.

GWENDIDAU SEICOLEGOL: RÔL ARBENNIG CYFRIFOLDEB

Does dim amheuaeth fod OCD yn broblem sy'n ymwneud â'r meddwl a sut mae'r dioddefwr yn ymateb i'w feddyliau. Mae gan bob un ohonon ni gredoau 'tawel' amdanom ein hunain, sut mae'r byd yn gweithio, a'n dyfodol; agweddau cyffredinol yw'r rhain sy'n seiliedig ar ein dealltwriaeth o'n lle yn y byd, ac maen nhw'n gysylltiedig â'r gwerthoedd sydd gennym ni wrth fyw ein bywydau. Efallai nad ydym yn ymwybodol o'r agweddau yma'r rhan fwyaf o'r amser, ac efallai nad ydym erioed wedi meddwl rhyw lawer amdanyn nhw, ond maen nhw yno ac rydyn ni'n gweithredu'n gyson â nhw. Er enghraifft, os ydych chi'n berson sy'n eich ystyried eich hun yn sylfaenol dda a chymwys, ond bod eich car yn torri i lawr un diwrnod a'ch bod wedyn yn colli'r allweddi, efallai y byddwch yn meddwl, 'Wel, dyma beth yw anlwc!' Os ydych chi'n credu eich bod yn ddiffygiol mewn rhyw ffordd, efallai y byddwch yn dod i'r casgliad, 'Mae pethau gwael bob amser yn digwydd i mi.' Gan ddychwelyd at fodel gwybyddol Beck, cyflwynodd yntau'r syniad bod y credoau sydd gan berson amdano'i hun ac am y byd yn gyffredinol yn gweithredu fel lens, a'i fod yn edrych ar yr hyn sy'n digwydd iddo trwy'r lens hwnnw. Dyma 'reolau anysgrifenedig' ein bywyd. Mae'n bosib bod digwyddiadau penodol yn ysgogi credoau penodol i danio, credoau nad oedden nhw'n berthnasol cynt; er enghraifft, gallai colli swydd ysgogi cred unigolyn ei fod yn ddi-werth. Efallai nad yw erioed wedi meddwl am hyn o'r blaen, gan fod amgylchiadau wedi bod yn mynd o'i blaid; chafodd y rheolau anysgrifenedig erioed eu herio.

Rydyn ni'n cronni ein set o gredoau drwy gyfuniad o brofiad uniongyrchol a'r hyn a ddywedir wrthym ni amdanom ni ein hunain a'r byd, gydol ein hoes. O ganlyniad, mae'n anodd nodi o ble'n union mae credoau'n dod, ac mewn gwirionedd maen nhw fel arfer yn cael eu crynhoi a'u datblygu o lawer o ffynonellau gwahanol dros nifer o flynyddoedd. Mae nifer o gredoau yn berthnasol i brofiad OCD. Maen nhw'n cynnwys yr angen i fod yn 'berffaith', yr angen i fod 'mewn rheolaeth' ac anawsterau wrth oddef ansicrwydd. Un set o gredoau y dangoswyd yn gyson eu bod yn bwysig iawn o safbwynt OCD yw'r rhai sy'n ymwneud â chyfrifoldeb am niwed. Dyma'r syniad y gallech chi fod yn gyfrifol am rywbeth ofnadwy, rhywbeth y mae modd ei osgoi, naill ai drwy wneud rhywbeth o'i le neu drwy fethu â gweithredu. Efallai fod y peth 'ofnadwy' yma'n rhywbeth penodol iawn i chi, ac yn golygu niwed i chi, rhywun sy'n annwyl i chi neu ddieithryn llwyr. Y ffactor allweddol yw y byddwch chi, yn sgil eich gweithredoedd (yr hyn yr ydych neu nad ydych chi'n ei wneud), ar fai mewn rhyw ffordd.

Gwyddom fod gan bobl ag OCD ysgwyddau llydan iawn lle mae cyfrifoldeb yn y cwestiwn; hynny yw, maen nhw'n teimlo'n ymwybodol iawn o gyfrifoldeb, ac mae'n anodd iawn i rywun fel hynny oddef y syniad y gallai fod hyd yn oed yn rhannol gyfrifol am ddigwyddiad ofnadwy heb wneud rhywbeth yn ei gylch. Yn debyg i gredoau eraill, mae'r syniadau hyn yn cronni dros gyfnod o amser, ond mae rhai'n damcaniaethu y gallai profiadau cynnar penodol chwarae rhan yn hyn o beth i rai pobl. Un enghraifft o hyn yw disgwyliad neu orfodaeth i ysgwyddo cyfrifoldeb gwirioneddol, fel gofalu am frodyr a chwiorydd neu hyd yn oed oedolion. Yn yr un modd, gall plant sy'n cael eu beio'n gyson gan rieni / gofalwyr am ganlyniadau negyddol nad oes ganddyn nhw fawr o reolaeth drostyn nhw mewn gwirionedd (e.e. 'Edrych beth rwyt ti wedi gwneud i mi ei wneud nawr') ddechrau ysgwyddo baich helaeth o gyfrifoldeb.

Efallai y bu'n rhaid i chi ddilyn codau ymddygiad a dyletswydd anhyblyg ac eithafol iawn, gan beri i chi ddod i'r casgliad bod canlyniadau moesol gwael iawn i rai gweithredoedd. Gall ambell fagwraeth grefyddol orgaethiwus gael effaith o'r fath; enghraifft berthnasol iawn o ran OCD yw'r syniad o 'bechu drwy feddwl'. Gweler 'Ofergoeliaeth a Meddwl Hudol' ar dudalen 60. Gall pethau bob dydd, fel peryglon peidio â bod yn lân, hau'r hadau ar gyfer ofnau obsesiynol ynghylch halogiad ac ymolchi.

Posibilrwydd arall yw eich bod wedi cael eich goramddiffyn a'ch cysgodi rhag cymryd cyfrifoldeb erioed, efallai drwy gael eich pledu â'r neges bod y byd yn lle rhy beryglus ac na allwch chi weithredu'n llwyddiannus ynddo heb gymryd gofal mawr. Pan ddaw'ch tro chi i gymryd cyfrifoldeb, gall hynny fod yn arbennig o frawychus, gan beri i chi fod mor ofalus fel eich bod chi'n ymddwyn... yn obsesiynol.

CREDOAU CYFFREDINOL SY'N CYD-FYND YN AML Â GORFODAETHAU

- Os na fyddaf yn gweithredu, bydd rhywbeth drwg yn digwydd a fy mai i fyddai hynny
- Gan fy mod i wedi meddwl am y peth, dylwn wneud rhywbeth yn ei gylch
- Os nad ydw i'n gweithredu, byddaf yn teimlo'n orbryderus iawn a fydd y teimlad byth yn mynd
- Rhaid i mi fod yn hollol siŵr nad ydw i wedi caniatáu i rywbeth drwg ddigwydd

---

Mae digwyddiadau penodol yn digwydd yn ystod plentyndod weithiau sy'n gallu arwain at ddatblygu credoau ynghylch cyfrifoldeb. Gall fod yn un digwyddiad penodol neu'n gyfres o ddigwyddiadau lle cyfrannodd rhywbeth a wnaethoch neu rywbeth na wnaethoch mohono at anffawd ddifrifol. Gall credu y gallan nhw, heb fwriad, achosi i rywbeth ofnadwy ddigwydd arwain pobl i gredu mai eu cyfrifoldeb nhw yw cymryd gofal ychwanegol. Weithiau, gall cyd-ddigwyddiadau anffodus arwain pobl i lunio casgliadau ynghylch eu cyfrifoldeb am ryw anffawd neu'i gilydd; er enghraifft, meddwl, 'Dyna drueni na fyddet ti'n farw' am rywun, a'r person hwnnw'n marw'n fuan wedyn. Drwy nifer o wahanol brofiadau, neu weithiau drwy un profiad allweddol, mae pobl ag OCD yn aml wedi llyncu'r syniad ei bod yn bwysig iawn iddyn nhw gymryd gofal mawr am eu meddyliau a'u gweithredoedd. Mae hwn yn fath cynnil o gred ynghylch cyfrifoldeb, lle gall eich meddyliau eich hun achosi a/neu atal niwed, gan eich gwneud chi'n gyfrifol am y niwed dan sylw.

Isod mae rhai o'r syniadau am gyfrifoldeb sy'n gyffredin ymhlith pobl ag OCD. Mae'r holiadur yn gofyn i chi feddwl faint rydych chi'n cytuno â'r syniad. Does dim nifer benodol o atebion 'cytuno' sy'n dynodi bod gennych chi OCD; pwrpas yr holiadur yw eich annog i feddwl a oes gennych gredoau chwyddedig ynghylch cyfrifoldeb. Holiadur yw hwn sydd wedi'i ddefnyddio'n helaeth mewn gwaith clinigol ac ymchwil. Peidiwch â phoeni os nad ydych yn deall pob gosodiad neu os credwch nad yw'n berthnasol i chi – symudwch ymlaen i'r eitem nesaf.

HUNANASESIAD: A OES GEN I SYNIADAU CHWYDDEDIG YNGHYLCH CYFRIFOLDEB?

1. Dwi'n aml yn teimlo'n gyfrifol am bethau sy'n mynd o chwith.

CYTUNO'N LLWYR	CYTUNO YN GRYF IAWN	CYTUNO YCHYDIG	NIWTRAL	ANGHYTUNO YCHYDIG	ANGHYTUNO YN GRYF IAWN	ANGHYTUNO'N LLWYR

2. Os na fyddaf yn gweithredu pan allaf ragweld perygl, yna fi sydd ar fai am unrhyw ganlyniadau.

CYTUNO'N LLWYR	CYTUNO YN GRYF IAWN	CYTUNO YCHYDIG	NIWTRAL	ANGHYTUNO YCHYDIG	ANGHYTUNO YN GRYF IAWN	ANGHYTUNO'N LLWYR

3. Dwi'n rhy sensitif o ran teimlo'n gyfrifol am bethau'n mynd o chwith.

CYTUNO'N LLWYR	CYTUNO YN GRYF IAWN	CYTUNO YCHYDIG	NIWTRAL	ANGHYTUNO YCHYDIG	ANGHYTUNO YN GRYF IAWN	ANGHYTUNO'N LLWYR

4. Os ydw i'n meddwl pethau drwg, mae hynny cynddrwg â gwneud pethau drwg.

CYTUNO'N LLWYR	CYTUNO YN GRYF IAWN	CYTUNO YCHYDIG	NIWTRAL	ANGHYTUNO YCHYDIG	ANGHYTUNO YN GRYF IAWN	ANGHYTUNO'N LLWYR

5. Dwi'n poeni llawer am effeithiau'r hyn dwi'n ei wneud neu ddim yn ei wneud.

CYTUNO'N LLWYR	CYTUNO YN GRYF IAWN	CYTUNO YCHYDIG	NIWTRAL	ANGHYTUNO YCHYDIG	ANGHYTUNO YN GRYF IAWN	ANGHYTUNO'N LLWYR

6. I mi, mae peidio â gweithredu i atal trychineb cynddrwg â pheri i drychineb ddigwydd.

CYTUNO'N LLWYR	CYTUNO YN GRYF IAWN	CYTUNO YCHYDIG	NIWTRAL	ANGHYTUNO YCHYDIG	ANGHYTUNO YN GRYF IAWN	ANGHYTUNO'N LLWYR

7. Os ydw i'n gwybod bod niwed yn bosib, dylwn geisio ei atal bob amser, waeth pa mor annhebygol y mae'n ymddangos.

CYTUNO'N LLWYR	CYTUNO YN GRYF IAWN	CYTUNO YCHYDIG	NIWTRAL	ANGHYTUNO YCHYDIG	ANGHYTUNO YN GRYF IAWN	ANGHYTUNO'N LLWYR

8. Mae'n rhaid i mi feddwl am ganlyniadau hyd yn oed y gweithredoedd lleiaf bob amser.

CYTUNO'N LLWYR	CYTUNO YN GRYF IAWN	CYTUNO YCHYDIG	NIWTRAL	ANGHYTUNO YCHYDIG	ANGHYTUNO YN GRYF IAWN	ANGHYTUNO'N LLWYR

9. Dwi'n aml yn cymryd cyfrifoldeb am bethau nad yw pobl eraill yn credu eu bod yn fai arnaf i.

CYTUNO'N LLWYR	CYTUNO YN GRYF IAWN	CYTUNO YCHYDIG	NIWTRAL	ANGHYTUNO YCHYDIG	ANGHYTUNO YN GRYF IAWN	ANGHYTUNO'N LLWYR

10. Gall popeth dwi'n ei wneud achosi problemau difrifol.

CYTUNO'N LLWYR	CYTUNO YN GRYF IAWN	CYTUNO YCHYDIG	NIWTRAL	ANGHYTUNO YCHYDIG	ANGHYTUNO YN GRYF IAWN	ANGHYTUNO'N LLWYR

11. Dwi'n aml yn agos at achosi niwed.

CYTUNO'N LLWYR	CYTUNO YN GRYF IAWN	CYTUNO YCHYDIG	NIWTRAL	ANGHYTUNO YCHYDIG	ANGHYTUNO YN GRYF IAWN	ANGHYTUNO'N LLWYR

12. Rhaid i mi amddiffyn eraill rhag niwed.

CYTUNO'N LLWYR	CYTUNO YN GRYF IAWN	CYTUNO YCHYDIG	NIWTRAL	ANGHYTUNO YCHYDIG	ANGHYTUNO YN GRYF IAWN	ANGHYTUNO'N LLWYR

13. Ddylwn i byth achosi hyd yn oed y niwed lleiaf i eraill.

CYTUNO'N LLWYR	CYTUNO YN GRYF IAWN	CYTUNO YCHYDIG	NIWTRAL	ANGHYTUNO YCHYDIG	ANGHYTUNO YN GRYF IAWN	ANGHYTUNO'N LLWYR

14. Byddaf yn cael fy nghondemnio am fy ngweithredoedd.

CYTUNO'N LLWYR	CYTUNO YN GRYF IAWN	CYTUNO YCHYDIG	NIWTRAL	ANGHYTUNO YCHYDIG	ANGHYTUNO YN GRYF IAWN	ANGHYTUNO'N LLWYR

15. Os gallaf gael hyd yn oed y dylanwad lleiaf ar bethau'n mynd o chwith, yna mae'n rhaid i mi weithredu i atal hynny.

CYTUNO'N LLWYR	CYTUNO YN GRYF IAWN	CYTUNO YCHYDIG	NIWTRAL	ANGHYTUNO YCHYDIG	ANGHYTUNO YN GRYF IAWN	ANGHYTUNO'N LLWYR

16. I mi, mae peidio â gweithredu lle mae trychineb yn bosibilrwydd bach cynddrwg â pheri i'r trychineb hwnnw ddigwydd.

CYTUNO'N LLWYR	CYTUNO YN GRYF IAWN	CYTUNO YCHYDIG	NIWTRAL	ANGHYTUNO YCHYDIG	ANGHYTUNO YN GRYF IAWN	ANGHYTUNO'N LLWYR

17. I mi, mae hyd yn oed ychydig o ddiofalwch yn anfaddeuol pan allai effeithio ar eraill.

CYTUNO'N LLWYR	CYTUNO YN GRYF IAWN	CYTUNO YCHYDIG	NIWTRAL	ANGHYTUNO YCHYDIG	ANGHYTUNO YN GRYF IAWN	ANGHYTUNO'N LLWYR

18. Ym mhob math o sefyllfaoedd beunyddiol, gall peidio â gweithredu achosi cymaint o niwed ag amcanion drwg bwriadol.

CYTUNO'N LLWYR	CYTUNO YN GRYF IAWN	CYTUNO YCHYDIG	NIWTRAL	ANGHYTUNO YCHYDIG	ANGHYTUNO YN GRYF IAWN	ANGHYTUNO'N LLWYR

19. Hyd yn oed os yw niwed yn annhebygol iawn, dylwn geisio ei atal, waeth beth fo'r gost.

CYTUNO'N LLWYR	CYTUNO YN GRYF IAWN	CYTUNO YCHYDIG	NIWTRAL	ANGHYTUNO YCHYDIG	ANGHYTUNO YN GRYF IAWN	ANGHYTUNO'N LLWYR

20. Unwaith dwi'n credu ei bod yn bosib fy mod wedi achosi niwed, alla i ddim maddau i mi fy hun.

CYTUNO'N LLWYR	CYTUNO YN GRYF IAWN	CYTUNO YCHYDIG	NIWTRAL	ANGHYTUNO YCHYDIG	ANGHYTUNO YN GRYF IAWN	ANGHYTUNO'N LLWYR

21. Bwriad llawer o fy ngweithredoedd yn y gorffennol oedd atal niwed i eraill.

CYTUNO'N LLWYR	CYTUNO YN GRYF IAWN	CYTUNO YCHYDIG	NIWTRAL	ANGHYTUNO YCHYDIG	ANGHYTUNO YN GRYF IAWN	ANGHYTUNO'N LLWYR

22. Rhaid i mi sicrhau bod pobl eraill yn cael eu hamddiffyn rhag holl ganlyniadau'r pethau dwi'n eu gwneud.

CYTUNO'N LLWYR	CYTUNO YN GRYF IAWN	CYTUNO YCHYDIG	NIWTRAL	ANGHYTUNO YCHYDIG	ANGHYTUNO YN GRYF IAWN	ANGHYTUNO'N LLWYR

23. Ddylai pobl eraill ddim dibynnu ar fy marn.

CYTUNO'N LLWYR	CYTUNO YN GRYF IAWN	CYTUNO YCHYDIG	NIWTRAL	ANGHYTUNO YCHYDIG	ANGHYTUNO YN GRYF IAWN	ANGHYTUNO'N LLWYR

24. Os na allaf fod yn sicr fy mod i'n ddi-fai, dwi'n teimlo mai fi sydd ar fai.

CYTUNO'N LLWYR	CYTUNO YN GRYF IAWN	CYTUNO YCHYDIG	NIWTRAL	ANGHYTUNO YCHYDIG	ANGHYTUNO YN GRYF IAWN	ANGHYTUNO'N LLWYR

25. Os ydw i'n cymryd digon o ofal, yna gallaf atal unrhyw ddamweiniau niweidiol.

CYTUNO'N LLWYR	CYTUNO YN GRYF IAWN	CYTUNO YCHYDIG	NIWTRAL	ANGHYTUNO YCHYDIG	ANGHYTUNO YN GRYF IAWN	ANGHYTUNO'N LLWYR

26. Dwi'n aml yn meddwl y bydd pethau drwg yn digwydd os nad ydw i'n ddigon gofalus.

CYTUNO'N LLWYR	CYTUNO YN GRYF IAWN	CYTUNO YCHYDIG	NIWTRAL	ANGHYTUNO YCHYDIG	ANGHYTUNO YN GRYF IAWN	ANGHYTUNO'N LLWYR

Salkovskis P.M., Wroe A.L., Gledhill A., Morrison N., Forrester E., Richards C., Reynolds M. a Thorpe S. (2000), 'Responsibility attitudes and interpretations are characteristic of obsessive compulsive disorder', *Behaviour Research and Therapy*, 38, 347–372.

GWENDIDAU SEICOLEGOL ERAILL

Mae ymchwil wedi dangos bod syniadau am gyfrifoldeb yn arbennig o bwysig wrth ddeall sut mae OCD yn gafael ac yn dal ei afael. Fodd bynnag, amlygwyd ffactorau eraill sy'n chwarae rhan mewn OCD i rai pobl.

PERFFEITHIAETH

Mae'r rhan fwyaf o bobl eisiau cyflawni'r hyn maen nhw'n gallu ei gyflawni mewn bywyd, ac rydyn ni'n ysgogi'n hunain i wneud yn well mewn nifer o ffyrdd gwahanol – dwy agwedd bwysig ar ein taith drwy fywyd yw dewis a gosod y nodau cywir, a sut rydyn ni'n teimlo pan fyddwn ni'n cyrraedd, neu weithiau'n methu â chyrraedd, y nodau hynny. Mae'r rhan fwyaf o bobl yn gyrru eu hunain yn galed iawn i wneud pethau sy'n 'bwysig' iddyn nhw 'yn berffaith'; maen nhw'n credu y bydd gosod safonau uchel iawn yn eu helpu i wneud eu gorau. Mae hyn yn iawn ar y cyfan pan fo'r safonau uchel fel uchelgeisiau, pethau maen nhw'n hapus i'w cyflawni ond sydd heb fod yn ormod o broblem os na fyddan nhw'n gwneud hynny. Fodd bynnag, mae gan rai pobl safonau 'perffeithiaeth' ar gyfer popeth – nid yn unig ryw waith pwysig maen nhw'n ei wneud, ond hefyd eu tasgau bach bob dydd. Os yw'r safonau hynny'n ffynhonnell ofn cyson yn hytrach na boddhad, bydd hynny'n gwaethygu'r sefyllfa. Problem arall gyda pherffeithiaeth yw bod perygl i rywun 'roi ei wyau i gyd mewn un fasged'. Hynny yw, unigolyn sy'n credu bod popeth yn dibynnu ar gael pethau'n iawn mewn un agwedd ar ei fywyd (ac felly mae llawer o'i ymddygiad yn cael ei ysgogi gan yr ofn o wneud pethau'n anghywir yn yr agwedd arbennig honno).

Perffeithiaeth gadarnhaol yw pan fyddwn ni'n parhau i osod safonau uchel ar gyfer pethau sy'n bwysig i ni, gan ganiatáu i ni osod safonau is mewn agweddau eraill. Gallwn fwynhau ffrwyth y gwaith da, a goddef y manion dibwys amherffaith. Fodd bynnag, os byddwn ni'n trin popeth fel pe bai cyn bwysiced â'i gilydd ac yn ceisio gwneud popeth yn berffaith, byddwn ni'n syrthio i'r fagl o fyw bywyd o berffeithiaeth ac iddo gymhellion negyddol, a ninnau'n gaeth i'n safonau gwirion o uchel, a gall ein hofn y bydd pethau'n mynd o chwith ein harteithio (hynny yw, unrhyw beth sydd ddim yn berffaith). Gydag OCD, mae methu â gwneud y pethau rydyn ni'n credu ein bod yn gyfrifol amdanyn nhw 'yn iawn' wrth galon y cyflwr. Pan nad yw pobl yn llwyddo i gyrraedd y safonau maen nhw eu hunain wedi eu gosod, gall hyn fod yn rheswm iddyn nhw ymdrechu'n galetach nag erioed. Fodd bynnag, ymateb gwell weithiau yw gostwng ein safonau fel eu bod yn gyraeddadwy, a dewis yn ofalus lle mae angen i ni ganolbwyntio ein hymdrechion. I grynhoi, mae safonau arbennig o uchel ynghylch yr hyn maen nhw'n teimlo y dylen nhw ei gyflawni gan bobl sydd â thuedd i brofi cryn dipyn o drallod seicolegol eithafol, ac maen nhw'n cael eu cymell gan ofn y byddan nhw'n methu â chyrraedd y safonau hynny yn hytrach na boddhad o lwyddo i'w cyrraedd.

SAFBWYNTIAU AMDANOM NI'N HUNAIN A HUNANFEIRNIADAETH

Ffactorau pwysig a all naill ai ein hamddiffyn rhag anawsterau, neu ein gwneud yn fwy agored iddyn nhw, yw sut rydyn ni'n edrych arnom ni'n hunain a'n gallu i ofalu amdanom ni'n hunain yn feddyliol pan fyddwn ni'n dod ar draws anawsterau. Mae llawer ohonom yn tueddu i fod yn hunanfeirniadol, gan gredu y bydd hynny'n ein helpu i gyrraedd ble rydyn ni eisiau bod, ac y bydd peidio â bod yn hunanfeirniadol rywsut yn gwneud i ni fethu â chyrraedd y nod. Mae'r neges hunanfeirniadol hon â'i gwreiddiau fel arfer yn ystod plentyndod neu brofiadau cynnar, ac mae wedi'i hatgyfnerthu dros gyfnod o amser drwy fod yn llym tuag atoch chi'ch hun. Fodd bynnag, mae'n bosib mai ei heffaith dros amser fydd gwneud i ni deimlo'n llai galluog, sy'n gallu tanseilio'n hunanhyder mewn ffyrdd arwyddocaol. Mae'r dorf mewn gêm bêl-droed fel arfer yn gweiddi pethau sy'n gefnogol i'w tîm eu hunain, ond os daw aelod o'r tîm arall yn agos mae'r negeseuon yn troi'n negyddol. Pwrpas hyn yw tanseilio hyder y chwaraewr hwnnw a gwneud iddo chwarae'n waeth. Felly, os ydych chi'n beirniadu'ch hun yn gyson ac yn dweud wrthych chi'ch hun eich bod chi'n ofnadwy, yn ddrwg neu'n dwp am i chi wneud camgymeriad neu ufuddhau i orfodaeth, effaith gyffredinol hyn fydd gwneud i chi deimlo'n waeth amdanoch chi'ch hun. Mae hyn yn debygol o wneud i'r OCD ymddangos yn fwy pwerus. Ar y llaw arall, os byddwch chi'n mabwysiadu agwedd fwy cydymdeimladol a chefnogol tuag at eich problemau, efallai y bydd hyn yn eich helpu i wneud mwy o gynnydd.

CREDOAU YNGHYLCH PWYSIGRWYDD MEDDYLIAU

Yn yr un modd â mathau eraill o gredoau, mae'r rheini sy'n ymwneud â phwysigrwydd meddyliau yno, hyd yn oed os nad ydym erioed wedi treulio amser yn eu hystyried. Pe byddem yn credu nad yw meddyliau'n 'golygu dim byd', byddem yn llai tebygol o gael ein poeni'n ddifrifol gan feddwl ymwthiol yn ymddangos ar hap. Fel y trafodwyd eisoes, mae pobl ag OCD yn ymwybodol iawn o'u meddyliau ac yn tueddu i ffurfio dehongliadau neu ragdybiaethau penodol amdanyn nhw, hyd yn oed os nad yw'r rhain yn cael eu mynegi:

- Bod meddyliau ymwthiol negyddol yn dynodi rhywbeth arwyddocaol amdanoch chi'ch hun (eich bod chi'n ddrwg, yn rhyfedd, yn beryglus)
- Bod cael y meddyliau yn cynyddu'r risg y bydd pethau drwg yn digwydd (gweler 'Ofergoeliaeth a Meddwl Hudol' ar dudalen 60)
- Mae'n rhaid bod meddyliau ymwthiol negyddol yn bwysig neu fydden nhw ddim wedi digwydd

Mae'r seicolegydd uchel ei barch, yr Athro Stanley Jack Rachman, yn arbenigwr yn y maes hwn, ac mae'n cynnig rhai enghreifftiau o bennu pwysigrwydd gormodol i feddyliau ymwthiol:

- Mae'r meddwl hwn yn adlewyrchu fy ngwir natur ddrwg
- Mae cael y meddwl hwn yn golygu fy mod i'n berson drwg
- Os ydw i'n meddwl hyn, mae'n rhaid fy mod i wir eisiau iddo ddigwydd
- Gall meddwl hyn wneud y digwyddiad yn fwy tebygol o ddigwydd
- Pe bai eraill yn gwybod fy mod i'n meddwl hyn, fe fydden nhw'n meddwl fy mod i'n berson drwg

- Mae meddwl hyn yn golygu fy mod yn debygol o golli rheolaeth dros fy meddwl neu fy ymddygiad

Os oes gennych chi gredoau fel y rhain am eich meddyliau, mae'n dilyn y byddwch am geisio gwneud rhywbeth i gael llai o'r meddyliau yn y lle cyntaf, a hefyd yn ceisio gwneud rhywbeth yn eu cylch ar ôl iddyn nhw ddigwydd.

SEFYLLFAOEDD SBARDUNO A DIGWYDDIADAU TYNGEDFENNOL

Os oes nifer o ffactorau seicolegol a biolegol sylfaenol gan bobl, yna gall problem obsesiynol ddechrau datblygu i unigolion penodol pan fyddan nhw'n wynebu sefyllfaoedd mewn bywyd sy'n amlygu'r ffactorau hynny. Yn benodol, mae sefyllfaoedd sy'n cynyddu ymdeimlad rhywun o gyfrifoldeb, neu'n lleihau ei ymdeimlad o reolaeth dros ei amgylchedd, yn aml yn arwyddocaol wrth ddod â syniadau am gyfrifoldeb i'r amlwg. Gall hyn ddigwydd yn raddol, er enghraifft wrth gael mwy a mwy o gyfrifoldeb yn y gweithle neu wrth brofi effaith barhaus cael eich bwlio yn yr ysgol, ond gall hefyd ddigwydd yn eithaf sydyn, er enghraifft wrth adael cartref neu ddod yn rhiant am y tro cyntaf. Gall pethau da ein gwneud yn fwy pryderus; efallai y byddwn ni'n dechrau sylwi bod gennym lawer mwy i'w golli nag yr oeddem ni'n ei sylweddoli o'r blaen. Fel y trafodwyd ym Mhennod 1, y ffactor allweddol yw sut mae'r person yn ymateb i'r digwyddiadau hyn, a sut mae'r digwyddiadau'n rhyngweithio â'i gredoau sylfaenol a'i ragdybiaethau cyffredinol amdano'i hunan, sut mae'r byd yn gweithio'n gyffredinol a'i ddyfodol posib.

Er enghraifft, gall genedigaeth plentyn arwain at OCD mewn rhywun sy'n credu y dylai gymryd pob gofal posib i sicrhau ymlaen llaw nad yw'n achosi niwed i rai sydd ddim yn gallu amddiffyn eu hunain, neu'n eu rhoi mewn perygl o ddioddef niwed. Efallai nad oedd wedi gorfod wynebu lefelau mor uchel o gyfrifoldeb (real iawn) o'r blaen. Yn sydyn, pan mae'n gofyn iddo'i hun, 'Beth yw'r peth gwaethaf a allai ddigwydd?', mae'r ateb yn ymddangos yn frawychus iawn.

O ystyried natur fympwyol OCD, gall y digwyddiad neu'r digwyddiadau sbarduno hefyd fod yn rhai sy'n benodol iawn i'r unigolyn. Mae digwyddiadau sbarduno cyffredin yn cynnwys newid ysgol, a digwyddiadau mawr eraill sy'n newid ein bywydau fel gadael cartref, colli rhywun annwyl, salwch – eich salwch chi neu salwch rhywun sy'n bwysig i chi – cael babi, gwrthdaro rhwng rhieni, bwlio a pherthynas yn chwalu. Byddai'r digwyddiadau hyn, wrth gwrs, yn achosi straen i unrhyw un, ond i bobl sy'n mynd ymlaen i ddatblygu OCD, yn aml caiff casgliadau penodol eu llunio ar y pryd ynglŷn â chyfrifoldeb a'r angen i reoli'r hyn sy'n digwydd. Weithiau, does yr un digwyddiad sbarduno amlwg, ond bydd rhywun yn profi meddwl pryderus nad oedd wedi ei brofi na sylwi arno erioed o'r blaen, ac yn teimlo gorfodaeth i weithredu. Yn y naill achos neu'r llall, mae credoau sylfaenol ynghylch cyfrifoldeb yn chwarae rhan.

HALOGIAD... A MWY

Mae datblygiad ofnau ynghylch halogiad wedi ymddangos yn hawdd ei ddeall erioed; wedi'r cyfan, rydyn ni'n cael ein pledu gan syniadau ynglŷn â'r ffordd orau o olchi ein dwylo ac osgoi haint, ynghyd â negeseuon iechyd a diogelwch eraill. Fodd bynnag, mae math arall o ofn halogiad sy'n anoddach o lawer ei ddeall, sef 'halogiad meddyliol'. Gyda halogiad meddyliol, dydy'r unigolyn ddim yn credu ei fod wedi ei halogi gan wenwyn neu germau, ond mae'n teimlo'n llygredig yn fewnol; yn fudr ar y tu mewn. Yn ddiweddar, tynnodd un o'r seicolegwyr pwysicaf yn y maes, yr Athro Jack Rachman, sylw at y cysylltiad rhwng teimladau o halogiad meddyliol a phrofiadau ffurfiannol pwysig, yn enwedig profiadau o gam-drin a thrawma dan law pobl yr ymddiriedwyd ynddyn nhw. Awgrymodd y gall y profiad o frad, o berson neu sefydliad uchel eu parch yn chwalu teimladau o ymddiriedaeth, arwain at deimladau o halogiad meddyliol. Mae'n ymddangos y gallwn deimlo'n halogedig ac yn fudr oherwydd ein bod wedi cael ein trin *fel baw* pan oeddem wedi ymddiried yn rhywun neu rywbeth. Byddwn wedyn yn mynd i'r afael â'r teimlad hwn drwy ymdrechu i'w olchi ymaith; wrth gwrs, oherwydd mai teimlad mewnol sydd yma, mae'r ymolchi yn methu.

TRYWYDD OCD

Gall OCD afael yn araf dros nifer o flynyddoedd neu gall ddatblygu'n eithaf sydyn. Weithiau gall wella os bydd amgylchiadau'n newid, ond gall ddigwydd eto yn ddiweddarach. Mae llawer o resymau pam na fydd pobl yn ceisio cymorth ar unwaith, ond un ohonyn nhw yw y gall yr obsesiynau a'r gorfodaethau ymddangos yn ddefnyddiol ar y dechrau. Pwy all ddadlau nad yw cymryd gofal a bod yn gyfrifol yn beth da? Wrth gwrs, nid y cymryd gofal yw'r broblem, ond y ffaith bod gwneud hynny'n troi'n anghymesur â'r risgiau dan sylw. Mae hyn yn arbennig o anodd os byddwch chi'n dechrau ystyried eich hun fel risg bosib i eraill. Fel y nodwyd eisoes, mae'n hawdd deall y mecanweithiau sy'n cynnal OCD o'u gweld fel fersiynau eithafol o brosesau seicolegol arferol. Efallai y bydd yn cymryd amser i'r ymddygiadau groesi'r llinell a mynd yn eithafol ac yn amlwg ddi-fudd, a gall fod yn anodd weithiau nodi'n union ble mae'r llinell hon (wrth gwrs, nid oes llinell go iawn chwaith). Efallai y bydd yn cymryd cryn amser hefyd i chi sylweddoli bod yr hyn rydych chi'n ei wneud wedi mynd yn wahanol iawn i'r norm, yn enwedig os ydych chi'n canolbwyntio'n llwyr ar eich ymddygiad eich hun. Nid yw'n anghyffredin i bobl sy'n adnabod unigolyn yn dda sylwi ar hyn ymhell o flaen yr unigolyn ei hun. Os ydych chi'n teimlo bod eich gorfodaeth neu'ch osgoi yn eich cadw chi ac eraill yn ddiogel, gall wneud synnwyr i chi deimlo nad oes gennych unrhyw ddewis ond parhau i'w wneud, neu ei fod yn bris sy'n werth ei dalu.

Mewn rhai achosion, gall y symptomau sy'n troi'n OCD yn ddiweddarach ddechrau fel rhai cysurlon, math o gyfaill ffug. Gall defodau bach eich lleddfu pan maen nhw'n aros o fewn terfynau pendant. I rai pobl, mae ymolchi neu wirio neu roi pethau mewn trefn benodol yn gwneud iddyn nhw deimlo mwy o reolaeth ar y dechrau. Dim ond pan fydd y defodau hyn yn meddiannu eu bywyd yn llwyr ac yn tra-arglwyddiaethu y mae pethau'n troi'n broblem; fel y disgrifiwn isod, 'daw'r ateb yn broblem'.

Agwedd arall sy'n gallu golygu bod pobl yn dioddef am amser hir yw diffyg gwybodaeth ynglŷn â beth yw OCD a sut mae'n gweithio. Os nad ydych chi erioed wedi clywed am y broblem hon nac am y

SUT WNAETH FY MHROBLEM DDATBLYGU?

Mae'n naturiol i chi fod eisiau deall sut y datblygodd eich problem. Fodd bynnag, oherwydd y gallai pethau a brofwyd gennych amser maith yn ôl fod wedi dylanwadu ar y broblem – cyn y gallech hyd yn oed wneud synnwyr ohonyn nhw – a bod llawer o ffactorau a all ddylanwadu ar OCD, mae'n bwysig cofio na fydd unrhyw atebion pendant o bosib. Er hynny, gall fod yn ddefnyddiol meddwl am bethau a allai fod yn berthnasol, gan y bydd hyn yn eich helpu i adnabod ac i ddeall syniadau ac ymddygiadau penodol sy'n cynnal eich problem yn y presennol. Meddyliwch pryd y dechreuodd symptomau'r broblem ddod i'r amlwg (efallai fod hynny ymhell cyn i chi ddechrau ystyried eu bod mewn gwirionedd yn rhan o broblem).

A ddigwyddodd rhywbeth pan oeddech chi'n tyfu i fyny a wnaeth i chi fod yn fwy tueddol o boeni am bethau drwg yn digwydd?

Meddyliwch am brofiadau, neu batrymau profiadau, lle mae'n bosib i chi gael gormod o gyfrifoldeb, neu ddim digon ohono. Efallai fod eich rhieni wedi'ch goramddiffyn chi, neu efallai eich bod chi wedi gorfod gofalu amdanyn nhw mewn rhyw ffordd. Efallai i chi brofi cyfnod pan oedd pethau allan o reolaeth; er enghraifft, roeddech chi'n cael eich bwlio, neu fe wnaeth perthynas eich rhieni chwalu.

A ddigwyddodd rhywbeth a wnaeth i chi boeni'n benodol am fentro neu boeni mwy am bethau drwg yn digwydd?

A gawsoch chi unrhyw brofiadau a oedd fel petaen nhw'n awgrymu y gallech chi achosi neu atal niwed?

Pa syniadau ydych chi'n meddwl i chi eu cael am niwed a'ch rôl i'w atal?

Pa syniadau wnaethoch chi eu mewnoli ynghylch y math o berson ydych chi?

ffaith bod meddyliau negyddol yn normal, a chithau'n sydyn yn sylwi ar feddwl ymwthiol neu'n gweld delwedd o drywanu rhywun, er enghraifft, mae'n ddigon dealladwy i chi ddod i'r casgliad bod hynny'n golygu rhywbeth ofnadwy amdanoch chi. Efallai y byddwch chi'n credu y gallech chi drywanu rhywun go iawn, neu ei fod yn golygu eich bod yn mynd yn wallgof. Yn ogystal ag achosi llawer o orbryder, gall deongliadau o'r fath wneud i chi betruso rhag ceisio cymorth, ac yn aml bydd pobl yn cael trafferth gyda meddyliau o'r fath am amser hir cyn darganfod bod y profiadau hyn yn rhan o OCD. Gall cywilydd a stigma eich atal rhag datgelu meddyliau neu symptomau hyd yn oed i'ch ffrindiau a'ch teulu agosaf.

CRYNODEB

Does dim un rheswm na set o resymau dros ddatblygu OCD, ac mae pob un ohonom yn unigryw o ran ein personoliaeth, ein cyfansoddiad biolegol a'r profiadau a gawsom. Felly mae'n anodd iawn fel rheol nodi'r union resymau pam mae'r naill unigolyn neu'r llall yn datblygu problem. Yn ffodus, nid yw gwybod hyn yn hanfodol er mwyn trechu'r broblem, er nad yw'n gwneud unrhyw niwed i dreulio ychydig o amser yn meddwl sut gwnaethon ni gyrraedd lle rydyn ni gyda phroblem fel hon. Serch hynny, mae'n bwysicach o lawer canolbwyntio ar y presennol a beth sy'n cynnal y broblem ar hyn o bryd. Er nad ydym yn gwybod yn union beth a'u hachosodd, rydyn ni'n gwybod bod credoau cyfredol am gyfrifoldeb ac am y byd yn gyffredinol yn ein helpu i ddeall pam mae pobl yn ei chael yn anodd anwybyddu, neu ddiystyru, meddyliau negyddol. Bydd y bennod nesaf yn eich helpu i ddeall sut mae OCD yn gafael ac yn dal ei afael.

3

SUT MAE OCD YN GAFAEL
AC YN DAL EI AFAEL?

Amlinellodd y bennod flaenorol sut gallai problem OCD ddatblygu
yn wyneb ffactorau cefndirol penodol a phrofiadau penodol. Bydd y
bennod hon yn adeiladu ar y ddealltwriaeth hon drwy ddod â'r ffocws
yn ôl i'r presennol i'ch helpu chi i feddwl am:

- Sut yn union rydych chi wedi'ch caethiwo gan broblem sy'n
  achosi trallod i chi
- Beth yw'r pethau penodol hynny rydych chi'n eu gwneud, eu
  teimlo a'u credu sy'n cynnal y broblem

Yn sicr, sylweddoli bod gennych chi broblem yw'r cam cyntaf wrth
wneud rhywbeth yn ei chylch; fodd bynnag, nid dyma'r unig gam. Yn
aml, dywedir wrth bobl sydd â phryderon obsesiynol ac ymddygiadau
gorfodol am 'roi'r gorau iddyn nhw' neu 'gallio'. O na bai mor hawdd â
hynny. Dydyn ni erioed wedi cwrdd â neb oedd ag OCD nad oedden
nhw, o waelod calon, am roi'r gorau i wneud y pethau oedd yn achosi
eu holl broblemau. Mae eu problem nhw yn un syml: sut maen nhw'n
gallu gwneud hynny? Rydyn ni'n credu, unwaith y bydd gan unigolyn
wybodaeth fanwl am yr hyn sydd angen ei wneud, a bod y math
cywir o gefnogaeth ganddo i'w helpu i wneud hynny, yna y bydd yn
gallu 'callio' ac yn llwyddo i wneud hynny. Yn wir, dyna'r unig ffordd
i ddelio ag OCD i raddau helaeth; mae'n rhaid i'r broses o'i waredu,
gyda chymorth proffesiynol a chymorth gan eraill neu hebddo, fod
yn rhywbeth sy'n cael ei wneud gan y dioddefwr ei hun, drwy chwys
ei wyneb.

Pan fydd pobl yn dweud wrth y sawl sydd ag OCD am 'roi'r gorau
iddi', mae hynny'n anwybyddu'r rheswm pam y mae'r ysfa i gyflawni

ymddygiadau obsesiynol mor gryf – yr ystyr sylfaenol ddofn a hanfodol bwysig sydd gan eich meddyliau ymwthiol i chi. Pe bai'n hawdd rhoi'r gorau i weithredu ar sail eich ofnau, yna mae'n amlwg y byddech chi wedi gwneud hynny eisoes.

Fodd bynnag, efallai y bu adegau pan wnaethoch chi ystyried eich ymddygiad obsesiynol gefn dydd golau a meddwl, 'Dwi'n gwybod ei fod yn ymddangos yn hurt, ond dwi wir yn teimlo bod yn rhaid i mi ymolchi / gwirio / gwneud defod er mwyn cadw'n ddiogel'. Felly pam ydych chi'n dal ati i wneud pethau sydd ar adegau eraill yn teimlo'n afresymol?

Y pwynt allweddol yma yw'r syniad bod yr ymddygiad 'ar adegau eraill' yn ymddangos yn afresymol neu'r pryder yn ymddangos yn annichonadwy. Mae'n bwysig i chi ofyn i chi'ch hun, pan ydych chi *wrthi'n* ymolchi / gwirio neu'n cyflawni unrhyw un o'ch ymddygiadau 'gorfodol', a yw'n teimlo'n 'hurt' bryd hynny? Os ydych chi'n gaeth i batrwm o feddyliau ac ymddygiadau obsesiynol, yr ateb yn ddieithriad yw 'nac ydy'. Yn gyffredinol, mae'r gorfodaethau yn *teimlo'n* angenrheidiol; mae eu cyflawni yn teimlo fel pris bach i'w dalu er mwyn atal rhywbeth drwg rhag digwydd, ac mae iddo hefyd y fantais ychwanegol o roi rhywfaint o ryddhad i chi rhag y gorbryder cynyddol. Rhan nesaf y pos yw edrych yn fanwl ar yr hyn sy'n digwydd pan fyddwch chi dan ddylanwad OCD ac ystyried sut a pham mae'r broblem yn parhau.

ARFARNIADAU CYFRIFOLDEB / CREDOAU YNGHYLCH EICH MEDDYLIAU

Ym Mhennod 1, fe wnaethon ni ddysgu bod meddyliau ymwthiol yn normal ac yn gyffredin iawn. Felly os yw llawer o bobl yn cael yr un mathau o feddyliau, pam mae hi mor anodd i chi anwybyddu neu ddiystyru'r meddyliau hyn? Dyma un o'r syniadau pwysicaf i'w ddeall wrth fynd i'r afael â'ch OCD. Mae'r gwahaniaeth rhwng rhywun sy'n cael trafferth gyda meddwl penodol a rhywun nad yw'n cael trafferth yn ymwneud â'u *hymateb* i'r meddwl hwnnw. I'r unigolyn cyntaf, mae *cael y meddwl yn y lle cyntaf* yn cael ei ddehongli fel rhywbeth arwyddocaol, a dyna sy'n achosi'r gorbryder (ymateb emosiynol) a'r angen i wneud rhywbeth yn ei gylch (ymateb ymddygiadol – gorfodaeth neu osgoi).

> **SYNIAD ALLWEDDOL**
> Ystyr bersonol y meddyliau sy'n eu gwneud mor annymunol, mor anodd eu diystyru ac yn achos cymaint o orbryder. Nid y meddyliau yw'r broblem, ond eich ymateb chi iddyn nhw.

Os ydych chi'n cael meddyliau am drais neu niwed, gall deimlo'n anodd credu nad yw'r meddyliau eu hunain yn gynhenid ddrwg – dydych chi ddim eisiau cael y meddyliau hyn ac mae eu presenoldeb ynddo'i hun yn ddigon i'ch ypsetio a'ch gwneud chi'n orbryderus, neu efallai'n gwneud i chi ffieiddio neu deimlo'n isel. Fodd bynnag, mae'n hanfodol cofio y gall unrhyw un gael meddyliau o'r fath. Er enghraifft, mae'n *anarferol iawn* i famau a thadau newydd *beidio* â meddwl am niweidio eu babi, neu feddwl am niwed yn dod i'w ran. Y meddyliau ymwthiol mwyaf annifyr yw'r rheini sy'n ymwneud â'n hofnau mwyaf. Mae hyn, wrth gwrs, yn wir hefyd am fathau eraill o feddyliau, fel y rhai am halogiad a diogelwch; mewn gwirionedd, rydyn ni'n poeni am beryglon a allai ddod i'r fei. Yn yr achosion hyn, mae'n dal yn wir mai'r ffordd rydych chi'n ymateb i'r meddwl sy'n ei wneud yn anodd iawn ei anwybyddu.

Meddyliwch eto am adeg pan oeddech chi'n teimlo'n orbryderus iawn a phan wnaethoch chi brofi'r meddwl ymwthiol. Gofynnwch bob un neu rai o'r cwestiynau canlynol i chi'ch hun:

- Beth yw'r peth gwaethaf a allai ddigwydd?
- Pe bai hynny'n wir, beth, i chi, sy'n arbennig o ddrwg am hynny? (Bob tro y cewch ateb i'r cwestiwn hwnnw, gofynnwch ef eto nes i chi ddal i gael yr un ateb – gweler yr enghraifft isod.)
- Beth yw'r peth gwaethaf am gael y meddwl yma o gwbl?
- Beth mae'n ei olygu amdana i fel person fy mod i'n cael y meddyliau hyn o gwbl?

Gadewch i ni ystyried enghraifft:

Meddwl ymwthiol: 'Ydw i wedi gadael y drws ffrynt ar agor?'
Cwestiwn: Beth yw'r peth gwaethaf a allai ddigwydd?
Ateb: 'Gallai rhywun dorri i mewn.'

Cwestiwn: Os yw hynny'n digwydd, beth sydd mor ddrwg am hynny?
Ateb: 'Gallai rhywun ddwyn fy hunaniaeth.'
Cwestiwn: Beth sydd mor ddrwg am hynny?
Ateb: 'Bydd rhywun yn cyflawni trosedd ofnadwy a fi fydd yn cael fy nghyhuddo.'
Cwestiwn: Beth yw'r peth gwaethaf am hynny?
Ateb: 'Fydda i ddim yn gallu profi nad fi wnaeth.'
Cwestiwn: Beth yw'r peth gwaethaf am hynny?
Ateb: 'Byddaf yn mynd i'r carchar, lle byddaf yn cael fy nhreisio gan griw o garcharorion eraill.'

Wrth barhau i ofyn cwestiynau fel 'Beth yw'r peth gwaethaf am hynny?', rydyn ni yn y pen draw yn canfod syniad brawychus a difrifol iawn. Os ydych chi'n meddwl y byddwch chi'n cael eich treisio yn y carchar gan griw o garcharorion eraill, mae'n gwneud synnwyr i chi ddychwelyd i wneud yn siŵr bod y drws ffrynt wedi'i gloi er mwyn atal hynny rhag digwydd.

Bydd yr ateb i'r cwestiynau hyn yn eich helpu i adnabod ystyr bersonol y meddyliau i chi. Efallai y bydd angen i chi bendroni gryn dipyn i ganfod ystyr y meddyliau. Mae llawer o bobl yn canolbwyntio ar y meddyliau eu hunain ac yn brysio i wneud rhywbeth yn eu cylch yn hytrach na myfyrio ar ystyr ddyfnaf y meddyliau hynny. Fodd bynnag, yr ystyr yma sy'n arwain at yr ymatebion, hyd yn oed os nad ydym yn hollol ymwybodol ohoni bob amser.

Gadewch i ni feddwl eto am rai enghreifftiau o feddyliau ymwthiol, a hefyd edrych yn fanylach ar arfarniadau posib a allai arwain at orbryder sylweddol. Yn y tabl isod, rydyn ni'n dangos nid yn unig yr ystyr ond yr orfodaeth a ysgogir gan yr ystyr honno.

MEDDWL YMWTHIOL	ARFARNIAD POSIB	GORFODAETH
	Beth yw'r peth gwaethaf am gael y meddwl hwn? Beth yw'r peth gwaethaf a allai ddigwydd? Beth mae cael y meddyliau hyn yn ei olygu amdana i fel person?	

Meddwl

MEDDWL YMWTHIOL	ARFARNIAD POSIB	GORFODAETH
'Mae'n bosib fod gwaed yn fy mwyd'	Gallwn ddal afiechyd a marw. Dyma'r peth mwyaf brawychus y gallaf ei ddychmygu – marw'n boenus o araf a phawb yn troi yn fy erbyn. Rhaid i mi sicrhau nad oes siawns i mi ddod i gysylltiad â gwaed neu hylifau corfforol eraill	Gwirio'r holl fwyd yn ofalus am unrhyw beth anarferol neu amwys. Sicrhau nad ymyrrwyd â deunydd pacio. Osgoi unrhyw beth y mae gen i unrhyw amheuaeth ynghylch ei darddiad
'Mae hwn wedi'i halogi â germau'	Efallai fy mod yn gyfrifol am ledaenu haint. Byddaf yn trosglwyddo'r afiechyd i'r plant. Dyma'r peth gwaethaf y gallwn ei wneud fel rhiant. Mae angen i mi sicrhau nad yw hyn yn digwydd neu wna i byth faddau i mi fy hun, a fydd neb arall yn maddau i mi chwaith	Ymolchi a glanhau'r cartref. Sicrhau nad oes unrhyw wrthrychau 'budr' yn dod i gysylltiad â gwrthrychau 'glân'. Ceisio osgoi mynd i unrhyw le lle na allaf gadw golwg ar yr hyn sy'n lân ac yn fudr. Gwisgo menig. Defnyddio *gel* alcohol pryd bynnag fydda i allan
'Mae fy apwyntiad ar ddydd Gwener y 13eg'	Efallai y bydd rhywbeth drwg yn digwydd os bydda i'n mynd. Gallai'r lwc ddrwg barhau am oes	Newid yr apwyntiad. Gwisgo 'trowsus lwcus' i'r apwyntiad a aildrefnwyd
'Wnes i redeg dros rywun heb sylweddoli?'	Gallwn fod yn llofrudd – does dim byd gwaeth na gyrwyr di-hid – alla i ddim fforddio cymryd y risg	Mynd yn ôl i wneud yn siŵr. Gwrando am synau anarferol wrth yrru. Osgoi gyrru lle bo hynny'n bosib

MEDDWL YMWTHIOL	ARFARNIAD POSIB	GORFODAETH
'Wnes i adael y drws ffrynt ar agor?'	Gallai rhywun dorri i mewn a dwyn popeth, a fy mai i fyddai hynny. Bydd rhywun yn dwyn fy hunaniaeth, yn cyflawni trosedd ofnadwy a fi fydd yn cael fy nghyhuddo. Fydda i ddim yn gallu profi nad fi wnaeth – byddaf yn mynd i'r carchar ac yn cael fy nhreisio gan griw o garcharorion eraill. Rhaid i mi sicrhau nad oes siawns y gall neb dorri i mewn	Mynd yn ôl i wneud yn siŵr. Gosod chwe chlo. Treulio hanner awr bob tro yn sicrhau eu bod i gyd dan glo. Tynnu llun o'r drws sydd wedi'i gloi. Codi'r post yn uniongyrchol o'r swyddfa bost i sicrhau nad oes neb yn ei ddwyn
Delweddau		
Lladd Mam mewn damwain car	Gallai hyn fod yn rhagargoel. Mae meddwl hyn yn golygu y bydd yn digwydd. Dim ond person drwg fyddai'n cael y meddyliau hyn. Mae angen i mi feddwl rhywbeth da – os na wna i, bydd rhywbeth drwg yn digwydd a fy mai i fydd y cyfan	Croesi bysedd a meddwl am ddelwedd gadarnhaol ohoni yn hapus ac yn iach. Gweddïo nad oes dim byd drwg yn digwydd. Gwneud beth wnes i'r tro diwethaf – cyfrif i 636 fesul chwech i wneud yn siŵr nad oes dim byd drwg yn digwydd
Cam-drin babi neu blentyn	Mae meddwl hyn yn golygu fy mod yn anghenfil. Mae angen i mi wneud yn siŵr nad oes unrhyw siawns y gallaf niweidio plentyn byth; pe bawn i'n cyffwrdd â phlentyn, byddai'n rhaid i mi ladd fy hun	Osgoi pob plentyn, yn cynnwys osgoi cerdded heibio ysgolion neu siopau plant. Gwneud yn siŵr nad ydw i'n cael fy nghyffroi'n rhywiol o gwmpas plant drwy wirio am arwyddion o hynny. Gofyn am sicrwydd nad ydw i wedi bod yn unman ar fy mhen fy hun. Meddwl yn ôl i amseroedd pan fûm yng nghwmni plant a cheisio cofio a ddigwyddodd unrhyw beth amhriodol

Ysfeydd

'Rhaid i mi gyffwrdd hwnna er mwyn teimlo'n iawn'	Gallwn deimlo'n anghyfforddus am byth. Fyddwn i ddim yn gallu ymdopi â hyn; rhaid i mi sicrhau nad yw hyn yn digwydd neu byddaf yn treulio gweddill fy oes mewn ysbyty meddwl	Cyffwrdd â'r gwrthrych mewn cyfresi o saith cyffyrddiad nes bydd y teimlad yn cilio. Chwilio am symptomau salwch meddwl difrifol ar y rhyngrwyd
I neidio o flaen trên	Efallai fy mod i'n wallgof – dim ond rhywun gwallgof fyddai'n meddwl y fath beth	Peidio byth ag eistedd ger ymyl y platfform. Osgoi defnyddio trên – defnyddio pedwar bws yn lle hynny. Monitro meddyliau eraill am arwyddion o wallgofrwydd
I ymosod ar rywun yn gorfforol	Gallwn wneud rhywbeth ofnadwy – ddylwn i ddim mentro, rhaid i mi amddiffyn fy hun a phobl eraill	Peidio â gwneud dim. Darllen erthyglau papur newydd am lofruddion a chamdrinwyr diweddar a chwilio am debygrwydd rhyngddyn nhw a mi. Peidio byth â mynd allan ar fy mhen fy hun. Pwyso a mesur y dystiolaeth yn fy mhen i weld a ydw i'n berson da neu ddrwg

Yn yr holl enghreifftiau hyn, mae cael y meddwl yn golygu rhywbeth ofnadwy. Mae hyn ynddo'i hun yn ddigon annymunol, ond mae OCD yn mynd ymhellach. Yn yn yr holl enghreifftiau uchod, byddwch yn sylwi ar broses sylfaenol ynghlwm wrth OCD a drafodwyd gennym ym Mhennod 2: *cymryd cyfrifoldeb* am atal unrhyw beth drwg rhag digwydd – 'Mae'n rhaid i mi sicrhau nad oes unrhyw beth drwg yn digwydd' – sy'n gyrru'r holl orfodaethau (ymddygiadau diogelu neu ymddygiadau niwtraleiddio).

Mae'r ymdeimlad o gyfrifoldeb yn tanio gorbryder – pwy na fyddai'n bryderus wrth gredu bod rhywbeth drwg yn digwydd a hwythau'n gallu gwneud rhywbeth i'w atal? Unwaith mae'r gred hon ynghylch cyfrifoldeb ar waith, mae'n gwneud cryn synnwyr bod pobl ag OCD yn teimlo angen mawr i gyflawni gorfodaethau, defodau neu ymddygiadau diogelu. Byddwn yn symud ymlaen i ystyried natur wrthgynhyrchiol yr ymdrechion hyn i leihau'r meddyliau a chyflawni'r cyfrifoldeb. Gall arfarniadau cyfrifoldeb ystumio'ch canfyddiadau ynghylch pa mor debygol, pwysig neu ofnadwy yw rhywbeth.

SYNIAD ALLWEDDOL

Mae pobl ag OCD yn teimlo ac yn meddwl bod ganddyn nhw ymdeimlad dwys o gyfrifoldeb i:

- Atal niwed
- Atal rhywbeth drwg rhag digwydd iddyn nhw'u hunain neu i eraill
- Gwneud iawn os ydyn nhw'n credu y gallai rhywbeth drwg fod wedi digwydd eisoes o ganlyniad i'w meddyliau neu eu gweithredoedd

Y syniad hwn o gyfrifoldeb yw'r cysylltiad neu'r bont rhwng y meddyliau ymwthiol a'r ymatebion iddyn nhw, yn enwedig y creu defodau a'r niwtraleiddio.

TEBYGOLRWYDD AC 'ERCHYLLTRA'

Un o'r syniadau pwysig sy'n cynnal OCD yw y dylech barhau i wneud popeth posib i geisio atal rhywbeth drwg rhag digwydd, hyd yn oed os yw hynny'n annhebygol (h.y. cred chwyddedig ynghylch cyfrifoldeb). Felly mae'r tebygolrwydd y bydd rhywbeth drwg yn digwydd yn rhyngweithio â pha mor ofnadwy fyddai hi pe bai'n digwydd. Hynny yw, efallai na fyddai'n digwydd ond pe bai'n digwydd, byddai *mor* ofnadwy fel y byddai fy mywyd ar ben i bob pwrpas, *ac* fe fyddwn i wedi gallu'i atal! Er enghraifft, mae'r unigolyn sy'n teimlo wedi'i halogi yn poeni bod HIV ar ei ddwylo. Efallai nad yw hyn yn ymddangos yn debygol iawn, ond os yw wedi'i halogi mewn gwirionedd, yna mae rhywfaint o siawns y bydd ei blant yn cael eu heintio, yn gwaelu ac yn marw'n erchyll yn y pen draw, a'r cyfan roedd angen iddo'i wneud oedd ymolchi ychydig. Yn amlwg, mae ymolchi dan yr amgylchiadau hyn yn gwneud synnwyr *yn y tymor byr*... beth yw'r broblem gydag ymolchi yn wyneb y fath beryglon posib?

Does dim byd o'i le ar gymryd cyfrifoldeb am atal rhywbeth drwg rhag digwydd, na dim byd yn anarferol. Byddai'r rhan fwyaf o bobl yn cymryd camau i atal damweiniau neu niwed iddyn nhw'u hunain neu i eraill. Mae enghreifftiau posib yn cynnwys gosod cloeon ar y drws ffrynt, gyrru'n ofalus, dweud wrth yr awdurdodau fod nwy yn gollwng, peidio â gollwng croen banana ar y stryd a pheidio â gweini bwyd wedi pydru i ffrind. Fodd bynnag, mae'r rhan fwyaf o bobl yn gallu gwneud y tro ag un clo ar y drws, a dydyn nhw ddim yn treulio oriau bwygilydd yn ceisio arogli nwy neu'n edrych am grwyn banana ar y llawr. Er bod y rhan fwyaf o bobl yn ymwybodol fod 'pethau drwg' yn *gallu* digwydd, dydyn nhw ddim yn credu eu bod yn arbennig o debygol, a phe baen nhw'n digwydd, maen nhw'n meddwl na fyddai pethau cynddrwg â hynny, neu y bydden nhw'n delio â phethau pe baen nhw'n digwydd. Hynny yw, hyd yn oed pe bai nwy yn gollwng, mae'n annhebygol y byddai neb yn marw; hyd yn oed pe bai rhywun yn llithro ar groen banana, fe fyddai'n fwy tebygol o gleisio na thorri ei wddf. Mae pobl ag OCD yn mynd i drafferth fawr i atal pethau drwg rhag digwydd. Maen nhw'n tueddu i ganolbwyntio ar y peth gwaethaf posib, a pha mor ofnadwy fyddai hi pe bai'n digwydd. Mae pobl ag OCD yn teimlo bod eu hofn mawr *yn* debygol o ddigwydd, ac yn awyddus iawn i osgoi'r ymdeimlad posib o gyfrifoldeb am beidio â'i atal rhag digwydd. Enghreifftiau pellach o'r 'ateb yn dod yn broblem' yw'r sefyllfaoedd uchod.

SYNIAD ALLWEDDOL: Y TRIAWD TOCSIG
Dyma sut mae pobl ag OCD yn meddwl am bethau drwg:
- Maen nhw'n debygol o ddigwydd
- Fe fyddan nhw'n ofnadwy iawn os ydyn nhw'n digwydd
- Eu cyfrifoldeb nhw yw eu hatal rhag digwydd

Meddyliwch am yr enghreifftiau o arfarniadau ar dudalennau 55–57 – pe byddech chi wir yn meddwl y gallai'r pethau drwg hynny ddigwydd, beth fyddech chi'n ei wneud? Efallai fod rhai o'r enghreifftiau yn debyg i'ch pryderon chi eich hun – beth ydych chi wedi gweld eich hun yn ei wneud?

OFERGOELIAETH A MEDDWL HUDOL

Mae rhai pobl ag OCD yn disgrifio'r hyn a elwir weithiau yn 'feddwl hudol' neu, mewn un math o feddwl hudol, yn 'ymasiad meddwl-gweithredu'. Mae hyn yn cael ei yrru gan set gyffredin arall o gredoau a all dyfu'n fwy eithafol gydag OCD. Er enghraifft, mae llawer o bobl yn credu bod dweud neu feddwl rhywbeth drwg am rywun arall yn ei gwneud yn fwy tebygol y bydd rhywbeth drwg yn digwydd, er enghraifft 'temtio ffawd'. Mae'r rhan fwyaf o bobl yn cael eu magu i beidio â dweud 'pethau drwg' am bobl eraill, yn aml gydag islais diwylliannol neu grefyddol y bydd rhai canlyniadau negyddol pe bydden nhw'n gwneud hynny. Gydag OCD, mae meddwl hudol yn estyniad o'r syniad cyffredin hwn – y gred y gall meddyliau annymunol,

---

NODYN YMCHWIL

Bathwyd yr ymadrodd 'ymasiad meddwl-gweithredu' gan ddau arbenigwr byd-eang ar OCD, a nododd ddwy brif thema yn y meddylfryd hwn:

- **Ymasiad meddwl-gweithredu tebygolrwydd:** y gred bod cael meddwl digroeso ac annerbyniol yn cynyddu'r tebygolrwydd y bydd digwyddiad niweidiol penodol yn digwydd, h.y. mae meddwl am fynd yn sâl yn ei gwneud yn fwy tebygol y byddaf yn mynd yn sâl

- **Ymasiad meddwl-gweithredu moesol:** y gred bod cael meddwl ymwthiol annerbyniol bron yn gyfwerth o safbwynt moesol â chyflawni'r weithred benodol honno, h.y. mae meddwl am regi yn yr eglwys bron cyn waethed â rhegi yn yr eglwys go iawn

Shafran, R. a Rachman, S. (2004), 'Thought–action fusion: a review', *Journal of Behavior Therapy and Experimental Psychiatry*, 35, 87–107.

---

annerbyniol ddylanwadu ar ddigwyddiadau yn y byd. Mae'n cyd-fynd â phethau fel ofergoelion, cred mewn horosgopau ac ati.

Yn ddiddorol, er gwaethaf y neges ddiwylliannol gref bod dweud neu feddwl rhai geiriau yn 'anlwcus' neu'n debygol o arwain at ryw aflwydd neu'i gilydd, neu fod croesi'ch bysedd yn golygu nad yw rhywbeth 'yn cyfrif', mae'r rhan fwyaf o bobl hefyd yn derbyn na fyddai hynny'n bosib o safbwynt digwyddiadau cadarnhaol. Er enghraifft, dydy prynu tocyn loteri a dweud 'Dwi'n mynd i ennill heno' ddim yn ei gwneud yn fwy tebygol y bydd eich rhifau'n ymddangos. Mewn gwirionedd, mae'r rhan fwyaf o bobl hefyd yn derbyn nad yw hyn yn gweithio ar gyfer digwyddiadau negyddol chwaith – pe bai meddwl am rywun yn marw yn gwneud iddyn nhw farw, byddai galw mawr am bobl ag OCD fel lladdwyr cyflog! Meddyliwch pa mor hawdd fyddai cael gwared ar unbeniaid neu lofruddion cyfresol drwy ddychymyg yn unig.

DIFFYG YMDDIRIED YN EICH SYNHWYRAU / GWNEUD RHYWBETH NES EI FOD YN 'TEIMLO'N IAWN'

Ystyriwch gloi'r drws ffrynt. Mae'r rhan fwyaf o bobl yn troi'r allwedd, mae'r clo'n gwneud sŵn ac maen nhw'n cerdded i ffwrdd heb feddwl dim mwy am y peth. Fodd bynnag, mae'r cyfan yn ymddangos ychydig yn wahanol os oes gennych chi OCD sy'n canolbwyntio ar wirio drysau a'r bygythiadau o beidio â bod wedi cloi'n iawn. Gyda'r math yma o OCD fel arfer, mae pobl yn rhoi'r gorau i ymddiried yn eu synhwyrau, yn amau eu cof o'r hyn maen nhw wedi'i wneud ac yn cefnu ar eu ffyrdd arferol o benderfynu eu bod wedi cyflawni gweithred benodol. Felly wrth gloi'r drws ffrynt, efallai y bydd pobl ag OCD yn amau a ydyn nhw wedi troi'r allwedd a chlywed y sŵn cloi, gan feddwl tybed ai cofio cloi'r drws ddoe maen nhw. Efallai y byddan nhw'n ceisio cofio'n gliriach, neu'n ceisio cofio a welson nhw'r drws yn llydan agored wrth iddyn nhw gerdded i ffwrdd. Er mwyn ceisio bod yn fwy sicr, mae'n bosib y byddan nhw'n gwthio'r drws dro ar ôl tro cyn gadael, edrych yn ôl arno wrth gerdded i lawr y stryd gan ailadrodd dyddiad y diwrnod hwnnw dro ar ôl tro, tynnu llun o'r drws ar gamera eu ffôn i leddfu amheuon diweddarach ac, os nad yw hynny'n ddigonol, mynd yn ôl a gwirio os ydyn nhw'n dal yn ansicr. Agweddau tebyg eraill ar y broblem yw 'gwneud rhywbeth yn hollol iawn' neu wneud rhywbeth nes ei fod yn 'teimlo'n iawn'. Gall hyn gynnwys trefnu cypyrddau mewn ffordd benodol, eistedd a chodi o gadair, gweddïo neu olchi dwylo.

Mae bron yn ymddangos eu bod yn gwneud y penderfyniadau yma fel petai eu bywyd yn dibynnu arnyn nhw. Mewn gwirionedd, dyna'r allwedd i ddeall yr awydd i ailadrodd gweithredoedd obsesiynol nes eu bod yn 'teimlo'n hollol iawn'. Dydy'r rhan fwyaf o bobl ddim yn canolbwyntio ar sut maen nhw'n teimlo am rywbeth ac yn defnyddio'r teimlad hwnnw i benderfynu a ddylid gwneud y penderfyniad i roi'r gorau i wirio neu olchi dwylo a phenderfyniadau 'cyffredin' eraill. Fodd bynnag, mae pobl yn defnyddio eu teimladau i benderfynu a ydyn nhw'n gwybod digon, yn ddigon sicr neu wedi gwneud digon cyn ymroi i *benderfyniadau pwysig iawn*. Meddyliwch am gymryd swydd newydd, priodi, symud i dŷ newydd. Sut ydych chi'n penderfynu? Wel, cyn gwneud penderfyniad o'r math hwnnw, mae'r rhan fwyaf o bobl yn casglu ac yn astudio cymaint o wybodaeth ag y gallan nhw; maen nhw'n cael cyngor gan bobl eraill, yn profi'r wybodaeth ym mhob ffordd bosib, ac yn dal ati *nes ei fod yn teimlo'n iawn*. Os *nad* yw'n teimlo'n iawn, yna bydd yr unigolyn yn penderfynu, yn groes i'r dystiolaeth, y dylai ddal ati nes ei fod yn teimlo'n llawer mwy sicr. Dydy'r rhan fwyaf o bobl ddim yn gwneud hyn ar gyfer pethau fel rhoi'r gorau i olchi eu dwylo neu wirio'r drws neu wirio pethau'n feddyliol, am y rheswm syml nad yw'r rhan fwyaf o bobl yn meddwl bod y pethau hyn yn faterion o dragwyddol bwys. Fodd bynnag, dyna'n union mae pobl ag OCD yn ei wneud, ac o ganlyniad, maen nhw'n trin penderfyniadau fel pryd i roi'r gorau i ymolchi a gwirio fel y mae pobl eraill yn trin penderfyniadau pwysig iawn. Fel y disgrifir uchod, i bobl ag OCD, mae penderfynu pryd i roi'r gorau i wneud rhywbeth *yn* benderfyniad hynod o bwysig, felly maen nhw'n hoelio'u holl ymdrechion ar fod yn hollol sicr cyn gallu symud ymlaen at y peth nesaf y mae angen iddyn nhw'i wneud. O ganlyniad, dydy hi fawr o syndod bod pobl ag OCD yn cymryd cymaint o amser i wneud pethau sy'n gysylltiedig â'u hofnau obsesiynol. O'i safbwynt ef, mae unigolyn a chanddo ofnau ynghylch halogiad yn gwneud penderfyniad sydd o dragwyddol bwys pan fydd yn meddwl ei fod yn ddigon glân.

Yn anffodus, mae ymchwil yn dangos mai effaith gwneud penderfyniad fel hyn (drwy ailadrodd pethau drosodd a throsodd) yw ein gwneud, yn rhyfedd ddigon, yn llai hyderus am y peth rydyn ni'n ei wirio. Mae'n debyg mai'r rheswm am hyn yw oherwydd bod ein cof yn mynd yn llai eglur wrth i ni ailadrodd pethau; pa achlysur ydyn ni'n ei gofio? Y tro cyntaf neu'r ugeinfed tro? Fodd bynnag, os mai unwaith yn unig y gwnawn ni bethau, yna bydd ein cof fel arfer yn gliriach. Rydyn ni'n cofio'n weddol hyderus pan fyddwn ni'n gwneud pethau unwaith; pan fyddwn ni'n ailadrodd pethau, mae ein hyder yn gostwng yn raddol. Sylwch fod yr ymchwil yn nodi bod hyn yn wir am bawb, nid dim ond pobl ag OCD, *ond* eu bod nhw'n llawer mwy tebygol na phobl eraill o ailadrodd pethau fel hyn.

Ond ar ôl ceisio sicrwydd llwyr unwaith, y broblem sy'n codi yw bod hynny'n tueddu i wneud i ni deimlo ei bod yn ddigon pwysig i ni geisio gwneud yr un peth dro ar ôl tro. Os oedd hi'n anodd y tro cynt, dydy hi fawr o syndod y bydd hi'n anodd y tro nesaf. Er enghraifft, os treuliwch chi hanner awr yn gwirio'r drws ddydd Llun, dydy ei wirio am ddeng munud ddydd Mawrth ddim yn gwneud y tro – fel arfer, dim ond hanner awr gyfan fydd yn teimlo'n iawn, ac fel arfer mae angen mwy a mwy o amser i wneud hynny er mwyn cael y teimlad bod pethau'n 'hollol iawn'. Wrth i OCD barhau, mae'r unigolyn yn cael ei fodloni llai wrth farnu a yw pethau'n iawn ai peidio, a hynny am fwy a mwy o amser, ond am resymau ymarferol mae'n rhaid iddo orffen cyn i bethau deimlo'n iawn, ac mae hynny'n peri iddo deimlo'n fwy a mwy anesmwyth. Dyma un arall o'r cylchoedd cythreulig dinistriol hynny sydd ynghlwm wrth droi pryderon cyffredin yn OCD llethol.

MEINI PRAWF AMHOSIB A'R ANGEN AM SICRWYDD

Rydyn ni weithiau'n cyfeirio at 'feini prawf amhosib' sydd ynghlwm wrth OCD. Dyma pryd mae'r broblem yn gofyn i chi wneud rhywbeth sy'n amhosib mewn gwirionedd – h.y. bod yn siŵr bod rhywbeth yn gwbl lân, bod yn sicr gant y cant. Gan fod hyn y tu hwnt i'n cyrraedd, ni fydd unrhyw wirio, golchi nac ailadrodd byth yn ddigon. Ar ben hynny, mae ceisio bod yn hollol sicr o rywbeth yn peri i chi edrych am y gwendidau lleiaf yn y sicrwydd hwnnw. O ystyried mai teimlad yw sicrwydd, mae'r broses hon yn sicr o wneud i amheuaeth gynyddu.

Mae pawb yn teimlo'n fwy sefydlog dan amodau sy'n cynnig sicrwydd. Mae'n help i ni wybod ein bod ni'n ennill digon o arian, ein bod yn hyderus bod ein hanwyliaid yn gefn i ni pe bai angen, bod gennym do uwch ein pennau a'n bod ni'n gymharol iach. Fodd bynnag, pe byddem yn dweud bod yn rhaid i ni fod yn hollol sicr, gant y cant, o'r pethau hynny cyn gallu gwneud unrhyw beth, byddem yn siŵr o wynebu cryn frwydr. Rydyn ni'n byw bywyd yn ôl ein rhagdybiaethau gorau ac yn delio â phroblemau pan maen nhw'n codi.

Mae un o fersiynau anoddaf y broblem hon yn ymwneud â gwirio ein cof. Mae'r rhan fwyaf o bobl ag OCD yn poeni'n arbennig am y posibilrwydd eu bod nhw wedi gwneud rhywbeth i niweidio eraill; er enghraifft, efallai eich bod yn poeni y gallech fod wedi taro rhywun wrth gerdded neu yrru heibio. Er mwyn sicrhau *nad* ydych wedi gwneud hynny, rydych chi'n edrych yn ôl y ffordd y daethoch chi... a oedd rhywun yn gorwedd ar lawr? Yn ddiweddarach, byddwch yn archwilio'r atgof hwn dro ar ôl tro... ydych chi'n hollol siŵr na chafodd neb ei anafu? Oes gennych chi gof clir nad oedd dim byd yn digwydd y tu ôl i chi? Pa mor glir yw eich atgof? Y broblem yn y fan hon yw na allwn fyth gael atgof clir o rywbeth na ddigwyddodd neu na welsom ni mohono... sut allen ni? Ond os oes gennych chi OCD, rydych chi wir eisiau bod yn hollol glir a sicr eich meddwl.

Os nad oes gennych chi gof clir, pa mor sicr mae'n bosib i chi fod? Wrth i chi ymgeisio dro ar ôl tro i ffurfio atgof clir o'r hyn na ddigwyddodd, fel gyda mathau eraill o gof, mae gwirio'r cof dro ar ôl tro yn eich gwneud chi'n llai ac yn llai hyderus yn ei gylch. Yn gysylltiedig â hyn mae'r ymgais i ail-greu cof. Roedd 20 o bobl yn sefyll mewn grŵp wrth i chi yrru heibio... pan wnaethoch chi edrych yn nrych y car i geisio sicrhau na wnaethoch chi daro unrhyw un ohonyn nhw, fe welsoch chi'r grŵp eto. Yn nes ymlaen rydych chi'n ceisio cofio... pob un ohonyn nhw. Oedden nhw i gyd yno? Sut olwg oedd arnyn nhw wedyn? Unwaith eto, rydych chi'n rhoi her amhosib i'r cof; nid yn unig rydych chi'n siŵr o fethu, ond rydych chi hefyd yn siŵr o ypsetio oherwydd nad ydych chi'n sicr. Po fwyaf y byddwch chi'n ypsetio, mwya'n y byd y ceisiwch fod yn sicr, a mwyaf dryslyd y byddwch chi'n teimlo. Unwaith eto, mae nifer o gylchoedd cythreulig yn cael eu sbarduno. Does dim un o'r pethau yma'n anghyffredin. Mae ymchwil gyda llygad-dystion yn dangos bod pobl yn cael cryn anhawster wrth geisio cofio pethau na ddigwyddodd. Mae cyfreithwyr diegwyddor yn gwybod, os gwnewch chi gwestiynu pobl ('oeddech chi'n gwbl sicr nad oedd e yno?'), y bydd amheuon yn dechrau sleifio i mewn, a pho galetaf y caiff person ei wthio ynglŷn â pha mor siŵr yw e, mwyaf oll y mae'n dechrau amau. I'r person ag OCD, yr OCD yw'r cyfreithiwr diegwyddor hwnnw, ac yn waeth fyth, mae'n gwybod beth yw'ch meddyliau mwyaf cudd!

Sylwch fod yr holl ymatebion problemus hyn yn cael eu cymell nid yn unig gan ofn niwed ond gan yr ofn o fod yn gyfrifol am niwed, sydd yn ei dro yn ysgogi ymdrech aruthrol er mwyn sicrhau na ellir beio'r unigolyn am y trychinebau a ofnir.

OSGOI

Osgoi yw un o'r strategaethau mwyaf cyffredin wrth ddelio ag ofnau ac wrth ddelio ag obsesiynau a gorfodaethau cynyddol. Ar ei waethaf, mae'n gallu dinistrio bywyd rhywun yn llwyr, er enghraifft drwy arwain unigolyn i lwyr osgoi ei anwyliaid. Gall OCD beri i bobl fynd yn gaeth i'w cartrefi, fel bod yn agoraffobig, a gall olygu bod y dioddefwr wedi'i barlysu'n llwyr, yn gaeth i'r un lle, yn llythrennol am oriau bwygilydd. Yn yr un modd, gall yr osgoi ddatblygu i fod yn gynnil ac yn gymhleth, felly er ei fod yn llyncu holl amser ac ymdrech yr unigolyn, fyddai rhywun sy'n edrych arno o'r tu allan ddim yn sylwi bod fawr ddim o'i le.

NATUR WRTHGYNHYRCHIOL GORFODAETHAU / DEFODAU / YMDDYGIADAU NIWTRALEIDDIO NEU DDIOGELU, AC OSGOI

Yn y tabl ar dudalennau 55–57, gallwn weld sut mae'n gwneud synnwyr i ymgymryd â phob math o weithredoedd corfforol a meddyliol neu osgoi er mwyn teimlo'n ddiogel, yn well neu'n llai gorbryderus, neu i 'niwtraleiddio' (diddymu rhywbeth) o ganlyniad i'r ymdeimlad o gyfrifoldeb, a cheisio cael gwared ar y meddyliau eu hunain. Mae'r holl ymolchi, gwirio, cyfrif, gweddïo, gofyn am sicrwydd ac osgoi wedi digwydd yn y lle cyntaf er mwyn ceisio gwneud i chi deimlo'n fwy diogel ac yn llai gorbryderus, ond mewn gwirionedd, maen nhw'n gwneud y gwrthwyneb yn llwyr. Hyd yn oed os ydyn nhw'n cynnig rhyddhad dros dro rhag gorbryder, mae'r holl ymddygiadau corfforol a meddyliol hyn **yn peri i'r ystyr sydd ynghlwm wrth y meddyliau, y delweddau, yr ysfeydd a'r amheuon ymwthiol hynny deimlo'n fwy gwir**, ac felly'n cynnal yr angen i ddal ati i gyflawni'r ymddygiadau, gan wneud i'r ystyr deimlo hyd yn oed yn fwy gwir ac yn y blaen.

> **SYNIAD ALLWEDDOL**
> Mae rhai problemau mawr ynglŷn â gorfodaethau:
>
> * Drwy ymateb i'r gred mai chi sy'n gyfrifol, mae'n ddealledig eich bod yn derbyn yr awgrym eich bod yn gyfrifol yn y lle cyntaf
> * Mae gorfodaethau yn peri i chi ganolbwyntio ar y gred ynghylch cyfrifoldeb a'r meddyliau ymwthiol eu hunain, gan wneud y meddyliau'n fwy hygyrch ac amlwg yn eich meddwl
> * Rydych yn mynd yn fwy gorbryderus ac yn ymgolli mwy yn eich meddyliau
> * **Dydych chi ddim yn cael y cyfle i ddarganfod beth fyddai'n digwydd pe baech yn anwybyddu'r gorfodaethau**

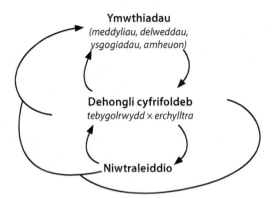

Meddyliwch am y tro diwethaf i chi brofi rhyw fath o orfodaeth gorfforol neu feddyliol, a gofynnwch y cwestiynau canlynol i chi'ch hun:

- Bryd hynny, beth oedd effaith ymateb yn y ffordd honno ar eich cred y gallai rhywbeth drwg ddigwydd (ac mai eich cyfrifoldeb chi oedd gwneud rhywbeth yn ei gylch)?
- Wrth i chi deimlo'n orbryderus, a oedd y gred honno'n cynyddu neu'n lleihau, ac a oedd eich gorfodaethau yn teimlo'n fwy neu'n llai pwysig?
- Ydy hyn erioed wedi cael gwared ar bryder obsesiynol yn barhaol?
- Ydych chi erioed wedi meddwl y gallai'r holl bethau hyn rydych chi'n eu gwneud fod yn gwaethygu'r broblem?

> **SYNIAD ALLWEDDOL**
> 'Daw'r ateb yn broblem' – po fwyaf o bwys roddwch chi ar y syniad mai chi sy'n gyfrifol, daw'r gorfodaethau yn bwysicach / i lyncu mwy o'ch amser / yn ailadroddus.

Gadewch i ni edrych ar rai gorfodaethau cyffredin ac ystyried sut mae'r holl bethau hyn yn cynnal ac yn gwaethygu'r broblem.

DEFODAU

Mae sawl ffurf ar ddefodau – does dim pen draw i'w hamrywiaeth a'u cymhlethdod. Efallai eu bod yn gysylltiedig â'r ofn mewn ffordd amlwg, neu wedi datblygu cysylltiad unigol iawn â'r ofn mewn modd a fyddai'n ei gwneud hi'n anodd i eraill ddyfalu.

Mae defodau cyffredin yn cynnwys:

- Cyffwrdd â gwrthrychau mewn ffordd benodol nifer benodol o weithiau neu mewn lluosrifau o rif penodol, e.e. cyffwrdd â switsh golau saith o weithiau neu saith gwaith saith o weithiau
- Osgoi rhai lliwiau neu wisgo rhai lliwiau'n fwriadol, e.e. peidio â gwisgo du gan gredu ei fod yn gysylltiedig â drygioni
- Dilyn trefn benodol neu roi trefn ar bethau – gorfod gwisgo dillad mewn trefn benodol; ailddechrau os ydych chi'n gwneud camgymeriad
- Dileu neu niwtraleiddio meddyliau drwg gyda meddyliau da

Y broblem ynglŷn â defodau yw:

- ➤ Mae eu cynnal yn cydnabod y syniad eich bod chi'n gyfrifol am atal rhywbeth drwg rhag digwydd
- ➤ Dydyn nhw ddim ond yn cynnig rhyddhad dros dro rhag gorbryder
- ➤ Maen nhw'n tyfu'n fwy cymhleth a hirhoedlog dros amser

Os na fyddwch chi'n cynnal eich defodau, byddwch yn darganfod beth fyddai'n digwydd mewn gwirionedd – a fyddai eich ofnau'n cael eu gwireddu ai peidio.

GWIRIO

Mae gwirio yn amlygiad cyffredin iawn o OCD, ac mae'r pethau amrywiol mae pobl yn eu gwirio yn cynnwys:

- Bod y drws ffrynt wedi'i gloi
- Bod y babi yn anadlu
- Bod offer trydanol wedi'u diffodd
- Nad ydyn nhw wedi cyflawni trosedd ofnadwy – chwilio papurau

newydd neu'r rhyngrwyd am adroddiadau o drosedd; galw'r heddlu
i ofyn a oes rhywun wedi dioddef ymosodiad neu wedi'i lofruddio
- Gwirio am arwyddion o gyffroad rhywiol pan fyddan nhw o
amgylch plant
- Nad oes unrhyw aelod o'r teulu wedi cael damwain

Meddyliwch am y pethau rydych chi'n eu gwirio – ydych chi wedi
gorfod gwirio yn amlach neu'n llai aml wrth i amser fynd heibio? Y
broblem ynglŷn â gwirio yw:

> ➤ Dros amser, mae'n debygol eich bod wedi gorfod gwirio mwy,
> ac mewn ffordd fwy cymhleth
> ➤ Drwy wirio yn y lle cyntaf, rydych chi'n trin eich cred ynghylch
> cyfrifoldeb fel pe bai'n wir, gan wneud iddi deimlo'n fwy gwir
> bob tro y byddwch yn gwirio
> ➤ Wrth i chi barhau i wirio, er mwyn iddo 'deimlo' yn iawn
> neu fod yn 'ddigon' ac i chi roi'r gorau i deimlo'n orbryderus,
> byddwch yn gwneud mwy a mwy ohono yn y pen draw
> ➤ Mae'n dod yn anoddach rhoi'r gorau iddi, oherwydd bob tro
> y byddwch chi'n gwirio rydych chi'n atgyfnerthu'r syniad bod
> y gwirio yn angenrheidiol er mwyn atal rhywbeth drwg rhag
> digwydd

Os na fyddwch chi'n gwirio, byddwch yn darganfod beth fyddai'n
digwydd mewn gwirionedd – a fyddai eich ofnau'n cael eu gwireddu
ai peidio.

GWIRIO MEDDYLIOL / DADLAU MEDDYLIOL / AMAU

Mae gwirio meddyliol yn gweithio mewn ffordd debyg i wirio corfforol
– ymdrechion parhaus i sicrhau bod rhywbeth wedi digwydd neu heb
ddigwydd. Fel y disgrifiwyd yn yr adran 'Diffyg Ymddiried yn eich
Synhwyrau' ar dudalen 61, dydy ymdrechion ymwybodol a bwriadol
i wirio'n feddyliol er mwyn teimlo'n fwy sicr neu gofio yn union ddim
yn esgor ar sicrwydd – mewn gwirionedd, mae'r gwirio hwn yn creu
rhagor o amheuaeth.

> **'AI DYNA'CH ATEB TERFYNOL?'**
>
> Ar *Who Wants to be a Millionaire?*, pan fydd y cyflwynydd yn dweud 'Ydych chi'n siŵr? Ai dyna'ch ateb terfynol?', a yw hynny'n gwneud i'r cystadleuydd deimlo'n llai pryderus? Neu a yw'r cwestiynu'n gwneud iddo deimlo'n llai sicr, ac yn fwy pryderus? Yn aml, mae cystadleuwyr yn pryderu mwy ac yn 'ffonio ffrind' neu'n dechrau amau eu hateb. Mae OCD yn aml yn gwneud i bobl wirio'n feddyliol, neu ddadlau â nhw eu hunain, ac effaith hynny yw eu gwneud yn fwy ansicr fyth.

Weithiau, mae gwirio meddyliol yn gallu cynnwys ceisio cofio rhywbeth *na* ddigwyddodd – dyma enghraifft o 'faen prawf amhosib': mae ceisio cofio rhywbeth na ddigwyddodd yn dasg gwbl amhosib. Mae'r ymdrech i geisio gwneud hyn yn creu rhagor o amheuaeth a gorbryder ac ar yr un pryd yn gwneud iddi deimlo'n bwysicach eich bod yn sicr. Gweler 'Meini Prawf Amhosib a'r Angen am Sicrwydd' ar dudalen 63.

Mae rhai problemau mawr ynglŷn â gwirio meddyliol felly:

➤ Mae'n cydnabod ac yn atgyfnerthu'r syniad eich bod chi'n gyfrifol

➤ Dim ond rhyddhad dros dro rhag gorbryder y mae'n ei gynnig

➤ Mae'n eich atal rhag darganfod beth fyddai'n digwydd pe na baech yn gwirio'n feddyliol – sef y byddai eich gorbryder yn lleihau

➤ Mae'n cynyddu eich ymdeimlad o amheuaeth

➤ Mae'n ymdrechgar, ac yn aml yn gofyn am fwy o ymdrech dros amser

➤ Mae'n cynyddu'r pwyslais ar feini prawf goddrychol mewnol – 'cofio'n glir', 'teimlo'n siŵr', 'gwneud rhywbeth yn hollol iawn'

Os na fyddwch chi'n gwirio, byddwch yn darganfod beth fyddai'n digwydd mewn gwirionedd – a fyddai eich ofnau'n cael eu gwireddu ai peidio.

OSGOI

Mae OCD yn aml yn dweud wrth bobl am osgoi pob math o bethau:

- Toiledau cyhoeddus
- Meysydd chwarae plant
- Pobl â chlefydau
- Lliwiau anlwcus

CEISIO OSGOI NEU FFRWYNO MEDDYLIAU

Mae ceisio osgoi'r meddyliau eu hunain yn rhan arbennig o bwerus o OCD. Er mwyn egluro hyn, dyma enghraifft yr 'eirth gwyn':

Gwnewch eich gorau glas i beidio â meddwl am eirth gwyn. **Peidiwch** â dychmygu eu hwynebau blewog, yn bendant **peidiwch** â meddwl am eu cenawon bach yn llithro o gwmpas ar y rhew. **Peidiwch** â meddwl amdanyn nhw.

Beth sy'n tynnu'ch sylw chi? I'r rhan fwyaf o bobl, mae'n anodd iawn **peidio** â meddwl am rywbeth. Mae'n rhaid i chi gael syniad o rywbeth er mwyn ei wthio allan o'ch meddwl, sy'n golygu eich bod eisoes yn meddwl amdano. Mewn gwirionedd, yn gyffredinol, mae ceisio ffrwyno meddwl yn cael yr effaith baradocsaidd o'i wneud yn fwy amlwg.

Felly mae ceisio osgoi meddyliau nid yn unig yn anodd, ond fel rheol yn ofer ac yn wrthgynhyrchiol hefyd.

Yn ogystal, mae'n gyffredin ceisio osgoi sbardunau ar gyfer meddyliau ymwthiol, ond y broblem gydag osgoi yw:

➤ Mae'n cydnabod ac yn atgyfnerthu'r syniad eich bod chi'n gyfrifol

➤ Chewch chi byth mo'r cyfle i ddarganfod beth sy'n digwydd mewn gwirionedd

➤ Mae hyn yn gwneud i'r osgoi ymddangos yn bwysicach ac yn anoddach ei newid

➤ Gall y rhestr o bethau i'w hosgoi fynd yn hirach

Os na fyddwch chi'n osgoi, byddwch yn darganfod beth fyddai'n digwydd mewn gwirionedd – a fyddai eich ofnau'n cael eu gwireddu ai peidio.

SICRWYDD

Os ydych chi'n credu eich bod chi'n gyfrifol am niwed, neu y gallech chi fod yn bedoffeil, neu na ellir ymddiried ynoch chi i gloi'ch tŷ, mae'n ymddangos yn syniad da i chi ofyn i rywun a ydych chi wedi gwneud unrhyw beth sy'n rhy beryglus, ydych chi wedi cam-drin unrhyw un yn rhywiol tra oeddech chi'n feddw, ydy'r drws wedi'i gloi, ydych chi'n hollol lân ac ati. Unwaith eto, mae sicrwydd yn rhywbeth rydyn ni i gyd yn ei geisio fel rheol.

Fel plant, rydyn ni'n gyson yn ceisio ac yn cael sicrwydd gan y rhai sydd o'n cwmpas (athrawon, rhieni ac ati). Mae'n ddefnyddiol o safbwynt meithrin ein hyder. Yn raddol, rydyn ni'n symud o fod yn ceisio sicrwydd (lle mae rhywun arall yn cymryd cyfrifoldeb am ein pryderon ac yn dweud wrthym y bydd popeth yn iawn) i geisio cefnogaeth, lle rydyn ni wedi gwneud ein penderfyniadau ein hunain (ac yn gyfrifol amdanyn nhw) ond mae'r person arall yn darparu cefnogaeth emosiynol, gan ddangos hyder ynom a derbyn y bydd, hyd yn oed os aiff pethau o chwith, yn bod yn gefn i ni. Fodd bynnag, hyd yn oed fel oedolion, pan fydd pethau'n peri pryder, mae'n dda iawn o'n safbwynt ni allu cael rhywun arall i gamu i'r adwy a rhannu'r cyfrifoldeb am sefyllfaoedd anodd a bygythiol iawn, p'un a yw'n bennaeth arnom neu'n ffrind. Felly mae'r rhan fwyaf o bobl nid yn unig yn ceisio cefnogaeth ond hefyd, o bryd i'w gilydd, sicrwydd pan fydd rhywbeth yn ymddangos yn arbennig o fygythiol.

I'r sawl sydd ag OCD, gall pethau sy'n hawdd eu rheoli i eraill ymddangos yn arbennig o anodd a bygythiol, felly maen nhw'n troi at bobl fwy hyderus i gael sicrwydd bod eu dwylo'n lân, ydy'r drws wedi'i gloi, ydy eu meddyliau'n beryglus ac ati. Mae'r ffaith bod eraill yn ymddangos yn hyderus am y pethau hyn yn ei gwneud hi'n haws gofyn, ac yn haws i'r person arall gynnig sicrwydd hefyd. Fodd bynnag, natur OCD yw po fwyaf o sicrwydd rydych chi'n ei geisio a'i gael, mwyaf oll sydd ei angen arnoch chi. Cofiwch mai math o ymddygiad gorfodol yw ceisio sicrwydd, math o wirio gydag eraill gyda'r fantais ychwanegol o allu rhannu cyfrifoldeb gyda'r person arall hwnnw. Gellir cymharu gwirio fel ffordd o ddelio ag ofnau obsesiynol gyda 'chloddio i'ch cael eich hun allan o dwll'. Mae sicrwydd yn ddigon tebyg, ond ei fod yn debycach i ofyn i berson dibynadwy ymuno â chi yn y twll a chloddio ochr yn ochr â chi fel ffordd o geisio dianc ohono. Felly, mae amrywiaeth o broblemau sy'n gysylltiedig â gofyn am sicrwydd. Prif effeithiau ceisio sicrwydd yw:

➤ Mae'n cydnabod ac yn atgyfnerthu'r syniad eich bod chi'n gyfrifol
➤ Dim ond rhyddhad dros dro rhag gorbryder y mae'n ei gynnig
➤ Mae'n eich atal rhag darganfod beth fyddai'n digwydd pe na baech yn gofyn am sicrwydd – sef y byddai eich gorbryder yn lleihau
➤ Mae'n eich gwneud chi'n fwy tueddol o geisio sicrwydd y tro nesaf
➤ Mae'n cynyddu eich ymdeimlad o amheuaeth

Anfantais sylweddol arall ynglŷn â sicrwydd yw ei fod yn tynnu eraill i mewn i'ch OCD. Mae'n anodd iawn i deulu neu ffrindiau beidio â chynnig sicrwydd i chi os ydych chi'n orbryderus neu wedi ypsetio. Fodd bynnag, mae'n aml yn ofidus i eraill ddod yn rhan o'r sefyllfa yn y modd hwn – gallai arwain at ffraeo, chwalu perthynas a diflastod i bawb sy'n ymwneud â hi. Yn anffodus, wrth roi sicrwydd i chi, helpu'ch OCD chi maen nhw yn hytrach na'ch helpu chi. Mae ymchwil yn dangos fod y sawl sy'n ceisio sicrwydd yn tueddu i deimlo'n well yn y *tymor byr* o leiaf, ac effaith uniongyrchol peidio â gofyn amdano (a pheidio â'i roi) yw cynyddu gorbryder. Fel arfer, mae'r sawl sy'n ceisio sicrwydd a'r sawl sy'n ymateb drwy roi'r sicrwydd hwnnw ill dau yn teimlo nad oes ganddyn nhw unrhyw ddewis arall.

Bydd ffyrdd o ddelio â'r ysfa i geisio sicrwydd ac, i'r person arall, sut i ymateb i'r cais am sicrwydd, yn cael eu trafod ym Mhennod 8.

Os na ofynnwch chi am sicrwydd, byddwch yn darganfod beth fyddai'n digwydd mewn gwirionedd – a fyddai eich ofnau'n cael eu gwireddu ai peidio.

'SYLW DETHOL' NEU CHWILIO AM DRWBWL

Problem sy'n gysylltiedig â gorbryder yw OCD. Un o brif effeithiau gorbryder yw gwneud y dioddefwr yn fwy sensitif i unrhyw arwydd o berygl neu fygythiad. Ffordd dda o feddwl am hyn yw yn nhermau 'chwilio am drwbwl': os yw rhywun yn orbryderus, mae'n chwilio am arwyddion o berygl gyda phopeth mae'n dod ar ei draws. Mae hyn yn ddefnyddiol os ydych chi mewn sefyllfa wirioneddol beryglus (er enghraifft, yn cerdded yn y jyngl lle gallai anifeiliaid gwyllt fod ar hyd y lle), oherwydd mae'n eich paratoi i ymateb yn gyflym iawn unwaith y bydd rhyw arwydd y gallai'r perygl fod ar fin taro. Fodd bynnag, mae'n llawer llai defnyddiol pan fo'r perygl ynghlwm wrth gamddehongliad (meddwl bod pethau'n fwy peryglus nag ydyn nhw mewn gwirionedd).

'SYLW DETHOL' – CHWILIO AM DRWBWL:
Colomennod ag AIDS adar

Meddyliwch am y tro diwethaf i chi adael y tŷ a cherdded ar hyd y stryd. Faint o golomennod neu adar eraill wnaethoch chi sylwi arnyn nhw? Ychydig? Dim un?

Dychmygwch nawr eich bod newydd glywed darllediad radio a oedd yn disgrifio clefyd newydd a marwol – AIDS adar. Gellir trosglwyddo hwn i fodau dynol drwy gysylltiad ag adar. Faint o adar ydych chi'n debygol o sylwi arnyn nhw nawr? Llawer mwy, mae'n debyg, gan fod yr adar bellach yn golygu risg neu fygythiad i chi. Mae eich sylw'n cael ei dynnu at yr adar.

Mae hyn yn gweithio yn yr un modd ar gyfer meddyliau neu 'sbardunau'. Os ydych chi'n credu bod eich meddyliau'n arwydd o berygl – bod rhywbeth drwg yn mynd i ddigwydd neu eich bod chithau'n ddrwg mewn rhyw ffordd – byddwch yn sylwi mwy arnyn nhw, ac mae'n debyg y byddan nhw'n digwydd yn amlach.

Yn anffodus, mae OCD yn eich gwneud chi'n fwy sensitif i berygl. Mae'n eich gwneud yn fwy tebygol o sylwi ar sefyllfaoedd 'peryglus' – ac o sylwi ar y meddyliau ymwthiol hynny a phethau sy'n gysylltiedig â nhw. Mae hyn yn gwneud i'r byd ymddangos yn lle gwirioneddol beryglus; mae arwyddion o berygl posib ym mhobman, felly mae eich gorbryder yn cynyddu, sy'n cynyddu eich sensitifrwydd i berygl ymhellach. Pan fyddwch chi'n teimlo'n orbryderus a dan fygythiad, mae pethau a allai fod yn arwyddion o berygl neu beidio yn cael eu dehongli bron bob tro fel arwyddion fod perygl gerllaw.

Mae sylw dethol yn gweithio yn yr un ffordd yn y byd o'ch cwmpas. Os ydych chi'n hynod ymwybodol o faw neu germau, byddwch chi'n sylwi ar farciau neu staeniau ar unrhyw beth a phopeth y byddwch yn ei gyffwrdd. Proses feddwl arall sy'n nodweddu OCD yw 'tuedd i weld bygythiad'. Os ydych chi'n gweld rhywbeth amwys, rydych chi'n fwy tebygol o ddybio ei fod yn ddrwg nag yn dda. Enghraifft ddefnyddiol o hyn fyddai cerdded mewn glaswellt hir mewn gwlad lle mae nadroedd gwenwynig yn gynhenid. Pe byddech chi'n gweld rhywbeth hir a thenau yn gorwedd yn dorchog ar y ddaear, mae'n debygol y byddech yn rhewi yn y fan a'r lle neu'n neidio'n ôl, gan ddod i'r casgliad mai neidr wenwynig oedd yno. Mewn gwirionedd, gallai fod yn fath arall o neidr, neu'n wregys neu ddarn o raff a ollyngwyd ar y llawr gan rywun.

Felly, yn ogystal â bod yn fwy sensitif i sylwi ar faw neu germau posib yn y lle cyntaf, byddai rhywun ag OCD sy'n credu y bydd baw neu germau yn ei ladd hefyd yn cymryd yn ganiataol bod sefyllfaoedd amwys yn beryglus. Mae staen coffi bach yn edrych yn frown, ac os ydych chi'n pryderu am halogi, gall ymddangos mai gwaed yw e. Mae hyn ynghlwm wrth dybiaethau cyffredinol fel 'gwell diogel nag edifar'. Fydd rhywun sy'n credu hynny ddim yn mentro'r mymryn lleiaf. Y drafferth yw, pan fyddwch chi'n dechrau chwilio, mae'n bosib i bopeth o'ch cwmpas bron iawn gynnwys elfen o risg.

CRYNODEB

Os ydych chi'n meddwl eich bod chi'n gyfrifol am atal rhywbeth drwg rhag digwydd, mae'n gwneud synnwyr i chi geisio gwneud rhywbeth yn ei gylch. Mae pobl ag OCD yn ymgymryd ag amrywiaeth o 'ymddygiadau diogelu', gan gynnwys gwirio, ceisio sicrwydd ac osgoi. Mae'r rhain i gyd yn gwaethygu'r broblem, drwy atgyfnerthu'r gred eich bod chi'n gyfrifol a'ch atal rhag darganfod beth fyddai'n digwydd pe na baech yn cymryd y camau hyn.

Y 'BLODYN CYTHREULIG'

Uchod, rydyn ni wedi disgrifio llawer o'r prif ffactorau sy'n cyfrannu at newid y meddyliau ymwthiol arferol y mae pawb yn eu profi i greu'r patrwm o ymwthiadau, pob un â'i ystyr ei hun, a'r ffordd y mae pobl yn ymateb i'r ystyron hynny, sy'n ffurfio'r fagl a elwir yn OCD. Rydyn ni'n defnyddio diagram y 'blodyn cythreulig' i'n helpu i grynhoi'r gwahanol ffyrdd o ddeall y pethau sydd ynghlwm wrth OCD.

Yr ystyr sydd ynghlwm wrth y meddwl, gan gynnwys yr elfen honno o gyfrifoldeb, sy'n ffurfio canol y blodyn, oherwydd bod ymchwil yn dangos mai dyma'r ystyr allweddol sy'n gyrru'r broblem.

Un o effeithiau amlwg y gred hon ynghylch cyfrifoldeb yw canolbwyntio mwy ar feddyliau ymwthiol; mae'r meddyliau hyn mewn gwirionedd yn dod yn fwy hygyrch yn eich meddwl, ynghyd â meddyliau cysylltiedig eraill. Er enghraifft, os ydych chi'n meddwl am rywbeth drwg yn digwydd i'ch mam, rydych chi hefyd yn debygol o feddwl am rywbeth drwg yn digwydd i'ch chwaer. Ar ôl meddwl am y naill beth neu'r llall neu'r ddau ohonyn nhw a sut bydden nhw'n gallu golygu y byddai rhywbeth ofnadwy yn digwydd oherwydd i chi feddwl y fath bethau, rydych chi'n dod yn hynod sensitif i'r meddyliau hynny'n ymddangos eto.

Felly ar ffurf diagram, gallwn ddarlunio'r cysylltiad rhwng syniadau am niwed a chyfrifoldeb, y meddwl ymwthiol a'r dehongliad. Wrth i ni gael mwy o ymyriadau, gall yr arfarniad ymddangos yn fwy tebygol, felly rydyn ni'n hoelio'n sylw ar ymyriadau ac yn y blaen. Yn y modd hwn, sefydlir cylch cythreulig, sy'n broses allweddol yn y ffordd mae OCD yn gafael ac yn dal ei afael.

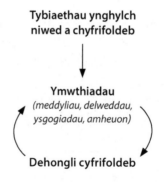

Tybiaethau ynghylch niwed a chyfrifoldeb

Ymwthiadau
(meddyliau, delweddau, ysgogiadau, amheuon)

Dehongli cyfrifoldeb

Fodd bynnag, fel rydyn ni wedi egluro eisoes, nid hwn yw'r unig gylch cythreulig o ymatebion ac ymddygiad sy'n atgyfnerthu'r ystyr fygythiol ganolog. Mae'r cylchoedd cythreulig eraill, neu'r 'petalau', yn ffordd o ddangos sut mae pobl ag OCD yn ymateb i'r ystyr honno, gan gynnwys nid yn unig sut maen nhw'n teimlo ond hefyd beth maen nhw'n ei wneud pan fydd yr ystyr allweddol honno'n dod yn weithredol. Mae'r ymatebion yn cynnwys pethau y mae pobl yn eu gwneud heb ddewis a heb feddwl amdanyn nhw (fel teimlo'n orbryderus) yn ogystal ag ymddygiadau y maen nhw'n ymgymryd â nhw i atal yr hyn maen nhw'n ei ofni rhag digwydd (fel defodau neu osgoi). Mae saeth yn pwyntio tuag allan yn cysylltu'r ystyr â phob un o'r ymatebion hyn. Yn bwysicaf oll, efallai, mae'r saethau sy'n mynd yn ôl i'r canol gan gwblhau pob petal o'r blodyn yn dangos bod pob un o'r rhain yn gylch cythreulig ac felly'n cynrychioli natur wrthgynhyrchiol ymddygiadau diogelu. Yn ogystal ag atgyfnerthu'r gred ynghylch cyfrifoldeb, gall pob proses hefyd arwain at gael mwy o'r ymyriadau problemus.

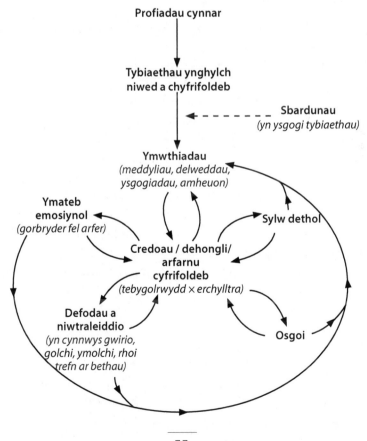

Os yw'r holl bethau hyn yn digwydd ar unwaith, dydy hi fawr o syndod eich bod chi'n parhau i wneud yr hyn rydych chi'n ei wneud. Mae'r blodyn cythreulig yn ffordd o'ch helpu chi i ddeall sut mae'r cyfuniad cymhleth o gylchoedd cythreulig yn dod at ei gilydd ac yn cydasio i hoelio OCD yn ei le, gan arwain at y trallod a'r anallu sy'n rhy aml yn rheoli pob agwedd ar fywyd. Ym Mhennod 4, byddwn yn gweld sut mae'r fframwaith hwn yn berthnasol i rai achosion enghreifftiol, a sut i'w ddefnyddio i ddeall a threchu eich problem. Mae deall a mapio'r prosesau sydd wedi bod yn cynnal y broblem yn cynnig canllaw da ar gyfer symud ymlaen.

CYWIRO DIFFYGION: NID DYMA SUT MAE'N GWEITHIO I MI...

'DYDW I DDIM YN TEIMLO'N GYFRIFOL AM ATAL UNRHYW BETH DRWG RHAG DIGWYDD'

Efallai eich bod yn darllen hwn ac yn meddwl, 'Dydw i ddim yn teimlo'n gyfrifol am atal unrhyw beth drwg rhag digwydd, ond dwi'n dal i dreulio oriau bob dydd yn gwirio / ymolchi / trefnu ac yn osgoi llawer o bethau'. Efallai i'r broblem hon fod gennych chi cyhyd fel nad ydych chi'n gwybod mewn gwirionedd pam rydych chi'n gwneud y pethau rydych chi'n eu gwneud. Efallai y byddwch yn teimlo rheidrwydd i wneud rhai pethau – ond gofynnwch i chi'ch hun beth fyddai mor ddrwg am geisio rhoi'r gorau i'r defodau.

Os yw'n dal yn aneglur, yna ceisiwch beidio â gwneud y ddefod a thalu sylw i'r hyn sy'n mynd drwy'ch meddwl pan fyddwch chi'n gwneud hynny. Efallai i chi fod yn eu gwneud cyhyd nes eu bod wedi eu gwahanu oddi wrth yr ystyr. Ond maen nhw bellach yn fwy tebygol o fod yn arferion sydd mor gyfarwydd fel nad ydych chi wedi meddwl am eu hystyr ers cryn amser. Efallai fod yr ystyr yn beth eithaf brawychus i feddwl amdano o ddifri, a bod y defodau wedi bod yn gyfrwng i'ch atal rhag meddwl am hynny.

Mae llawer o ymchwil wedi'i wneud ynghylch sut mae hyn yn gweithio gyda gweithredoedd a wneir drosodd a throsodd nes eu bod nhw'n troi'n arfer. Mae seicolegwyr yn galw ymddygiadau o'r fath yn rhai 'gweithdrefnol', sy'n golygu eu bod yn cael eu cyflawni heb fawr o ymdrech gan yr unigolyn sydd wedi dod i arfer â'u gwneud. Disgrifiwyd enghraifft o hyn ym Mhennod 1 – y gwahaniaeth rhwng gyrrwr newydd a gyrrwr profiadol yn agosáu at oleuadau traffig.

DYDY FY MHROBLEM I DDIM YN YMWNEUD Â CHYFRIFOLDEB – MAE'N YMWNEUD Â'R ANGEN I FOD MEWN RHEOLAETH

Weithiau mae pobl yn disgrifio'r angen i 'gadw rheolaeth' yn hytrach na meddu ar gredoau am gyfrifoldeb. Mae'r un cwestiwn yn berthnasol – beth sydd mor ddrwg am beidio â chadw rheolaeth? Pam mae angen i chi gael rheolaeth dros eich meddyliau neu dros beth sydd wedi cyffwrdd â beth yn eich tŷ? Mae'r un syniadau'n berthnasol – mae eich angen i gael teimlad o reolaeth mewn gwirionedd yn arwain at golli rheolaeth ar eich bywyd, a threulio'ch holl amser yn ymolchi / gwirio / trefnu / cyfrif.

> ### NODAU: ADFER YR HYN RYDYCH WEDI'I GOLLI YN SGIL Y BROBLEM, A MWY
>
> Efallai eich bod chi'n darllen hwn ac yn meddwl, 'Ond mae gwir angen i mi ddal ati gyda'r gwirio / ymolchi / osgoi' neu bydd rhywbeth drwg yn digwydd, rhywbeth gwirioneddol ofnadwy, a fy mai i fydd hynny, felly fy nghyfrifoldeb i yw ei atal rhag digwydd'. Mae hyn yn gyffredin a dydy meddwl fel hyn ddim yn syndod, oherwydd bod gan OCD ffordd o'ch argyhoeddi mai pris bach i'w dalu yw'r holl bethau rydych chi'n eu gwneud (neu ddim yn eu gwneud). Ym Mhennod 1, gofynnwyd i chi feddwl sut mae'r broblem hon yn effeithio ar eich bywyd – faint o amser ac arian y mae'r broblem yn ei gostio i chi, yr effaith ar eich perthynas ag eraill a'ch gallu i weithio a mwynhau'ch hun. Os yw OCD wedi effeithio ar unrhyw un o'r agweddau hyn ar eich bywyd, mae rhywbeth drwg wedi digwydd eisoes.
>
> Mae ystyried y gost yn gam pwysig iawn wrth ddod i delerau â'r ffaith bod problem i fynd i'r afael â hi. Ond mae rheswm arall

dros eich cael chi i ystyried hyn: dyma'r amser i feddwl nid yn unig am faint mae'r OCD wedi'i gymryd oddi arnoch chi, ond beth ddylai'ch targedau cyntaf chi fod ar gyfer newid a rhoi'ch bywyd yn ôl ar y trywydd iawn. Edrychwch eto ar y rhestr o agweddau lle mae'r broblem wedi effeithio arnoch chi:

- Amser
- Arian
- Y gallu i brofi agosatrwydd emosiynol a chorfforol
- Perthnasau a chyfeillion
- Swydd/addysg

Meddyliwch am yr holl agweddau hyn a beth hoffech chi ei dargedu ym mhob un. Hynny yw, pe bai'r OCD yn gwella, beth allech chi ei wneud eto? Ceisiwch fod mor glir ac mor bendant â phosib. Fel hyn, byddwch yn gwybod yn bendant eich bod wedi cyflawni'r nod. Mae meddwl am y pethau y dymunwch iddyn nhw fod yn wahanol ym mhob agwedd ar eich bywyd yn bwysig i'ch helpu chi i barhau i ganolbwyntio ar sut byddwch chi'n torri'n rhydd o OCD. Meddyliwch am y pethau yr hoffech eu newid ar unwaith yn ogystal â phethau a fydd yn cymryd mwy o amser.

Wrth gwrs ei bod yn berffaith resymol i chi anelu at 'deimlo'n well', ond sut fyddech chi'n gwybod i sicrwydd eich bod wedi llwyddo ac wedi gwneud cynnydd gyda'r OCD? A fyddech chi'n mynd allan gyda ffrindiau yn amlach? A fyddech chi'n gallu mynd â'ch plant i'r parc i chwarae yn y pwll tywod? A fyddech chi'n gallu gadael y tŷ o fewn deng munud? A fyddech chi'n gallu defnyddio tŷ bach cyhoeddus?

Bydd gwneud hyn hefyd yn eich atgoffa o'r rhesymau pam rydych chi'n mentro wynebu'r gorbryder y mae herio'r bwli, OCD, yn ei achosi. Meddyliwch sut beth fydd eich bywyd wrth i chi ddechrau ei hawlio'n ôl.

4

DEALL EICH PROBLEM

Yn y bennod ddiwethaf, disgrifiwyd yn fanwl y prosesau a ddefnyddir gan OCD i gael gafael ar bobl. Mae'r bennod hon yn adeiladu ar eich dealltwriaeth drwy ddangos i chi sut mae hyn yn gweithio mewn mathau penodol o OCD. Ar ddiwedd y bennod, byddwn yn eich tywys drwy'r broses o gymhwyso hyn i'ch problem benodol chi.

OCD GWIRIO

Mae gwirio yn rhan arferol o fywyd. Rydyn ni'n gwirio pethau sy'n cael eu hystyried yn bwysig, pethau sy'n ymwneud ag osgoi canlyniadau negyddol penodol i ni'n hunain neu i bobl eraill. Gallai'r canlyniadau ymwneud a pherygl corfforol (pryder ynghylch damweiniau yn ein harwain i wirio gwregys diogelwch plentyn), neu berygl cymdeithasol, hynny yw, y ffordd y mae pobl yn ein gweld ni (pryder am feirniadaeth gan reolwr yn y gweithle yn peri i ni wirio ein neges e-bost yn gofyn am wyliau blynyddol).

Fel arfer, fe'n hanogir i wirio gan feddwl, amheuaeth neu ddelwedd sy'n ymddangos yn ein meddyliau. Er enghraifft, mae'r rhan fwyaf o bobl yn gallu cofio achlysur pan oedden nhw hanner ffordd i lawr y stryd ac yn amau eu bod wedi gadael y nwy ymlaen, neu adael y ffenest ar agor. Efallai eu bod hyd yn oed wedi mynd yn ôl i wirio, yn enwedig os oedden nhw ar fin mynd i ffwrdd am bythefnos o wyliau. Yna ar y ffordd i'r maes awyr, yn sydyn maen nhw'n cael meddwl ymwthiol arall... a wnes i gofio fy mhasbort? Felly maen nhw'n gwirio hynny hefyd. Yn yr amgylchiadau yma, mae gwirio'n gallu bod yn ddefnyddiol. Mae'n gwneud i ni deimlo'n hapus y gallwn adael, gan wybod i sicrwydd fod popeth yn iawn.

Fodd bynnag, pe baen ni'n dychwelyd i wirio dro ar ôl tro, hyd yn oed ar ôl gwirio bod y nwy wedi'i ddiffodd, yna dydy'r gwirio ddim yn rhoi sicrwydd i ni mwyach. Gydag OCD, *amlder* a *helaethder* y gwirio sy'n penderfynu a oes problem ai peidio, nid y ffaith bod y person yn gwirio yn y lle cyntaf. Gall gwirio pethau'n ofalus dro ar ôl tro ddatblygu'n sydyn yn broblem ddifrifol, oherwydd bod hynny fel arfer yn llyncu amser ac yn peri straen.

Does dim cyfyngiad ar y math o bethau mae pobl yn gallu'u gwirio'n obsesiynol, ond mae'r ffocws gan amlaf ar waith, y cartref neu ar wneud rhywbeth o'i le ar ddamwain. Gall cynnwys yr ofnau a'r gwiriadau fod yn benodol i bob unigolyn, gan ddibynnu ar eu sefyllfa.

ENGHREIFFTIAU O'R PETHAU MAE POBL YN EU GWIRIO	OFN CYSYLLTIEDIG
Offer trydanol, tapiau, ffyrnau	Gallai hwn fynd ar dân
Cloeon, ffenestri a drysau	Gallai rhywun dorri i mewn
Gwaith ysgrifenedig	Gallwn wneud camgymeriad
Llythyrau ac e-byst	Gallwn ddweud rhywbeth nad oeddwn yn ei olygu a chodi cywilydd arnaf i fy hun
Y ffordd wrth yrru	Gallwn fod wedi taro rhywun heb sylwi
Siartiau cyffuriau ysbytai	Gallwn roi'r dos anghywir o gyffur i glaf ar ddamwain

Os gwelwch eich bod yn gwirio pethau drosodd a throsodd yn ddyddiol, a bod hyn yn ymyrryd â'ch bywyd, yna mae'n bosib fod gennych chi'r math 'gwirio' o OCD.

A OES GEN I OCD GWIRIO?

- Ydych chi'n profi amheuon, delweddau neu feddyliau bod pethau ddim yn ddiogel?
- Ydych chi'n gwirio pethau drosodd a throsodd, hyd yn oed pan oeddech chi'n siŵr eu bod nhw'n iawn y tro cyntaf?
- Ydy'r amser sy'n cael ei dreulio'n gwirio yn eich gwneud chi'n hwyr?
- Ydych chi'n mynd yn orbryderus pan fyddwch chi'n gwirio?

SUT MAE GWIRIO'N DOD YN BROBLEM NEU 'GWELL DIOGEL NAG EDIFAR'?

Credoau cefndirol a sefyllfaoedd sbarduno

Os yw gwirio yn normal, sut felly mae'n gallu troi'n broblem? Mae'r syniadau a'r credoau penodol sydd gennym amdanom ein hunain a'r byd yn gyffredinol yn chwarae eu rhan wrth ddatblygu gwirio obsesiynol. Mae credoau cefndirol fel 'yn y bôn, dwi'n berson diofal' yn gyffredin iawn mewn pobl sydd ag OCD gwirio. Yr hyn sy'n dilyn o'r fath gred yw y gallan nhw gymryd gofal ychwanegol ynghylch pethau oherwydd eu bod yn teimlo bod angen iddyn nhw, hyd yn oed yn fwy nag unigolion cyffredin, fod yn arbennig o ofalus. Gall y math hwn o gred ddatblygu o brofiadau yn y gorffennol, fel bod yn gyfrifol mewn rhyw ffordd am rywbeth yn mynd o'i le, neu deimlo fel pe baech chi wedi cael dihangfa ffodus. Mae profiadau cynnil, fel cael clywed dro ar ôl tro yn blentyn eich bod yn ddiofal, yn gallu arwain at ddatblygu'r math hwn o syniad amdanoch chi'ch hun. Mewn sawl achos, dydyn ni ddim yn ymwybodol o'r credoau sydd gennym ni ynghylch rhai materion oherwydd nad ydyn nhw o bosib yn berthnasol i'n hamgylchiadau penodol ar ryw adeg neu'i gilydd. Ond gall newidiadau yn ein bywyd sy'n golygu mwy o gyfrifoldeb, fel symud i gartref newydd neu gael swydd newydd, ddod â'r credoau hyn i'r amlwg. Mae'n bwysig dweud yn y fan hon nad ydych chi o reidrwydd wedi profi digwyddiad penodol a sbardunodd eich OCD. I lawer o bobl, gall y gwirio gynyddu'n raddol dros nifer o flynyddoedd nes bod rhywun neu rywbeth yn peri iddyn nhw gwestiynu'r hyn maen nhw'n ei wneud.

Ystyr meddyliau: alla i ddim anwybyddu meddyliau am berygl

Os ydych chi'n rhywun sy'n gwirio'n obsesiynol, pan fyddwch chi'n amau a wnaethoch chi ddiffodd rhywbeth mae'n bur debyg y bydd yn anodd iawn i chi anwybyddu neu ddiystyru'r pryder hwnnw. Weithiau gall yr amheuaeth fod ar ffurf delwedd (o beidio â gwneud rhywbeth neu o'r pethau a allai fynd o le pe baech chi'n gwneud camgymeriad). Efallai eich bod yn teimlo'r angen i fod yn hollol sicr bod rhywbeth yn ddiogel cyn y gallwch chi fwrw ymlaen â rhywbeth arall (gweler isod). Efallai eich bod yn teimlo y byddai'n anghyfrifol anwybyddu meddwl fel hyn gan y gallai canlyniadau gwneud hynny fod mor ofnadwy. Y broblem yw bod pobl sy'n gwirio'n obsesiynol yn profi llawer o'r amheuon hyn, hyd yn oed pan maen nhw newydd wirio rhywbeth. *Yn enwedig* pan maen nhw newydd wirio rhywbeth; fel y nodwyd uchod, rydyn ni'n gwybod bellach fod gwirio yn gallu tanseilio'n hyder yn y cof.

Gwell diogel nag edifar: rhesymeg ddiymwad gwirio
Mewn byd lle mae damweiniau a throseddu yn gyffredin, mae'n rhesymol i ni gymryd gofal. Mae pobl yn gwirio, boed yn obsesiynol ai peidio, er mwyn ei gwneud yn llai tebygol y bydd rhai pethau drwg yn digwydd. Fodd bynnag, os ydych chi'n gwneud hyn dro ar ôl tro, yna nid yw'r gwirio bellach yn cyflawni'i swyddogaeth na'i ddiben gwreiddiol.

Pe bai'r gwirio'n effeithiol, yna fyddai dim angen i chi wirio fwy nag unwaith. Y gwir amdani yw bod gwirio dro ar ôl tro yn gwneud i chi deimlo'n *llai* sicr i chi wneud rhywbeth yn iawn. Mae arbrofion mewn astudiaethau ymchwil yn dangos bod gofyn i bobl wirio pethau dro ar ôl tro yn gallu peri iddyn nhw brofi mwy o amheuon p'un a wnaethon nhw dasg benodol ai peidio. Felly, os byddwch chi'n dechrau gwirio pethau dro ar ôl tro ac yn credu hefyd bod rhaid i chi weithredu yn sgil amheuon er mwyn cadw'n ddiogel, cychwynnir cylch cythreulig o wirio ac amau. Dyma wir baradocs gwirio dro ar ôl tro: mae gwirio mewn gwirionedd yn gwneud i bobl deimlo'n llai sicr ac yn llai diogel.

NID TYSTIOLAETH O DDIFFYG YW DIFFYG TYSTIOLAETH: Y DYN AR Y TRÊN

Roedd dyn ar y trên i Lundain yn sefyll wrth y ffenest yn rhwygo papur ac yn taflu'r darnau allan drwyddi. Gofynnodd teithiwr arall iddo, 'Pam ydych chi'n gwneud hynny?' Gan ddal i daflu papur, atebodd, 'Mae'n atal yr eliffantod rhag rhuthro ar y cledrau.' Atebodd y teithiwr, 'Ond does dim eliffantod ar y cledrau yn Llundain.' 'Yn union!' atebodd y dyn. 'Mae'n gweithio!' A daliodd ati i daflu papur drwy'r ffenest.

Rhan allweddol o'r rhesymeg sy'n gwneud i bobl ddal ati i wirio yw *na ddigwyddodd* y peth maen nhw'n ei ofni, ac maen nhw'n priodoli hynny i'r faith eu bod nhw wedi bod yn gwneud eu gwiriadau. Fodd bynnag, mae gwneud y gwiriadau yn eu hatal rhag darganfod *na fyddai hynny wedi digwydd beth bynnag.*

Gwirio: meini prawf amhosib

Meddyliwch yn ofalus am y tro diwethaf i chi gael eich hun yn gaeth mewn cylch o wirio ailadroddus: beth oeddech chi'n ceisio ei gyflawni wrth i chi wneud y gwiriadau? Oeddech chi'n chwilio am 'deimlad' o sicrwydd bod pethau'n ddiogel? Yn aml, mae pobl yn dymuno teimlo'n sicr y tu hwnt i unrhyw amheuaeth. Y broblem yw sut i bennu pryd yn union rydych chi'n sicr. Efallai eich bod chi'n glir ynglŷn â phryd rydych chi'n teimlo'n hapus neu'n ddig, ond yn sicr? Yn gyffredinol, os meddyliwch chi p'un a ydych chi gant y cant yn sicr o unrhyw beth, bron, os ystyriwch y peth yn hynod ofalus, fe welwch fod rhyw amheuaeth yn debygol o groesi'ch meddwl, waeth pa mor fach. Felly os ydych chi'n brysur yn gwirio, efallai eich bod wedi profi amheuon fel: beth os ydw i'n gwirio heb ganolbwyntio ac o ganlyniad heb wirio'n iawn; beth os nad ydw i'n gallu ymddiried yn fy synhwyrau? Beth pe bai meddwl am rywbeth arall yn tynnu fy sylw am eiliad? Gall hyn ddigwydd yn aml iawn os oes gennych chi gyfres o wiriadau i'w cyflawni. Yr ymateb rhesymegol i amheuaeth fel hyn yw mynd yn ôl a gwirio eto, a gall hynny yn ei dro arwain at fwy o amheuaeth. Felly mae'r profiad anochel o gael amheuon wrth wirio yn golygu ei bod yn aml yn cymryd amser hir cyn y byddwch chi'n teimlo gant y cant *yn sicr* bod pethau'n ddiogel. Problem ychwanegol yw ei bod yn bur debyg y byddwch yn teimlo'n orbryderus wrth wneud y gwiriadau. Mae gorbryder yn ei hanfod yn gysylltiedig â theimlo'n anniogel ac yn ansicr oherwydd bod cymaint yn y fantol. Rydyn ni i gyd yn teimlo'n fwy amheus pan fyddwn ni'n orbryderus oherwydd bod gwneud pethau'n iawn mor bwysig. Meddyliwch yn ôl i'r enghraifft ynghylch *Who Wants to be a Millionaire?* ar dudalen 70 – po fwyaf y byddwch chi'n cwestiynu neu'n amau'ch hun, lleiaf sicr fyddwch chi.

ACHOS ENGHREIFFTIOL

Roedd Manon bob amser wedi bod yn berson gofalus wrth reddf. Pan aeth i'r brifysgol mewn tref ddieithr, symudodd i fflat gyda myfyrwyr eraill yn ei hail flwyddyn. Yn gynnar yn y tymor, darllenodd Manon stori newyddion am dân mewn fflatiau myfyrwyr lle bu un person ifanc farw. Yn dilyn hyn, ar ôl i'w chyd-letywyr ruthro allan yn y bore, dechreuodd Manon fynd o amgylch y fflat yn ofalus yn gwirio socedi ac offer a allai achosi tân, fel y popty a sythwyr gwallt, rhag ofn bod unrhyw beth heb ei ddiffodd. Byddai'n gwirio pob eitem sawl gwaith gan ei bod yn hawdd anghofio a oedd hi wedi gwirio rhywbeth wrth iddi fynd o gwmpas. Os oedd hi'n mynd i'r drafferth o wirio, roedd hi eisiau sicrhau ei bod wedi gwneud hynny'n iawn. Roedd hi'n teimlo'n hynod o orbryderus wrth fynd o amgylch y fflat yn gwirio pethau. Byddai hyn yn parhau nes iddi fynd allan o'r fflat ac ymollwng i weithgareddau yn y brifysgol.

Er ei bod hi'n berson gofalus iawn, roedd Manon yn amau – yn ddwfn yn ei hisymwybod – ei bod hi'n rhywun oedd yn dueddol o wneud camgymeriadau. Ar ôl symud i fyw gyda ffrindiau, roedd Manon yn gyfrifol amdani hi ei hun am y tro cyntaf erioed. Daeth yn fwy ymwybodol o'r perygl posib yn sgil ei methiant hithau i gymryd gofal. Daeth hynny'n fwy eglur iddi wedi iddi ddarllen stori newyddion am dân a gostiodd fywyd un unigolyn. Roedd Manon yn credu, o beidio â gweithredu wrth iddi ragweld perygl, y byddai hi ar fai pe bai'r gwaethaf yn digwydd. Ar ôl darllen yr erthygl, pan feddyliodd 'Ydw i wedi gadael rhywbeth heb ei ddiffodd?', teimlai mai ychydig iawn o ymdrech oedd ei angen i fynd i wirio, o ystyried y canlyniadau difrifol posib o beidio â gwirio. Roedd hi'n byw yn ôl y wireb 'gwell diogel nag edifar'.

SUT MAE PROBLEM WIRIO YN GWAETHYGU?

Porthi credoau negyddol

Rydyn ni wedi gweld sut mae'r weithred o wirio yn gallu cynyddu amheuaeth a gorbryder. Gall hefyd danseilio hyder pobl ynddyn nhw'u hunain, gan gadarnhau, yn ôl pob golwg, y credoau hynny sydd ganddyn nhw ynglŷn â bod yn ddiofal. Mae ymchwil yn dangos bod pobl sy'n gwirio'n obsesiynol yn mynnu'n gyson bod eu cof yn wael. Mae'n gwneud synnwyr, felly, bod hyn yn cyfrannu at eu gwirio, gan y bydden nhw'n gallu teimlo'n atebol o roi'r gorau iddi. Fodd bynnag, pan oedd eu cof yn cael ei brofi, doedd dim gwahaniaeth rhyngddyn nhw a phobl heb broblem wirio.

Sylw dethol

Rydyn ni i gyd yn hidlo gwybodaeth amherthnasol o'n hamgylchedd. Mae gwirio'n canolbwyntio'ch sylw ar berygl ac felly'n cynyddu faint o bryderon ac amheuon sy'n cael eu profi gennych. Os ydyn ni'n brysur yn chwilio am fygythiadau, rydyn ni'n sylwi ar bethau sy'n gyson â hynny. Gall gwirio beri i chi fynd i 'chwilio am drwbwl' (gweler tudalen 74 am ragor o fanylion); po fwyaf y byddwch chi'n gwirio, mwyaf oll y byddwch chi'n sylwi ar bethau y mae angen eu gwirio nad ydyn nhw o reidrwydd wedi'ch poeni chi o'r blaen.

Ceisio sicrwydd

Mae gofyn i eraill am sicrwydd yn fath o wiriad ynddo'i hun. Os gwnewch chi hynny dro ar ôl tro, dylai hynny ddweud wrthych chi nad yw'n gweithio mewn gwirionedd. Unwaith eto, os mai'r nod yw teimlo'n hollol sicr am rywbeth, yna fe fyddwch yn siŵr o weld rheswm bob amser dros beidio ag ymddiried yn yr ateb. Efallai mai'r cyfan roedden nhw eisiau oedd i chi deimlo'n well... Efallai nad oedden nhw'n siŵr eu hunain... Fel gyda mathau eraill o wirio, mae cael sicrwydd gan eraill yn cynyddu amheuaeth. Problem arall gyda hyn yw ei fod yn effeithio ar eich perthynas ag eraill. Gall clywed yr un cwestiwn drosodd a throsodd fod yn flinderus, a gall atebion fynd yn llai diffuant, gan waethygu problem yr amheuaeth ymhellach.

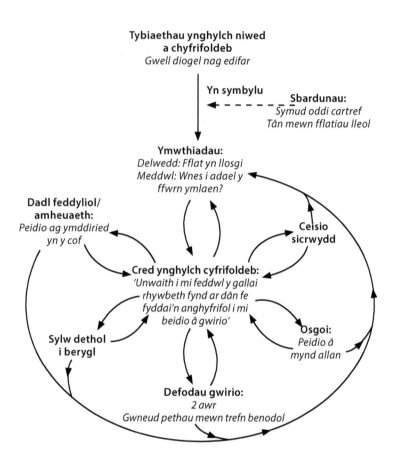

Tybiaethau ynghylch niwed a chyfrifoldeb
Gwell diogel nag edifar

Yn symbylu

Sbardunau:
Symud oddi cartref
Tân mewn fflatiau lleol

Ymwthiadau:
Delwedd: Fflat yn llosgi
Meddwl: Wnes i adael y ffwrn ymlaen?

Dadl feddyliol/ amheuaeth:
Peidio ag ymddiried yn y cof

Ceisio sicrwydd

Cred ynghylch cyfrifoldeb:
'Unwaith i mi feddwl y gallai rhywbeth fynd ar dân fe fyddai'n anghyfrifol i mi beidio â gwirio'

Sylw dethol i berygl

Osgoi:
Peidio â mynd allan

Defodau gwirio:
2 awr
Gwneud pethau mewn trefn benodol

Yn raddol, cynyddodd yr amser a dreuliai Manon yn gwirio, ynghyd â faint o bethau roedd hi'n eu gwirio. Bellach, treuliai ddwy awr bob bore yn ceisio gadael y fflat. Datblygodd drefn benodol i wirio pethau er mwyn gwneud yn siŵr iddi fod yn ddigon gofalus ac iddi wirio popeth. Pe bai ei meddwl yn crwydro, neu pe bai'n dechrau teimlo'n ansicr, byddai'n rhaid iddi fynd yn ôl i frig y rhestr a dechrau eto. Byddai'n aml yn ceisio delweddu'r pethau a wiriodd er mwyn cofio a oedd hi wedi gwneud yn siŵr eu bod yn ddiogel. Meddyliai am y fflat yn aml yn ystod y dydd, ac weithiau byddai'n brysio'n ôl adref pe bai hi'n meddwl iddi fethu rhywbeth.

Byddai ei chyd-letywyr yn ceisio rhoi sicrwydd iddi fod y fflat yn ddiogel, ond doedd hynny byth yn ddigon i Manon.

Ar ôl i Manon fynd i batrwm o wirio, roedd hi'n gyson wyliadwrus ac yn canolbwyntio'n llwyr ar beryglon posib yn y fflat. Ond wrth iddi feddwl mwy ynghylch hynny, dechreuodd feddwl am bethau ychwanegol i'w gwirio er mwyn gwneud y dasg yn iawn. Ei hateb i hynny oedd dod o hyd i ffyrdd o wirio'n fwy trylwyr, ond effaith hyn oedd cynyddu'r ffocws ar berygl. Ond sefydlodd safon uchel iawn ar gyfer y gwirio hefyd – roedd angen iddi fod yn hollol siŵr bod pethau'n ddiogel cyn y gallai symud ymlaen.

BETH SY'N DIGWYDD OS YW'R OCD YN DAL I GYNYDDU?
Osgoi

Unwaith y bydd problem wirio yn gwaethygu, gall ddechrau ymyrryd â sawl agwedd ar fywyd, a hyd yn oed ei feddiannu'n llwyr. Efallai y gwelwch chi ei bod yn cymryd cymaint o amser i adael y tŷ fel eich bod yn trefnu pethau o gwmpas y broblem, gan gyrraedd yn hwyr i leoedd. Ambell ddiwrnod, efallai y byddwch yn meddwl nad yw'n werth mynd allan o gwbl. Er y gallech dreulio llai o amser yn gwirio, dydych chi ddim yn rhydd i wneud fel y mynnwch. Mae osgoi yn cynnal y broblem, gan nad yw'r credoau sy'n sail i'r broblem yn cael eu herio. Er enghraifft, 'Alla i ddim gadael y tŷ heb wirio'.

Mae osgoi yn golygu nad yw'r broblem wedi diflannu, ond ei bod yn hytrach wedi'i chymhwyso a'i chynnwys yn eich bywyd. Yn y modd hwn, gall OCD fod yn ddinistriol iawn.

Yn fuan, sylweddolodd Manon ei bod yn hwyr yn aml ar gyfer ei darlithoedd yn y bore, a phan oedd yn y darlithoedd, bod ei meddwl yn crwydro i'w threfn wirio foreol. Ar ôl ychydig, daeth yn haws trefnu i wneud pethau yn y prynhawn yn unig. Roedd hi'n teimlo cywilydd mawr, ond llwyddodd i drefnu pethau o amgylch ei phryderon. Fodd bynnag, gan y byddai'n rhaid iddi wneud sawl awr o wirio o hyd er mwyn gadael y fflat, buan iawn y dechreuodd deimlo'n fwy diogel ac yn llawer haws iddi aros yno am y rhan fwyaf o'r dydd. Pan fyddai pobl yn ymweld, byddai Manon yn pryderu'n arw a oedden nhw wedi troi rhywbeth ymlaen yn anfwriadol, a byddai'n mynd ati i gynnal ei threfn wirio ar ôl iddyn nhw adael.

Dechreuodd Manon aildrefnu ei bywyd o amgylch y broblem, gan atgyfnerthu'r syniad bod y gwiriadau'n gweithio'n dda ac yn ei chadw rhag gwneud camgymeriad. Er nad oedd yn mynd allan ei hun, sylwodd fod digon o bethau i boeni yn eu cylch yn y fflat o hyd. Daeth ei ffordd o feddwl a'i phryderon ynghylch peryglon yn llawer mwy o broblem nag unrhyw berygl gwirioneddol.

CRYNODEB

Mae problem wirio yn deillio o bryderon rhesymol, ond dros amser mae'r gwirio yn tyfu'n fwy o broblem na'r hyn rydych chi'n ei ofni. Dylai fod yn amlwg bod y pethau rydych chi'n eu gwneud oherwydd yr ofnau hynny mewn gwirionedd yn gwaethygu'r broblem wirio. Mae hyn yn gweithio ar ddwy lefel wahanol. Mae'r ymddygiadau'n gwneud i chi barhau i fod yn bryderus ac i ganolbwyntio ar berygl, ond maen nhw hefyd yn eich atal rhag darganfod beth fyddai'n digwydd pe baech yn rhoi'r gorau i'r gwirio.

YMDDYGIAD DIOGELU	SUT MAE'N CYNNAL Y BROBLEM
Gwirio pethau drosodd a throsodd	Mae'n cadw'r ffocws ar berygl ac yn cynyddu amheuaeth. Mae'n tanseilio hyder yn y cof. Mae'n eich cadw chi'n teimlo'n orbryderus
Holi am sicrwydd	Math o wirio yw ceisio sicrwydd – mae'n gwneud i chi deimlo'n llai sicr gan y gallwch bigo beiau yn ateb rhywun bob tro
Osgoi	Mae osgoi yn golygu nad yw'r credoau yn cael eu herio. Er enghraifft, 'Alla i ddim gadael y tŷ heb wirio'

CRED SY'N GYSYLLTIEDIG Â GORBRYDER	SUT MAE'N CYNNAL Y BROBLEM
'Unwaith i mi feddwl y gallai rhywbeth fynd ar dân, fe fyddai'n anghyfrifol i mi beidio â gwirio'	Mae gwirio yn ymwneud â chanolbwyntio ar berygl. Os ydych chi'n gwirio, byddwch yn meddwl fwy a mwy am beryglon. Os oes rhaid i chi ymateb bob tro, byddwch yn gwneud llawer mwy o wirio, yn meddwl am fwy o beryglon, ac yn gwirio fwy fyth
'Mae gen i gof gwael iawn'	Mae ymchwil yn dangos nad yw cof pobl ag OCD yn ddim gwaeth na chof pobl eraill. Fodd bynnag, mae gwirio rheolaidd yn tanseilio hyder pobl yn eu cof, ac maen nhw'n datrys y broblem honno drwy wirio mwy!
'Alla i ddim rhoi'r gorau i wirio nes i mi fod yn siŵr fod pethau'n ddiogel'	Dydy ymateb i'ch teimladau ddim yn ffordd dda o wneud penderfyniadau fel hyn. Mae gwirio yn gwneud ichi deimlo'n orbryderus, ac mae gorbryder yn gwneud ichi amau a theimlo'n ansicr. Felly mae'n hawdd mynd yn gaeth i gylch o geisio teimlo'n sicr drwy wirio, sy'n gwneud i chi deimlo'n llai sicr, ac felly rydych chi'n gwirio mwy
Does dim byd drwg wedi digwydd — mae'r gwirio yn gweithio ac yn fy nghadw i ac eraill yn ddiogel	Mae hyn yn rhesymeg atyniadol iawn. Ond efallai nad oes gan y gwirio **ddim i'w wneud** â'r ffaith na ddigwyddodd unrhyw beth drwg

OCD HALOGI/YMOLCHI

Mae'r rhan fwyaf ohonom yn cael ein magu i fod yn ymwybodol o faw a germau, ac yn meithrin arferion defnyddiol fel golchi ein dwylo ar ôl defnyddio'r tŷ bach neu cyn bwyta bwyd. Yn blant, dywedir wrthym am beidio â chyffwrdd â phethau sy'n 'fudr' (fel y tu mewn i fin sbwriel neu faw ci) ac fe'n rhybuddir rhag 'lledaenu germau' drwy disian neu beswch. A ninnau'n oedolion, ar y cyfan rydyn ni'n dal i ddilyn yr arferion hyn, gan eu bod yn ddefnyddiol i'n hamddiffyn rhag afiechydon trosglwyddadwy fel anhwylderau'r stumog neu annwyd, a rhag gwenwyn bwyd.

Mae llawer o bobl yn profi cyfnodau byr pan fyddan nhw'n pryderu mwy am glefydau. O bryd i'w gilydd, mae'r cyfryngau'n llawn gwybodaeth yn dweud wrthym am olchi'n dwylo er mwyn osgoi lledaenu afiechyd (fel ffliw moch) neu i osgoi gwenwyn bwyd. Os yw rhywun yn eich cartref yn sâl gyda'r ffliw neu ddolur rhydd, yna mae'n gwneud synnwyr i chi olchi'ch dwylo ar ôl eu cyffwrdd neu ddefnyddio'r toiled. Rydyn ni i gyd wedi cael y profiad o fod ar fws ac wedi cyffwrdd â rhywbeth llysnafeddog ac eisiau golchi ein dwylo yn syth ar ôl cyrraedd adref. Efallai y byddwn yn poeni am salmonela ac yn fwy gofalus nag arfer wrth goginio ar gyfer pobl eraill. Efallai i chi brofi achlysuron pan ddaeth rhywbeth annymunol i gysylltiad â'ch dwylo – ysgarthion, gwaed neu ryw sylwedd gludiog anhysbys – ac mae'n debyg i chi olchi'ch dwylo'r cyfle gyntaf gawsoch chi.

Fel pryderon achlysurol, dydy'r pethau yma ddim yn broblem. Mae'n normal i fod eisiau golchi'ch dwylo ar achlysuron o'r fath, cyn dychwelyd at eich gweithgareddau arferol. Hyd yn oed os yw'n well gennych chi olchi'ch dwylo ar ôl defnyddio trafnidiaeth gyhoeddus, er enghraifft, cyn belled nad ydych chi'n teimlo bod *gwir raid* i chi wneud hynny, dydy hyn ddim yn broblem obsesiynol. Felly, os ydych chi fel arfer yn gallu meddwl, 'Fe hoffwn i olchi fy nwylo cyn bwyta'r frechdan hon, ond alla i ddim – ond dwi'n mynd i'w bwyta hi beth bynnag', yna dydy hyn ddim yn broblem i chi.

Fodd bynnag, pe gwelech eich bod chi'n hel meddyliau am faw a germau bob dydd, gan boeni bod y rhan fwyaf o bethau bob dydd wedi eu 'halogi' â haint, byddai hyn yn arwain at olchi dwylo dro ar ôl tro ac mewn ffordd fwy trylwyr nag sy'n arferol i osgoi afiechyd. Gydag OCD halogi, anaml y mae ymolchi yn cynnig dim byd mwy na rhyddhad dros dro rhag ofn halogiad.

Gydag OCD halogi/ymolchi, mae'n anodd iawn teimlo fel pe bai pethau'n lân, hyd yn oed ar ôl eu golchi wedi iddyn nhw fod mewn cysylltiad â rhywbeth 'budr'. Yn wir, gall deimlo'n haws mynd i drafferth fawr i osgoi dod i gysylltiad â phethau a allai fod yn fudr.

Gall golchi dwylo ddatblygu'n dasg sy'n cael ei hailadrodd a'i gwneud yn ddefod, gan gymryd oriau bwygilydd. Dyma'r hyn a elwir yn 'ymolchi gorfodol'. Gallai rheolau golchi tebyg fod yn berthnasol ar gyfer rhannau eraill o'r corff, ynghyd â dillad, eiddo neu'r cartref, gan alw am lawer iawn o sebon gwrthfacteria neu fathau eraill o gynnyrch glanhau, fel cannydd. Gall hefyd deimlo'n bwysig eich bod chi'n 'cadw golwg' ar ba eitemau sy'n 'lân' neu'n 'fudr'.

Gydag OCD halogi, mae'n dod yn amhosib peidio â golchi dwylo drosodd a throsodd, ac ati, gan fod peidio â gwneud yn teimlo'n ormod o risg. Yn yr un modd â phryderon obsesiynol eraill, mae'r union bryderon sy'n tarfu ar bobl yn amrywiol ac yn benodol i'r unigolyn.

ENGHREIFFTIAU O BROBLEMAU HALOGI	CRED SY'N GYSYLLTIEDIG Â GORBRYDER
Osgoi toiledau cyhoeddus	Mae pobl ag AIDS wedi defnyddio'r toiled hwn; fe fydda i'n dod i gysylltiad â'u hylifau corfforol ac yn dal HIV
Golchi dwylo ar ôl defnyddio trafnidiaeth gyhoeddus	Efallai na fydd rhywun wedi golchi ei ddwylo ar ôl defnyddio'r toiled neu gyffwrdd â mannau dirgel ei gorff; gallai bacteria gael eu trosglwyddo, sy'n ffiaidd ac yn gallu fy ngwneud i'n sâl
Gorgoginio bwyd bob tro	Os nad yw hwn wedi'i goginio'n iawn, yna gallwn i neu bobl eraill gael gwenwyn bwyd, mynd yn sâl a marw
Peidio byth â gwneud paned o de i gyd-weithwyr	Efallai y bydd germau yn mynd i'r cwpan a'u gwneud nhw'n sâl ac fe fyddan nhw'n fy meio i

A OES GENNYCH CHI BROBLEM GYDA HALOGI AC YMOLCHI GORFODOL?

Mae pryderon ynghylch halogi ynghyd ag ymolchi gorfodol yn fath cyffredin iawn o OCD. Gall ymolchi gorfodol fod yn broblem i chi os ydych chi'n gwneud pob un neu rai o'r canlynol:

- Golchi'ch dwylo dros 20 gwaith y dydd
- Golchi'ch dwylo am dros funud bob tro y byddwch chi'n eu golchi
- Dilyn patrwm caeth a thrylwyr wrth olchi'ch dwylo, gan olchi pob modfedd o'ch dwylo a'ch arddyrnau / rhan flaen eich breichiau
- Defnyddio sawl talp o sebon bob wythnos neu ddefnyddio cannydd neu gynnyrch glanhau arall ar eich croen
- Golchi'ch dwylo gymaint nes eu bod yn goch ac yn ddolurus
- Ceisio osgoi ymolchi oherwydd eich bod yn gwybod na allwch stopio unwaith y byddwch chi wedi dechrau
- Golchi'ch dwylo oherwydd eich bod yn teimlo i chi gael eich halogi gan syniadau, pobl neu leoedd sy'n gysylltiedig â halogiad yn eich meddwl ('halogiad meddyliol')

Mae'r rhan fwyaf o bobl yn golchi eu dwylo ar ôl mynd i'r toiled, cyn bwyta, wrth baratoi bwyd a phan fydd eu dwylo yn amlwg yn fudr (er enghraifft, ar ôl garddio neu ar ôl newid olew'r car). Os ydych chi'n golchi'ch dwylo'n rheolaidd ar achlysuron eraill, yna gallai ymolchi gorfodol fod yn broblem i chi. Er enghraifft:

- Cyffwrdd â dolenni drysau
- Cyffwrdd â llythyrau a ddaw drwy'r post
- Defnyddio trafnidiaeth gyhoeddus
- Ysgwyd llaw â phobl eraill
- Rhoi nwyddau i gadw ar ôl bod yn siopa
- Cyffwrdd â phethau sy'n gysylltiedig yn eich meddwl â phrofiadau drwg neu bobl annymunol

Unwaith y byddwch chi'n dechrau golchi'ch dwylo'n aml, dydy hi'n ddim syndod y byddwch chi'n awyddus i osgoi sefyllfaoedd rydych chi'n eu hystyried yn fudr. Gallai hynny gynnwys:

- Osgoi trafnidiaeth gyhoeddus
- Gwisgo menig neu ddefnyddio'ch llawes i gyffwrdd â phethau pan fyddwch chi allan
- Osgoi mynd am bicnic, mynd i'r traeth neu i barciau
- Osgoi gadael y tŷ yn gyfan gwbl

Ydych chi'n poeni y bydd rhywbeth drwg yn digwydd os na fyddwch chi'n golchi'ch dwylo, fel:

- Dal HIV, y diciáu, ffliw moch neu afiechydon eraill?
- Trosglwyddo afiechyd i eraill?
- Bod â theimlad 'halogedig' na allwch chi gael gwared arno?

A OES GEN I OCD HALOGI/YMOLCHI?

- Ydych chi'n hel meddyliau'n rheolaidd am faw / germau / afiechyd?
- Ydych chi'n teimlo'n orbryderus nes i chi olchi'ch dwylo?
- Ydych chi'n poeni y bydd rhywbeth drwg yn digwydd os na fyddwch chi'n golchi'ch dwylo?
- Ydych chi'n osgoi llawer o bobl / lleoedd / gweithgareddau oherwydd eich bod chi'n eu hystyried yn fudr?

SUT MAE OCD HALOGI/YMOLCHI YN DOD YN BROBLEM?

Profiadau/syniadau cefndirol a sefyllfaoedd sbarduno

Yn yr un modd â mathau eraill o OCD, gall credoau sydd gennym amdanom ein hunain, pobl eraill a'r byd o'n cwmpas fod yn rhan o ddatblygiad OCD halogi/ymolchi. Mae'n bosib fod pobl â phryderon ynghylch halogi yn poeni y byddai eraill yn eu beio neu'n meddwl llawer llai ohonyn nhw pe baen nhw'n gwneud rhywbeth fel rhoi gwenwyn bwyd i rywun. Gall rhai pobl â phryderon ynghylch halogi fod wedi cael profiad gwael gyda chlefyd, neu efallai fod rhywun agos atyn nhw wedi bod yn sâl iawn neu wedi marw. Fodd bynnag, gwyddom nad yw pawb sydd â'r credoau neu'r profiadau cefndirol hyn yn mynd ymlaen i ddatblygu OCD halogi, felly dim ond rhan o'r darlun yw hyn. I lawer o bobl, does dim un rheswm amlwg dros ddatblygiad problemau o'r fath. Weithiau bydd y broblem yn gwaethygu'n raddol iawn dros nifer o flynyddoedd, gan ei gwneud hi'n anodd gwybod pryd yn union y dechreuodd.

YSTYR MEDDYLIAU/CREDOAU SY'N YMWNEUD Â GORBRYDER

Os ydych chi'n rhywun sy'n poeni'n fawr am halogiad, pan fyddwch chi'n meddwl 'Beth yw hwn ar fy llaw?' neu 'Beth os oes gan y cyw iâr yma salmonela?' neu'n cael amheuaeth fel 'A wnes i olchi fy nwylo'n iawn ar ôl defnyddio'r toiled?', mae'n debyg y byddwch chi'n ei chael hi'n anodd iawn anwybyddu neu ddiystyru'r pryderon hynny. Mae credu bod angen i chi wneud rhywbeth i osgoi niwed posib (gan afiechyd) yn golygu eich bod chi'n trin y meddyliau hyn fel rhai pwysig neu arwyddocaol ac yn gwneud rhywbeth i geisio atal niwed posib rhag digwydd. Y broblem yw, er ei bod yn bosib bod rhywbeth yn fudr, dydy hynny ddim yn golygu y bydd yn bendant yn achosi afiechyd ac mai eich cyfrifoldeb chi yw gwneud rhywbeth yn ei gylch. Mae eich ymdeimlad chwyddedig chi o gyfrifoldeb am atal niwed yn arwain at ymolchi hirfaith, ac mae hynny yn ei dro yn gwneud i chi deimlo ei bod yn bwysig parhau i roi sylw i faw / germau er mwyn atal rhywbeth drwg rhag digwydd ac i geisio teimlo'n llai gorbryderus.

ACHOS ENGHREIFFTIOL

Roedd Cerys yn darllen llawer o gylchgronau gyda straeon 'go iawn' am bobl yn gwella o afiechydon a allai fod yn farwol. Sylwodd fod llawer o bobl yn y straeon wedi dal heintiau neu afiechydon fel MRSA neu salmonela. Dechreuodd dalu mwy o sylw i ba mor lân oedd ei chartref, gan brynu chwistrellydd gwrthfacteria a gwneud yn siŵr ei bod yn ofalus iawn wrth baratoi bwyd. Pan oedd hi'n coginio, byddai'n aml yn meddwl, 'Beth os oedd cig amrwd ar hwnna?' neu 'Beth os oes salmonela ar hwnna?' a byddai'n taflu'r bwyd.

Roedd Cerys yn berson call nad oedd yn hoffi mentro mewn bywyd. Roedd hi hefyd yn berson sensitif ac ystyriol iawn, ac yn ypsetio'n arw pan glywai am bethau drwg yn digwydd i bobl eraill. Ar ôl darllen cymaint o straeon erchyll, roedd Cerys wedi dechrau teimlo'n gyfrifol iawn am atal unrhyw halogiad neu afiechyd posib rhag lledaenu. Er nad oedd hi erioed wedi dal afiechyd yn ei bywyd hyd hynny, dechreuodd deimlo'n hynod bryderus ei bod yn debygol y byddai hyn yn digwydd a meddwl pa mor ofnadwy fyddai hynny. Daeth y syniad fod haint neu unrhyw hylif corfforol ar ei dwylo yn un hynod frawychus, oherwydd y posibilrwydd y gallai farw neu, yn waeth byth, y gallai drosglwyddo'r haint i rywun arall a fyddai'n mynd yn sâl ac yn marw.

SUT MAE PROBLEM HALOGI/YMOLCHI YN GWAETHYGU?
Pam mentro? Talu pris uchel
Mae golchi dwylo'n teimlo fel pris bach i'w dalu er mwyn osgoi'r risg y bydd rhywbeth ofnadwy yn digwydd. Fodd bynnag, pan ystyriwch gymaint y mae'n tarfu ar eich bywyd (a bywydau pobl eraill yn ôl pob tebyg) a'r amser mae'n ei lyncu, ydy e'n bris bach mewn gwirionedd? Beth ydych chi wedi rhoi'r gorau i'w wneud, neu wedi rhoi'r gorau i'w fwynhau oherwydd y pryderon hyn? Mae llawer o bobl yn rhoi'r gorau i fynd allan, yn rhoi'r gorau i gyffwrdd â phobl eraill, neu'n osgoi llawer o fwydydd oherwydd y pryderon hyn. Yn bwysicaf oll, sut ydych chi'n teimlo wrth dalu'r pris hwn? Ydy golchi'ch dwylo yn gwneud i chi deimlo'n well ac yn llai gorbryderus mewn gwirionedd? Ydy e'n cael gwared ar y syniad y bydd rhywbeth drwg yn digwydd? Neu ydy e mewn gwirionedd yn cynnal y syniadau yma, yn eich cadw chi'n teimlo'n bryderus ac yn ddiflas ac yn eich atal rhag gwneud yr hyn rydych chi ei angen neu eisiau ei wneud? Yn fwy na hynny, dydych chi ddim yn darganfod beth fyddai'n digwydd pe na baech chi'n golchi'ch dwylo – bod pobl mewn gwirionedd yn annhebygol o fynd yn sâl neu farw.

Cadw golwg ar faw / germau – meini prawf amhosib
Os credwch chi fod rhywbeth wedi'i halogi â baw / germau, mae'n demtasiwn i chi ei gadw 'o'r neilltu' nes y gallwch ei lanhau neu ei daflu. Y broblem gyda hyn, yn gyntaf, yw eich bod yn trin eich meddyliau neu'ch amheuon ynghylch halogiad fel pe baen nhw'n wir, sy'n gwneud iddyn nhw deimlo'n bwysicach. Yn ail, mae'n anodd iawn cadw golwg ar beth sy'n 'fudr' a beth sydd ddim heb neilltuo llawer iawn o amser a sylw i'r dasg – sy'n golygu na allwch chi wneud pethau

eraill rydych chi angen neu eisiau eu gwneud, ac yn y pen draw, rydych chi'n ymgolli yn eich meddyliau ac yn mynd yn orbryderus.

'Teimlo'n iawn' – meini prawf amhosib

Os ydych chi'n coelio'r gred ddychrynllyd y bydd rhywbeth drwg yn digwydd os na fyddwch chi'n golchi'ch dwylo, mae'n dilyn eich bod chi bellach yn golchi'ch dwylo mewn ffordd drylwyr a defodol iawn i geisio bod yn sicr i chi gael gwared ar unrhyw halogiad posib yn llwyr. Os na fyddwch chi'n eu golchi'n drylwyr a defodol, efallai na fydd yn 'teimlo'n iawn' – dydy hyn ddim yn syndod, o ystyried i chi arfer ymolchi yn y modd penodol hwn. Fodd bynnag, mae defnyddio'r syniad eich bod chi'n 'teimlo'n iawn' fel sail i benderfynu sut i olchi'ch dwylo yn arwain fel arfer at olchi'ch dwylo am fwy o amser, ac mewn modd mwy cymhleth a mwy anhyblyg er mwyn ceisio cyflawni'r 'maen prawf amhosib' hwnnw. Mae hyn yn ei dro yn gwneud i chi deimlo'n fwy gorbryderus, ac yn peri i chi ganolbwyntio'n gynyddol ar eich cred ei bod yn bwysig poeni am halogiad (gweler tudalen 63, lle disgrifir sut mae hyn yn gweithio mewn mwy o fanylder).

Golchai Cerys ei dwylo 50 gwaith y dydd, gan dreulio dwy neu dair munud yn sgwrio yn null llawfeddyg, gan ganolbwyntio ar olchi pob modfedd o'i dwylo a'i harddyrnau. Byddai'n golchi ei dwylo'n drylwyr fel hyn ar ôl mynd i'r toiled ac wrth goginio, ond hefyd ar ôl cyffwrdd ag unrhyw beth y gallai rhywun arall fod wedi'i gyffwrdd. Roedd hyn yn cynnwys dolenni drysau, y botwm 'stop' ar drafnidiaeth gyhoeddus, eitemau yn yr archfarchnad a'i phost. Byddai'n sylwi ar farciau bach coch neu frown ar wrthrychau ac yn meddwl, 'gallai'r rhain fod yn waed neu ysgarthion' a'u taflu. Byddai'n teimlo'n hynod o orbryderus nes ei bod hi'n gallu golchi ei dwylo; pan oedd hi allan o'r tŷ, byddai'n defnyddio eli alcohol a chadachau gwlyb i lanhau ei dwylo. Roedd ei dwylo'n arw ac yn chwyddedig, yn aml wedi cracio ac yn gwaedu, ond er hynny, byddai'n aml yn golchi ei dwylo eto gan nad oedden nhw'n 'teimlo' yn lân.

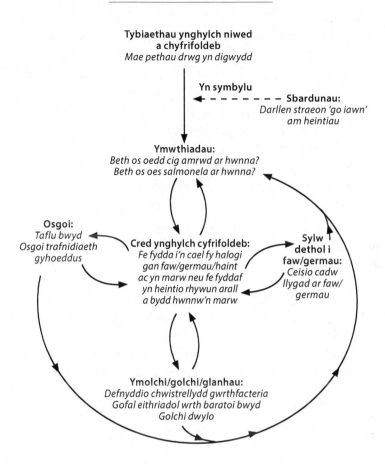

BETH SY'N DIGWYDD OS YW'R OCD YN DAL I GYNYDDU?

Osgoi

Mae llawer o bobl sydd â chredoau obsesiynol ynghylch halogiad yn dechrau osgoi nifer o sefyllfaoedd, gan fod peidio â chael unrhyw gyswllt a allai ymwneud â baw / germau yn teimlo'n haws ac yn ysgogi llai o orbryder. Gallai hyn olygu peidio â defnyddio trafnidiaeth gyhoeddus, peidio â chyffwrdd â phobl eraill neu beidio â gadael y tŷ o gwbl. Yn amlwg, mae hyn yn cael effaith negyddol iawn ar allu unigolyn i weithredu yn y byd.

Defodau mwy eithafol a helaeth

Wrth i OCD ddod yn fwy difrifol, mae'r ofn y bydd rhywbeth ofnadwy yn digwydd yn teimlo'n fwy credadwy. Gall hyn arwain at ddefodau dinistriol o hir a chymhleth – fel cymryd wyth awr i gael cawod. Weithiau, mae'r defodau hirhoedlog eu hunain yn peri cymaint o ddychryn i bobl nes eu bod yn osgoi eu gwneud. O ganlyniad, dydy hi ddim yn anghyffredin i'r sefyllfa baradocsaidd godi pan fydd rhywun ag ofn baw a germau yn osgoi cael cawod am wythnosau neu fisoedd gan ei fod yn gwybod y bydd yn cymryd cyhyd i ymolchi'n 'iawn'.

Ond nid dyma sut mae'n gweithio i mi ...

Os ydych chi'n golchi'ch dwylo yn aml ond heb fod ag unrhyw bryderon ynghylch halogi sy'n debyg i'r enghreifftiau a nodwyd yma, mae sawl peth arall i'w ystyried:

'Halogiad meddyliol'

Y rheswm mwyaf cyffredin pam mae pobl yn teimlo gorfodaeth i olchi eu dwylo yw er mwyn osgoi dod i gysylltiad â baw, germau / afiechyd a mathau eraill o 'halogiad'. Fodd bynnag, bydd pobl weithiau'n golchi eu dwylo i geisio cael gwared ar deimlad 'budr' sy'n gysylltiedig â pherson penodol neu brofiad erchyll. Mae OCD yn dal i weithio yn yr un modd; dim ond dros dro y bydd cymryd rhan mewn defodau neu osgoi yn cael gwared ar y teimlad hwn, a bydd y gorbryder yn parhau. Mae'r ffordd mae hyn yn gweithio yn cael ei ddisgrifio'n fanylach ar dudalen 93. Cam pwysig wrth ddelio â halogiad meddyliol yw ei weld am yr hyn ywe... yn aml, mae hyn yn ymwneud â theimlo'n fudr oherwydd i chi gael eich 'trin fel baw', eich bradychu neu eich trin yn wael mewn rhyw ffordd arall gan bobl roeddech chi'n ymddiried ynddyn nhw. Mae'n ddealladwy bod pobl sy'n teimlo'u bod wedi'u halogi gan bethau ofnadwy a wnaed iddyn nhw eisiau golchi'r teimladau o gael eu cam-drin ymaith, ond wrth gwrs dydy hyn ddim yn gweithio mewn gwirionedd... allwch chi ddim golchi ymaith yr hyn sydd y tu mewn i'ch pen (er y gallai ymddangos bod ymolchi yn gwneud i chi deimlo'n well am gyfnod byr). Unwaith y bydd unigolyn yn gallu cydnabod nad yw'r ymolchi yn helpu gyda'r broblem go iawn, mae'n agor y ffordd i ganolbwyntio o'r newydd ar y broblem honno. Yn aml, bydd angen cymorth arbenigol er mwyn dechrau dod i delerau â'r pethau a wnaeth i'r unigolyn deimlo'n fudr yn y lle cyntaf. Mae trafodaeth bellach ynghylch sut i ddelio ag OCD sy'n gysylltiedig â phrofiadau trawmatig ar dudalen 235.

'Dwi'n gwybod na fydda i'n dal clefyd, ond dydw i ddim am golli golwg ar yr halogiad – fe fydda i'n teimlo allan o reolaeth.'
Ym Mhennod 5, byddwn yn treulio llawer o amser yn canolbwyntio ar y cwestiynau 'Beth sydd mor ddrwg am hynny?' a 'Beth yw'r peth gwaethaf a allai ddigwydd?' Mae'n bosib nad poeni am ddal clefyd rydych chi, ond fe fydd gorbryder yn cael ei ysgogi gan deimladau o 'golli golwg' ar yr halogiad neu fod sefyllfa 'allan o'ch rheolaeth' chi.

'*Mae* pobl eraill yn fudr – dwi'n iawn i fod mor ofalus â hyn ynghylch baw a germau.'
Os nad yw ymgymryd â rhagofalon helaeth i osgoi halogiad yn peri trafferth go iawn i chi, neu'n amharu ar eich bywyd o ddydd i ddydd, yna dydy OCD ddim yn broblem i chi. Fodd bynnag, os ydych chi'n ystyried ymhellach ac yn sylweddoli'ch bod chi'n talu pris uchel i osgoi'r risg – o ran yr oriau rydych chi'n eu treulio'n ymolchi neu'n glanhau, o ran osgoi pobl eraill, o ran rhoi'r gorau i weithgareddau pleserus, neu o ran hel meddyliau'n ormodol am faw a germau – yna mae'n werth i chi ystyried cymryd y 'risg' o wneud pethau'n wahanol. Mae'n amhosib gwarantu na fydd dim byd drwg yn digwydd, ond mae'n bendant yn bosib gwarantu y bydd eich OCD yn gwaethygu ac yn rheoli'ch bywyd os byddwch chi'n parhau i osgoi ac i ymhél ag ymddygiadau diogelu.

Y POLISÏAU YSWIRIANT

Daw gwerthwr yswiriant at eich drws.

'Mae gen i ddau bolisi ar werth heddiw. Mae'r cyntaf yn eich gwarchod rhag tân, llifogydd, difrod damweiniol a lladrad; mae'n costio £50 y mis. Mae'r ail bolisi, un arbennig, yn eich gwarchod rhag tân, llifogydd, difrod damweiniol, lladrad, goresgyniad gan estroniaid o'r gofod, pla, difrod gan feteor a gweithred gan Dduw. Mae hwn yn filiwn o bunnoedd y mis. Pa bolisi fyddai orau gennych chi?'

'Wel, fe gymera i'r un cyntaf.'

'Ond mae'r ail un yn llawer mwy cynhwysfawr – mae'n ddigon posib y bydd y pethau hyn yn digwydd – siawns nad ydych chi am yswirio yn erbyn y risg honno?'

'Ond alla i ddim fforddio miliwn o bunnoedd y mis – mae'r pris yn rhy uchel. Fe allai'r pethau hyn ddigwydd, ac fe fydden nhw'n ofnadwy, ond dydyn nhw ddim mor debygol â hynny. Pe bawn i'n gwario mwy na £50 y mis, fe fyddai'n rhaid i mi fynd heb rywbeth arall dwi ei angen neu ei eisiau.'

Er nad yw'n amlwg ar y dechrau, dyma sut mae OCD yn gweithio. Peidiwch â mentro, mae'n dweud. Gwell diogel nag edifar. Dim ond yn bellach i lawr y lôn y daw gwir gost osgoi unrhyw risg i'r amlwg. Mae OCD yn tra-arglwyddiaethu ar bopeth yn eich bywyd – eich hapusrwydd, eich perthynas â phobl – ac yn llyncu'ch holl amser rhydd ac yn y blaen. Mae'r pethau mae OCD yn eu cymryd oddi arnoch yn amhrisiadwy, a'r gwir amdani yw nad ydych chi'n cael unrhyw amddiffyniad o gwbl. Rydych chi hefyd yn agored i bob math o niwed gwirioneddol. Hen werthwr yswiriant dan din yw OCD!

CRYNODEB

Os ydych chi'n credu eich bod chi'n gyfrifol am atal rhywbeth drwg rhag digwydd, fel lledaenu afiechyd, byddwch yn teimlo'n hynod o orbryderus ac yn gwneud pethau i geisio lleihau'r risg y bydd hynny'n digwydd. Ond effaith go iawn yr holl bethau a wnewch chi yw gwneud i chi ganolbwyntio o'r newydd ar eich cred y bydd rhywbeth drwg yn digwydd, gan waethygu'ch gorbryder. Gall hynny arwain at ganlyniadau dychrynllyd, fel peidio byth â gadael y tŷ neu gyffwrdd ag unrhyw un arall.

CRED SY'N GYSYLLTIEDIG Â GORBRYDER	SUT MAE'N CYNNAL Y BROBLEM
Fi sy'n gyfrifol am atal haint / baw / germau rhag lledaenu a rhwystro rhywbeth drwg rhag digwydd – afiechyd neu farwolaeth	Does neb yn gallu atal baw / germau / haint rhag lledaenu mewn gwirionedd. Y gwir amdani yw bod eich holl ymdrechion i leihau'r risg yn canolbwyntio ar y perygl posib ac yn peri i chi deimlo'n fwy cyfrifol, nid yn llai cyfrifol
Os oes risg bod rhywbeth yn fudr / wedi'i halogi, mae'n rhaid i mi wneud rhywbeth ynghylch hynny	Drwy beidio â chymryd y risg, dydych chi ddim yn cael cyfle i weld nad oes dim byd drwg yn digwydd mewn gwirionedd

YMDDYGIAD DIOGELU	SUT MAE'N CYNNAL Y BROBLEM
Golchi dwylo neu rannau eraill o'r corff, neu wrthrychau, mewn ffordd ailadroddus a defodol	Unwaith y byddwch yn dechrau golchi am gyfnod hir, fydd unrhyw olchi byrrach neu lai cynhwysfawr ddim yn teimlo'n 'ddigon'. Dydy defodau ac ailadrodd ddim yn gwneud pethau'n lanach; yr unig ganlyniad yw teimlo'n fwy pryderus
Defnyddio sut mae eich dwylo'n 'teimlo' er mwyn penderfynu pryd i roi'r gorau i'w golchi	Mae hon yn ffordd beryglus o benderfynu rhoi'r gorau i ymolchi; po fwyaf gorbryderus rydych chi'n teimlo, mwyaf budr y byddwch chi'n teimlo, mwyaf y byddwch chi'n ymolchi, mwyaf pryderus rydych chi'n teimlo...
Osgoi cyffwrdd, e.e. dolenni drysau	Drwy osgoi, rydych chi'n atal eich hun rhag darganfod beth fyddai'n digwydd pe baech chi'n cyffwrdd â'r holl bethau hyn – sef eich bod chi mewn gwirionedd yn annhebygol o ddal clefyd neu ei drosglwyddo i rywun arall

'Chwilio am drwbwl', e.e. chwilio am farciau coch neu frown (gwaed neu ysgarthion), monitro'ch hun neu bobl eraill am arwyddion o afiechyd

Math o sylw dethol yw hwn; unwaith y dechreuwch chi edrych, byddwch chi'n gweld marciau ar wrthrychau na fyddai unrhyw un arall yn sylwi arnyn nhw. Drwy daflu'r gwrthrychau ('gwell diogel nag edifar') dydych chi ddim yn cael cyfle i ddarganfod bod y marciau ar y gwrthrychau yn ddiniwed. Drwy ganolbwyntio ar arwyddion o afiechyd, byddwch yn sylwi ar y sniffiad neu'r pesychiad lleiaf

OCD PENDRONI

Drwy gydol y dydd, mae pob math o feddyliau'n mynd drwy'n pennau, p'un a ydyn ni'n ymwybodol ohonyn nhw ai peidio, a does dim math o gyfyngiad ar eu cynnwys. Efallai y bydd meddyliau'n cael eu hysgogi gan rywbeth penodol, fel gweld siop gardiau a chofio bod ffrind yn cael ei ben-blwydd. Dro arall, gall meddyliau ymddangos yn ddigymell, gan roi'r argraff eu bod yn ymddangos o nunlle. Os byddwch yn meddwl, dyweder, am gasglu dillad glân o'r golchdy, neu'n cael atgof o wyliau braf neu'n cael syniad gwych ar gyfer stori, mae'n annhebygol y bydd ymddangosiad sydyn meddyliau fel hyn yn peri unrhyw annifyrrwch. Yn wir, maen nhw'n debygol o gael eu hystyried yn feddyliau defnyddiol, cadarnhaol neu niwtral, a gellir anghofio amdanyn nhw eiliadau yn ddiweddarach. Fodd bynnag, o ystyried natur ein meddyliau, rydyn ni'n siŵr o feddwl am rywbeth y gellid ei ystyried yn negyddol yn hwyr neu'n hwyrach; er enghraifft, meddwl am berthynas yn marw neu feddwl pa mor hawdd fyddai neidio o flaen y trên nesaf. I rai pobl, gall profi 'meddyliau ymwthiol' mor negyddol fod yn anghyfforddus iawn, wrth iddyn nhw ddyfalu pam y cawson nhw'r fath syniad, a beth yn union mae'n ei olygu.

Mae pendroni obsesiynol yn disgrifio'r broses o ymateb i feddyliau ymwthiol anghysurus drwy feddwl amdanyn nhw drosodd a throsodd mewn ymgais i ddatrys yr anghysur. Mae'r math hwn o OCD yn *edrych* yn wahanol i ffurfiau eraill yn yr ystyr nad oes gorfodaethau corfforol amlwg; weithiau cyfeirir ato fel 'O pur' i adlewyrchu hynny. Fodd bynnag, er nad ydyn nhw o bosib yn amlwg, mae'r gorfodaethau yn digwydd y tu mewn i feddwl yr unigolyn. Efallai eu bod ar ffurf 'cyfnewid' meddyliau pryderus am feddyliau eraill, neu 'ymrafael' neu ddadlau â nhw'n feddyliol. Weithiau, mae gorfodaethau corfforol cynnil iawn ar waith hefyd, fel osgoi sefyllfaoedd penodol neu gymryd gofal ychwanegol, gan ddibynnu ar gynnwys y pendroni. Weithiau, gall pendroni obsesiynol ddigwydd ynghyd â gorfodaethau corfforol amlwg.

MEDDWL YMWTHIOL	CYNNWYS Y PENDRONI
Person heterorywiol yn cael delwedd o rywun o'r un rhyw wrth gael profiad rhywiol	Ydw i'n hoyw?
Meddwl bod plentyn ysgol yn dlws	Ydw i'n bedoffeil?
Meddwl am farwolaeth	Ai rhagargoel yw hyn?
Meddwl pa mor hawdd fyddai hi i foddi'ch babi wrth ei olchi	A allwn i fynd yn wallgof a gwneud rhywbeth ofnadwy?
Dydy fy meddyliau ddim yn cyd-fynd ag OCD	Beth os nad oes gen i OCD a fy mod i'n berson ofnadwy am fy mod i'n cael meddyliau negyddol?

Mae yna adegau pan fyddai'r rhan fwyaf o bobl yn ymateb i feddyliau ymwthiol fel y rhai uchod drwy ystyried beth roedd hynny'n ei ddweud amdanyn nhw. Gydag OCD pendroni, mae'r person yn wirioneddol gaeth i'r amheuaeth, ac yn methu symud ymlaen heb geisio datrys y pryder yn feddyliol. Gallwch wybod a yw eich ymatebion i feddyliau yn orfodaethau ai peidio drwy ofyn i chi'ch hun, pan fyddwch chi'n profi meddwl ymwthiol, a ydych chi'n gallu'i ollwng a'i ddiystyru heb deimlo'n rhy bryderus? Os nad ydych chi, a'ch bod yn sylwi eich bod yn treulio llawer o amser mewn cylch ailadroddus a gorbryderus o bwyso a mesur ystyr eich meddyliau a pham rydych chi'n eu cael, yna efallai fod gennych chi'r math 'pendroni' o OCD.

NID AR HAP MAE PENDRONI'N DIGWYDD!

I lawer o bobl sy'n cael eu poeni gan bendroni cyson, mae'r cwestiwn 'Pam ydw i'n cael y meddwl hwn?' yn bwysig iawn. Y gwir amdani yw nad rhywbeth sy'n digwydd ar hap yw pendroni. Mae patrwm iddo; mae mamau a thadau cariadus yn cael eu poeni gan feddyliau am niweidio, cam-drin neu esgeuluso eu plant, mae'r person crefyddol yn cael ei boeni gan feddyliau cableddus, y person addfwyn gan feddyliau treisgar, y person eangfrydig gan feddyliau hiliol ac ati. Felly beth mae'r patrwm hwn yn ei olygu? Yn syml, gydag OCD, mae meddyliau ymwthiol yn canolbwyntio *ar eich ofnau mwyaf.* Beth allai fod yn waeth (ac yn fwy gofidus) i fam gariadus na'r syniad a'r ddelwedd o wthio nodwydd i lygad ei babi? Ar ôl cael un o'r meddyliau hyn, efallai y byddech yn ei gydnabod am yr hyn yw e (sef eich ofn mwyaf), yn teimlo rhyw ias ac wedyn yn bwrw ymlaen i fwydo'ch babi annwyl. Fodd bynnag, mae rhai pobl (a hynny'n ddigon dealladwy) yn dychryn cymaint wedi i syniad o'r fath ymwthio i'w meddwl fel eu bod yn neidio i'r casgliad anghywir… 'Mae meddwl y fath beth yn golygu fy

---

A OES GEN I OCD PENDRONI?

Ydych chi'n cael meddyliau, amheuon neu ddelweddau sy'n peri gofid i chi neu feddyliau rydych chi'n tybio na ddylech eu cael? Pan fydd eich meddyliau'n eich poeni chi, ydych chi'n:

- Ceisio darganfod beth yw ystyr eich meddyliau?
- Gwthio'r meddyliau o'ch pen neu geisio meddwl yn fwriadol am rywbeth 'da'?
- Ceisio dadlau â'r meddyliau neu â chi'ch hun?
- Ceisio holi am sicrwydd gan eraill nad yw'r meddyliau'n golygu'r hyn rydych chi'n meddwl maen nhw'n ei olygu?
- Ydych chi'n adolygu'ch meddyliau a/neu eich gweithredoedd yn eich pen dro ar ôl tro?
- Ydy'r broses hon yn gwneud i chi deimlo'n orbryderus?
- Ydych chi'n treulio cryn dipyn o amser yn gwneud hyn, ar draul pethau eraill mewn bywyd?

mod yn wyrdroëdig, yn rhywun sy'n cam-drin plant'. I rywun sydd ag OCD, gall camddehongliad o'r fath arwain at lwyth o ymatebion problemus… cilio oddi wrth y babi, mynnu bod pobl eraill gyda chi bob tro y byddwch chi gyda'r babi, ceisio gwthio'r meddyliau ymaith, a'r holl ymatebion obsesiynol, gwrthgynhyrchiol eraill a ddisgrifir uchod. Heb sôn am yr ofn a'r anhapusrwydd annioddefol sy'n dilyn y fath ddehongliad… Wrth gwrs, mae hynny'n gwneud eich patrymau meddwl yn fwy negyddol fyth, gan ffurfio un o'r cylchoedd cythreulig hynny sy'n galluogi OCD i ffynnu. Gweler hefyd dudalen 76.

PRYD NAD YW PENDRONI YN OCD?

Mae pendroni yn broses seicolegol sy'n cyd-fynd â llawer o wahanol anhwylderau. Er enghraifft, gydag iselder, mae pobl yn aml yn pendroni ynghylch pam yr aeth pethau o chwith iddyn nhw, neu pam maen nhw mor ddi-werth. Mae'r math hwn o bendroni yn tueddu i ganolbwyntio ar ddigwyddiadau'r gorffennol ac mae'n cynnal hwyliau gwael yr unigolyn. O safbwynt bywyd o ddydd i ddydd, mae pendroni yn cyd-fynd â straen beunyddiol. Gall myfyrio ein cynorthwyo i benderfynu sut i symud ymlaen gyda rhai problemau. Fodd bynnag, ar lefel glinigol, mae pendroni neu bryder di-fudd yn rhan o broblem a elwir yn anhwylder gorbryder cyffredinol (GAD: Generalised Anxiety Disorder), lle mae pryderon ynghylch materion bob dydd yn rheoli bywyd yr unigolyn. Mae pobl â GAD yn poeni'n gyson am bob math o drychinebau a pheryglon a allai ddigwydd neu beidio; er enghraifft, 'Beth os na allaf dalu'r bil nwy nesaf?' neu 'Beth os bydd fy ngŵr yn fy ngadael?' Mae'r pryder yn tra-arglwyddiaethu i'r fath raddau fel nad ydyn nhw'n gallu mwynhau agweddau cadarnhaol bywyd. Maen nhw'n aml yn dechrau poeni am y ffaith eu bod yn poeni, ac mae hyn yn datblygu'n gylch cythreulig.

Mae pendroni mewn perthynas ag OCD yn wahanol, yn yr ystyr bod y gorbryder yn cael ei achosi gan y profiad o gael y meddwl negyddol yn y lle cyntaf yn hytrach na phoeni gormod am amrywiaeth o bynciau bob dydd. Mae'r gorbryder yn deillio o'r teimlad fod meddwl o'r fath yn arwydd o rywbeth drwg amdanoch chi, a bod angen i chi ddelio â'r meddwl hwnnw drwy roi mwy o ystyriaeth iddo.

SUT MAE PENDRONI YN DOD YN BROBLEM?
Credoau cefndirol a sefyllfaoedd sbarduno

Fel gyda phob math o OCD, mae pobl sy'n pendroni yn aml yn ofalus a chydwybodol wrth reddf. Gall cynnydd mewn straen a lefelau cyfrifoldeb gyfrannu at bendroni yn ei ystyr fwyaf cyffredinol. Mewn rhai achosion, mae'n dechrau gyda phrofiad clir o feddwl negyddol penodol mewn cyd-destun arbennig a lenwodd yr unigolyn â gorbryder ac ofn.

Mae pendroni yn disgrifio dull arbennig o ymateb i feddyliau ymwthiol – gall y cynnwys fod yn amrywiol iawn, yn hollol unigol, a gall hefyd newid dros amser i'r un person. Yr hyn sydd bob amser yn wir yw bod cael y meddyliau yn tarfu ar y person hwnnw ac yn peri gorbryder. Y rheswm mae meddyliau ymwthiol yn tarfu ar bobl yw oherwydd, iddyn nhw, y gallai'r meddwl ddangos bod rhywbeth maen nhw'n ei ystyried yn arbennig o wrthun yn wir amdanyn nhw. Mae beth y mae hyn yn ei olygu yn amrywio o berson i berson. Er enghraifft, gall mam newydd gael ei dychryn gan feddwl ymwthiol amdani'n mygu ei phlentyn, gan y gallai olygu ei bod yn berson ofnadwy a fyddai'n gallu gwneud rhywbeth dychrynllyd. Gydag OCD pendroni, mae'r person yn cael ei lyncu gan ysfa i geisio deall cynnwys y meddyliau a beth mae'n ei olygu i feddwl y fath beth yn y lle cyntaf.

Ystyr meddyliau

Ar y cyd ag amgylchiadau cefndirol cyffredinol, mae credoau penodol ynghylch natur a phwysigrwydd meddyliau yn bwysig iawn yn natblygiad OCD pendroni. Mae credoau cyffredin yn cynnwys, 'Mae credu rhywbeth drwg yr un peth â gwneud rhywbeth drwg' ac 'Os wyf yn meddwl rhywbeth, mae'n rhaid fy mod i eisiau iddo ddigwydd'. Mae credoau hefyd yn chwarae rhan bwysig yn y ffordd y mae pobl wedyn yn ymateb i feddyliau annifyr. Enghreifftiau mynych yw: 'Mae'n anghywir anwybyddu meddyliau' ac 'Alla i ddim cymryd y risg y daw'r meddwl yn wir'.

Dadlau meddyliol a'r angen am sicrwydd

Mae pendroni yn aml yn cynnwys ymrafael ag ystyr meddyliau i geisio penderfynu a ydyn nhw'n wir ai peidio. Gan fod y dehongliad yn aml yn frawychus iawn i'r bobl dan sylw (ydw i'n ddrwg / yn wallgof / yn wyrdroëdig?), maen nhw'n aml eisiau bod yn hollol siŵr, a hynny'n ddigon dealladwy, nad ydyn nhw'r hyn maen nhw'n ei ofni cyn gallu symud ymlaen – mae angen setlo'r 'ddadl'. Yr anhawster yn y fan hon yw bod y ddadl yn ofer oherwydd mai sothach meddyliol a gododd ar hap yw'r meddwl neu'r amheuaeth ymwthiol; dydy dadlau meddyliol yn ei gylch yn cyflawni dim byd ond gwneud i'r meddwl deimlo'n bwysicach ac yn fwy credadwy.

Gyda llawer o bethau sy'n ganolbwynt i bendroni obsesiynol, mae'n anodd bod yn hollol sicr nad ydyn nhw'n wir. Sut allwch chi *brofi* i chi'ch hun y tu hwnt i bob amheuaeth eich bod chi'n berson da? Mae'n siŵr y gallwn ni i gyd feddwl am enghraifft lle gwnaethon ni ymddwyn yn fyrbwyll, tramgwyddo rhywun neu wneud rhywbeth o'i le, neu gael meddwl rhywiol nad oedd yn cyd-fynd â'n tuedd rywiol arferol. Ydy hyn yn golygu ein bod ni'n ddrwg, neu'n bod ni'n dweud celwydd wrthym ni ein hunain? Mewn gwirionedd, mae'r mathau hyn o nodweddion yn fwy cymhleth na hynny; maen nhw'n arlliwiau o lwyd yn hytrach nag yn ddu a gwyn – dydy gallu meddwl am enghraifft o beidio â bod yn hollol dda ddim yn golygu eich bod chi'n hollol ddrwg. Felly, os ystyriwch a ydych chi gant y cant yn sicr o'r priodoleddau yma, os edrychwch chi'n hynod ofalus, bydd rhyw amheuaeth yn debygol o groesi'ch meddwl, waeth pa mor fach. Mae hyn yn arbennig o anodd os oes angen i chi fod yn sicr cyn y gallwch chi ganiatáu i chi'ch hun symud ymlaen a rhoi'r gorau i feddwl am rywbeth. Mewn gwirionedd, po fwyaf y byddwch chi'n ceisio bod yn sicr, lleiaf sicr fyddwch chi. Yn y modd hwn, gall pobl fynd yn gaeth i gylchoedd o bendroni.

Gydag OCD pendroni, mae'r person yn cael ei lyncu gan ysfa i geisio deall cynnwys y meddyliau. Fodd bynnag, y broses sy'n cynnal y broblem yn anad dim arall yw'r pendroni ei hun.

ACHOS ENGHREIFFTIOL

Daeth Meilyr yn dad am y tro cyntaf yn ei dridegau cynnar. Roedd bob amser wedi meddwl amdano'i hun fel person cyfrifol ac roedd yn edrych ymlaen at enedigaeth ei blentyn. Roedd ef a'i gymar wrth eu bodd pan gyrhaeddodd y ferch fach ac roedden nhw'n rhieni gofalus a chariadus iawn. Pan oedd y babi yn chwe wythnos oed, roedd Meilyr yn newid ei chlwt pan feddyliodd, 'Fe allet ti farw'. Llenwyd Meilyr ar unwaith â theimlad o arswyd ac ystyriodd tybed pam roedd y meddwl hwn wedi dod i'w ben bryd hynny. Roedd y gorbryder mor gryf fel bod ganddo ofn dychrynllyd y gallai hyn olygu, er mai dyna'r peth olaf a ddymunai, fod ganddo feddyliau negyddol am ei blentyn ei hun rywle'n ddwfn yn ei isymwybod. Er nad oedd yn arbennig o ofergoelus am bethau eraill, roedd hyn yn teimlo'n rhy bwysig i'w anwybyddu. Roedd wedi darllen straeon papur newydd am ddynion yn lladd eu plant ac roedd yn poeni y gallai fynd i'r cyflwr meddwl hwnnw ei hun, beth bynnag ydoedd. Dywedodd yn ofalus wrtho'i hun, 'Dydw i ddim eisiau i ti farw; fe wna i dy gadw di'n ddiogel.' Yna roedd yn poeni mai geiriau yn unig oedd y rhain ac nad oedd yn eu golygu mewn gwirionedd. Dechreuodd Meilyr chwilio am dystiolaeth ei fod yn caru'r babi ac nad oedd am i unrhyw beth drwg ddigwydd iddi.

Profodd Meilyr feddwl ymwthiol negyddol ar adeg pan oedd yn teimlo'n hapus ac yn gofalu am ei fabi newydd bregus. Gan fod y meddwl hwnnw'n gwbl annisgwyl ac am nad oedd yn gweddu i'r sefyllfa, fe wnaeth 'sefyll allan' yn ei feddwl ac o ganlyniad, teimlai'n bwysig. Ymateb cyntaf Meilyr oedd ei fod yn golygu y byddai rhywbeth ofnadwy yn digwydd go iawn. Roedd yr hyn a gredai am bwysigrwydd meddyliau yn gwneud ei feddwl annisgwyl o negyddol yn anodd iawn ei anwybyddu. Wrth iddo ymdrechu i'w ddeall, roedd yn teimlo gorbryder cynyddol ynghylch ei deimladau ei hun tuag at y babi, a gyda phob ymgais i dawelu ei feddwl, teimlai fwy a mwy o amheuaeth. Wrth i'w orbryder gynyddu, teimlai'n gynyddol ofnus y byddai'n colli rheolaeth.

SUT MAE PROBLEM BENDRONI YN GWAETHYGU?
Gorbryder fel tystiolaeth

Un o ddiffygion cyffredin OCD yw meddwl 'oherwydd fy mod yn teimlo'n orbryderus, mae'n rhaid bod rhywbeth o'i le'. Mae hyn yn arbennig o niweidiol, gan fod yr ystyr a roddir i'r meddwl yn achosi gorbryder, ac mae hynny wedyn yn cael ei dderbyn fel tystiolaeth bod y dehongliad yn gywir. Rhesymu cylchol yw hwn, ond gall fod yn bwerus iawn pan fyddwch chi'n gaeth mewn patrwm o bendroni. Dydy'r ffaith bod rhywbeth yn 'teimlo' yn wir ddim yn ei wneud yn wir, er bod rhoi hygrededd i'r teimladau yma yn ymddangos yn rhan o'r natur ddynol. Mae gamblwyr lu wedi 'teimlo'n lwcus' cyn gosod bet aflwyddiannus a gostiodd yn ddrud iawn iddyn nhw.

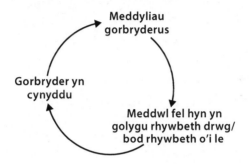

Meddwl 'hudol'

Mae ofergoelion yn gyffredin i bob cymdeithas. Mae'r manylion yn amrywio'n aruthrol, o roi esgidiau ar fwrdd i gerdded o dan ysgol neu dorri drych. Ym mhob achos, bydd mynd yn groes i'r ofergoel rywsut yn achosi i rywbeth drwg ddigwydd yn y pen draw. Does yr un mecanwaith i alluogi'r pethau hyn i achosi 'anlwc', felly drwy ryw fath o 'hud' y mae hyn yn digwydd. Mae'r syniadau wedi gwreiddio i'r fath raddau o fewn cymdeithas nes ei bod yn gyffredin teimlo arswyd neu orbryder pan fyddwch chi'n herio ofergoel, hyd yn oed os ydych chi'n eich ystyried eich hun yn berson rhesymol iawn. Yn ystod ei fywyd, yn hwyr neu'n hwyrach bydd rhywbeth drwg yn digwydd i unigolyn, neu i rywun mae'n ei garu, ac ymateb digon cyffredin yw priodoli hynny i ddenu lwc ddrwg drwy fynd yn groes i gred ofergoelus. Afraid dweud y bydd llawer o bethau da yn digwydd yn ystod yr un cyfnod, ond mae'n hawdd iawn eu hanwybyddu. Mae cysylltiad cyffredinol ac amhenodol o'r math hwn yn bwydo'r syniad bod mynd yn groes i'r ofergoel rywsut wedi achosi i'r peth drwg ddigwydd. Gall meddwl hudol gyfrannu at broblemau pendroni, gyda chyd-ddigwyddiadau yn cael eu hystumio i awgrymu cysylltiad go iawn.

Ystyr dadlau meddyliol

Mae pendroni, sef cnoi cil ar feddyliau a digwyddiadau drosodd a throsodd, yn cynyddu amheuaeth a gorbryder. O'r herwydd, gall hefyd danseilio hyder pobl ynddyn nhw'u hunain, gan ymddangos fel pe bai'n cadarnhau eu credoau eu bod yn ddrwg neu'n beryglus. Problem arall yw bod pobl weithiau'n datblygu cred ychwanegol eu bod nhw'n mynd yn wallgof *oherwydd* eu bod yn pendroni am oriau. Yn yr achos hwnnw, os ydyn nhw'n 'derbyn y meddyliau' ac yn rhoi'r gorau i bendroni maen nhw'n ddrwg, ac os ydyn nhw'n aros yn gaeth i OCD maen nhw'n teimlo eu bod yn wallgof. Mae hon yn agwedd ddyrys iawn ar gymhlethdod OCD.

> Daeth Meilyr yn hynod ofalus wrth wneud unrhyw beth dros y babi, yn enwedig pan oedd yn newid ei chlwt. Byddai'n mynd i'r afael â'r dasg hon gyda chryn anesmwythyd, a gallai deimlo'i hun yn mynd yn orbryderus wrth i'r amser agosáu rhag ofn iddo gael meddwl 'drwg'. Byddai bob amser yn dweud wrtho'i hun cyn gwneud hyn ei fod yn caru'r babi yn fawr iawn ac nad oedd am iddi farw. Byddai'n rhestru'r rhesymau pam wrtho'i hun – ei fod yn gofalu am y babi, ei fod wedi bod eisiau'r babi. Er hynny, wrth edrych ar y babi weithiau, roedd yn ei chael yn anodd iawn bod yn sicr ei fod yn teimlo cariad 'cyflawn' tuag ati. Roedd yn meddwl tybed a oedd yn twyllo'i hun, yn chwarae rôl yn unig. Oherwydd ei fod yn cael yr holl feddyliau gwallgof yma, efallai'n wir y gallai wneud rhywbeth drwg. Wnaeth e ddim trafod ei feddyliau ymwthiol yn agored, ond holodd am lawer o sicrwydd ei fod yn berson gwerth chweil gan ffrindiau a pherthnasau.

Mwya'n y byd roedd Meilyr yn pendroni, mwya'n y byd oedd ei orbryder, a chryfa'n y byd oedd ei ysfa i bendroni er mwyn deall a oedd yn beryglus ai peidio. Doedd chwilio am dystiolaeth ei fod yn 'caru' ei fabi yn gwneud dim ond gwaethygu'r broblem; gan ei bod yn anodd diffinio'r hyn roedd yn edrych amdano, roedd mewn gwirionedd yn amhosib dod o hyd i ateb pendant. Y cyfan wnaeth hyn oedd gwneud iddo deimlo'n fwy gorbryderus, a chafodd fwy o feddyliau ymwthiol a oedd yn ymddangos fel pe baen nhw'n awgrymu'r gwrthwyneb.

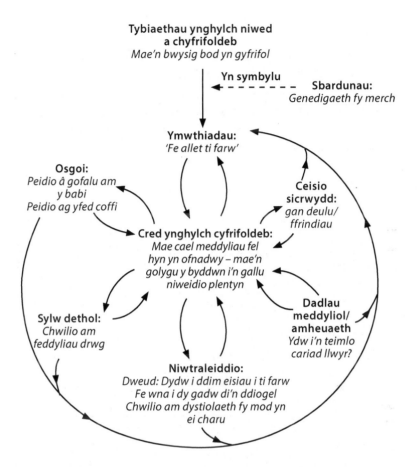

**Tybiaethau ynghylch niwed
a chyfrifoldeb**
Mae'n bwysig bod yn gyfrifol

Yn symbylu

Sbardunau:
Genedigaeth fy merch

Ymwthiadau:
'Fe allet ti farw'

Osgoi:
*Peidio â gofalu am
y babi
Peidio ag yfed coffi*

**Ceisio
sicrwydd:**
*gan deulu/
ffrindiau*

Cred ynghylch cyfrifoldeb:
*Mae cael meddyliau fel
hyn yn ofnadwy – mae'n
golygu y byddwn i'n gallu
niweidio plentyn*

Sylw dethol:
*Chwilio am
feddyliau drwg*

**Dadlau
meddyliol/
amheuaeth**
*Ydw i'n teimlo
cariad llwyr?*

Niwtraleiddio:
*Dweud: Dydw i ddim eisiau i ti farw
Fe wna i dy gadw di'n ddiogel
Chwilio am dystiolaeth fy mod yn
ei charu*

BETH SY'N DIGWYDD OS YW'R OCD YN DAL I GYNYDDU?

Unwaith y bydd pendroni yn gafael, gall ddechrau ymyrryd â sawl agwedd ar fywyd a hyd yn oed gymryd yr awenau. Efallai y gwelwch ei fod yn llyncu llawer o'ch amser, ac yn ei gwneud hi'n anodd bod o gwmpas pobl gan fod eich pen mor llawn o'r meddyliau hyn. Mae'n debyg y byddan nhw hefyd yn cadw'ch hwyliau'n wael iawn. Weithiau, mae'n bosib y byddwch chi'n teimlo'n orbryderus neu'n ddig wrth eraill am darfu ar eich pendroni, neu am ddweud rhywbeth sy'n sbarduno cyfnod newydd o bendroni.

Pendroni: osgoi

Os ydych chi'n ceisio cadw'ch hun yn ddiogel drwy osgoi sefyllfaoedd 'peryglus', mae'n golygu nad yw'r broblem wedi diflannu, ond bod eich bywyd wedi addasu i dderbyn y broblem. Mae hon yn ffordd bwerus o fwydo'r gred bod angen i chi ymgymryd â rhagofalon arbennig er mwyn aros yn ddiogel, bod eich ofn gwaethaf mewn gwirionedd yn wir. Mae osgoi hefyd yn golygu cyfyngu ar eich bywyd mewn rhyw ffordd, ac mae'n gallu bod yn ddinistriol iawn.

> *Dechreuodd Meilyr gael mwy o feddyliau nad oedd yn caru'r babi ac y gallai fod eisiau iddi farw. Pan fyddai'n cael y meddyliau hyn, byddai'n troi cefn ar y babi ac yn ailadrodd 'Dwi'n dy garu di a dydw i ddim eisiau i ti farw'. Roedd cael y fath feddyliau'n peri cywilydd mawr iddo. Yn fuan, dechreuodd Meilyr wneud esgusodion er mwyn osgoi gofalu am y babi, er mawr boendod i'w gymar na wyddai pa mor ddifrifol oedd ei bryderon. Dechreuodd gwestiynu ei hun mewn perthynas ag agweddau eraill ar ei fywyd; a oedd yn caru ei gymar, ac a oedd e wedi caru ei rieni mewn gwirionedd? Roedd yn ymgolli yn ei feddyliau yn aml iawn. Er nad oedd pobl eraill yn sylwi, efallai, roedd OCD wedi taflu cysgod tywyll dros fywyd Meilyr.*

Gan fod Meilyr wedi methu â datrys ei amheuon drwy ddadlau meddyliol a cheisio sicrwydd, dechreuodd newid ei fywyd i ffitio o amgylch yr OCD, rhag ofn bod ei amheuon yn wir. Dechreuodd hyn gael effaith enfawr ar ei hwyliau ac ar y bobl o'i gwmpas. Taniodd ei ymddygiad ei gred y gallai wneud rhywbeth ofnadwy ac yntau'n gweithredu fel petai hynny'n wir.

Crynodeb

Fel gyda mathau eraill o OCD, gydag OCD pendroni mae'r gorbryder yn cael ei achosi gan y ffordd rydych chi'n dehongli'r ffaith eich bod yn cael meddyliau negyddol. Daw'r gorfodaethau ar ffurf gwiriadau neu ddadleuon meddyliol sy'n ceisio profi bod eich dehongliad yn anghywir.

YMDDYGIAD DIOGELU	SUT MAE'N CYNNAL Y BROBLEM
Adolygu digwyddiadau'n feddyliol	Mae hwn yn fath o wirio. Mae'n cadw'r ffocws ar berygl ac yn cynyddu amheuaeth. Mae'n tanseilio hyder yn y cof ac yn cynnal teimladau gorbryderus
Ffrwyno meddyliau	Mae ceisio ffrwyno meddyliau yn peri i chi gael mwy ohonyn nhw. Er mwyn peidio â meddwl am rywbeth, mae angen i chi feddwl am yr hyn rydych chi'n ceisio'i wthio ymaith
Holi am sicrwydd	Math o wirio yw ceisio sicrwydd – er y gall gynnig rhyddhad dros dro, mae'n gwneud i chi deimlo'n llai sicr yn y pen draw gan y gallwch bigo beiau yn ateb rhywun bob tro
Osgoi	Mae osgoi yn golygu nad yw'r credoau yn cael eu herio; oherwydd eich bod yn 'ymddwyn fel pe bai' rhywbeth yn wir, mae eich cred obsesiynol yn teimlo'n fwy gwir

CRED SY'N GYSYLLTIEDIG Â GORBRYDER	SUT MAE'N CYNNAL Y BROBLEM
Mae meddwl rhywbeth cynddrwg â'i wneud	Mae hyn yn golygu bod y meddyliau eu hunain yn ffynhonnell perygl – mae'n amhosib peidio â chael y meddyliau hyn
Dwi'n berson drwg a pheryglus neu fyddwn i ddim yn cael meddyliau o'r fath	Oherwydd eich bod yn poeni am fod yn ddrwg, rydych chi'n chwilio'n gyson am 'feddyliau drwg'. O ganlyniad, byddwch yn sylwi ar bob meddwl sy'n cyd-fynd â'r syniad hwn a byddwch yn cynhyrchu mwy o feddyliau o'r fath. Os yw hyn yn ymddangos fel 'tystiolaeth', bydd yn atgyfnerthu'r gred. Mae hwn yn gylch cythreulig

CRED SY'N GYSYLLTIEDIG Â GORBRYDER	SUT MAE'N CYNNAL Y BROBLEM
Er mwyn teimlo'n ddiogel, mae'n rhaid i mi fod yn berffaith siŵr na fydda i'n gwneud dim o'i le	Mae'n amhosib cael ymdeimlad o sicrwydd ynghylch amheuon obsesiynol. Po fwyaf y ceisiwch chi fod yn sicr, lleiaf sicr fyddwch chi'n teimlo, ac felly byddwch yn mynd yn gaeth i gylch cythreulig
Mae'r meddyliau dwi'n eu cael yn dweud rhywbeth sylfaenol amdana i	Bydd y gred hon yn eich gyrru i geisio canfod beth yw 'gwir' ystyr y meddwl
Gall meddyliau gorbryderus wneud niwed i fy ymennydd	Meddwl yw hwn, wrth gwrs, sy'n peri gorbryder, ac mae'n un o faglau nodweddiadol OCD

OCD CREFYDDOL (CYDWYBODOLDEB)

Rydyn ni'n gwybod bod OCD yn gweithio drwy dorri ar draws ac ymyrryd ag agweddau pwysig ar eich bywyd. Os ydych chi'n berson crefyddol, bydd OCD yn ceisio ymdreiddio i'ch bywyd crefyddol. Mae obsesiynau crefyddol a moesol yn rhai o'r mathau cynharaf o OCD i gael eu cofnodi. Roedd llawer o ffigurau crefyddol hanesyddol adnabyddus wedi cael eu hanesmwytho gan feddyliau ac amheuon ymwthiol am eu ffydd; ymhlith y rhai enwocaf mae Martin Luther a John Bunyan.

Mae meddyliau 'cableddus' yn enghraifft glir iawn o sut gall yr un meddwl olygu rhywbeth gwahanol i wahanol bobl. Er enghraifft, gall meddwl am ffigur crefyddol yn noeth fod yn ddychrynllyd ac yn ofidus i rywun o'r ffydd honno; i anffyddiwr mae'n ddibwys, a gall hyd yn oed fod yn ddoniol i rywun â theimladau cryf yn erbyn crefydd.

Mae bod ag amheuon a chwestiynau am ddysgeidiaeth grefyddol, cwestiynu'ch ffydd neu bryderu nad ydych chi'n gydwybodol nac yn driw i'ch ffydd yn rhan arferol o fywyd crefyddol. Mae pobl fel arfer yn delio ag amheuon o'r fath drwy drafod neu fyfyrio, neu bydd y pryderon yn cilio. Gydag OCD crefyddol, bydd yr amheuon hyn yn codi'n gyson, gan aflonyddu arnoch a'ch ypsetio; mae hefyd yn bosib y bydd delweddau neu feddyliau annifyr am eich crefydd yn dod i'w canlyn. I lawer o bobl sydd â'r math hwn o OCD, mae'n llethu eu gwir deimladau crefyddol yn llwyr.

Os oes gennych chi OCD crefyddol, fydd hi ddim yn hawdd i chi ddiystyru'r meddyliau neu'r delweddau hyn; yn hytrach, byddwch chi'n credu bod y meddyliau hyn yn arwyddocaol ac yn bwysig. Mae'n bosib bod meddyliau o'r fath wedi aflonyddu'n sylweddol arnoch, neu beri i chi deimlo'n anghyfforddus neu'n orbryderus iawn. Mae'n debyg hefyd i chi ddarganfod, po fwyaf y byddwch chi'n cymryd sylw o'r meddyliau hyn, anoddaf yw hi i chi ddilyn eich crefydd a chyfranogi ohoni. Efallai eich bod wedi osgoi cael unrhyw beth i'w wneud â'ch ffydd rhag ofn i feddyliau, amheuon neu ddelweddau ymwthiol ymddangos. Efallai'n wir eich bod yn credu bod y fath feddyliau yn dweud rhywbeth drwg iawn amdanoch chi.

A OES GENNYCH CHI BROBLEM GYDAG OCD CREFYDDOL?

- Ydych chi wedi cael meddyliau, amheuon neu ddelweddau sy'n gysylltiedig â'ch crefydd sydd wedi'ch cynhyrfu neu sydd wedi peri i chi feddwl na ddylech chi fod yn eu cael?
- Pan fyddwch chi'n gweddïo neu'n ymarfer eich crefydd, oes yna feddyliau, amheuon neu ddelweddau trallodus yn amharu arnoch chi'n aml?

Os ydych chi'n poeni am gael y meddyliau hyn ac yn credu y gallai olygu rhywbeth drwg amdanoch chi, efallai eich bod wedi dechrau ceisio gwneud rhywbeth ynghylch y meddyliau, gwneud iawn am eu cael, neu geisio osgoi eu cael yn y lle cyntaf. Pan fydd y meddyliau hyn yn tarfu arnoch chi, ydych chi:

- Yn gwthio'r meddyliau allan o'ch pen neu'n ceisio meddwl yn fwriadol am rywbeth 'da'?
- Yn ceisio dadlau â'r meddyliau, neu â chi'ch hun?
- Yn gweddïo mwy, gan ddefnyddio gweddïau cymhleth neu ailadroddus efallai?
- Yn ceisio sicrwydd gan eraill eich bod yn ddigon crefyddol, neu nad yw cael y fath feddyliau yn golygu eich bod chi'n ddrwg?

Ydych chi wedi bod yn osgoi:

- Mynd i mewn i adeiladau crefyddol, neu hyd yn oed gerdded heibio iddyn nhw?
- Cyffwrdd neu ddarllen llyfrau neu eitemau crefyddol eraill?
- Gweddïo / dilyn arferion crefyddol?
- Sôn am y meddyliau hyn wrth unrhyw un sy'n rhannu'ch ffydd?

OES GEN I OCD CREFYDDOL?

- Ydych chi'n cael eich poeni gan feddyliau, amheuon neu ddelweddau ymwthiol sy'n gysylltiedig â'ch crefydd?
- Ydy'r meddyliau hyn wedi'ch arwain chi i geisio rhoi'r gorau i gael y meddyliau a cheisio gwneud iawn am eu cael yn y lle cyntaf?
- Ydych chi wedi bod yn osgoi ymarfer eich crefydd?

SUT MAE OCD CREFYDDOL YN DOD YN BROBLEM?

Profiadau/syniadau cefndirol a sefyllfaoedd sbarduno

Mae'n bosib cael OCD gydag unrhyw grefydd. Os yw'ch crefydd yn arbennig o haearnaidd a llym, mae mwy o gyfleoedd i brofi meddyliau ymwthiol ynghylch priodoldeb eich ymddygiad neu gyflawni arfer crefyddol yn gywir. Weithiau, mae pobl yn sôn iddyn nhw gael deongliadau 'du a gwyn' iawn o grefydd pan oedden nhw'n ifanc. Er enghraifft, efallai iddyn nhw gael eu dysgu bod Duw yn gwybod popeth ac y byddai pechaduriaid yn cael eu hanfon i dân uffern. Mae credoau a all ffurfio a chwarae rhan bwysig mewn OCD yn cynnwys 'mae meddwl rhywbeth cynddrwg â'i wneud' ac 'mae'n bechadurus i feddwl yn wael am unrhyw un'.

Ystyr meddyliau / amheuon / delweddau; credoau sy'n ymwneud â gorbryder

Gydag OCD crefyddol, mae pobl yn credu ei bod yn ddrwg cael y meddyliau, yr amheuon neu'r delweddau yma, a bod eu cael yn golygu eu bod yn bobl ddrwg, ac yn ddigon dealladwy, mae hynny'n peri iddyn nhw deimlo'n orbryderus, yn euog ac wedi ypsetio. Y broblem gyda'r gred hon yw na allwn reoli'r hyn rydyn ni'n ei feddwl – mae pob un ohonom yn cael meddyliau ymwthiol am bob math o bethau. Dydy meddyliau crefyddol ymwthiol yn ddim gwahanol i feddyliau ymwthiol eraill.

ACHOS ENGHREIFFTIOL

Roedd Rhodri yn mwynhau mynd i'r eglwys bob wythnos ac yn astudio ei Feibl bob dydd. Unwaith, pan oedd gartref yn darllen ei Feibl, cafodd ddelwedd ohono'i hun yn cael rhyw gyda chariad ei ffrind gorau. Roedd wedi ypsetio oherwydd iddo feddwl hyn ar yr un pryd ag yr oedd yn ceisio canolbwyntio ar ei astudiaethau Beiblaidd. Dechreuodd ei galon guro'n gyflym, ac aeth yn boeth ac yn ddryslyd. Sylwodd ei fod yn teimlo pinnau bach yn ei organau cenhedlu, a wnaeth iddo ypsetio fwy fyth.

Credai Rhodri y dylai pobl fod yn 'bur eu meddwl, eu gair a'u gweithred' a bod 'meddwl rhywbeth cynddrwg â'i wneud'. Iddo ef, roedd cael y meddwl rhywiol ymwthiol cynddrwg â'i roi ar waith; roedd meddwl y fath beth wrth ddarllen ei Feibl yn golygu ei fod yn berson drwg. Cadarnhawyd hyn gan y teimladau yn ei organau cenhedlu, a oedd fel petai'n profi nad rhywbeth yn y meddwl yn unig oedd hyn. Oherwydd ei gred bod cael y meddyliau hyn yn bechadurus, ceisiodd wneud pethau i'w atal rhag cael y meddyliau yn y lle cyntaf ac i sicrhau na fyddai'n mynd yn fwy 'pechadurus' fyth.

SUT MAE OCD CREFYDDOL YN GWAETHYGU?
Ffrwyno meddyliau
Os ceisiwch beidio â meddwl am rywbeth penodol, mae'r syniad yn codi'n amlach, sy'n dipyn o baradocs. Ydych chi'n cofio enghraifft yr 'eirth gwyn' ar dudalen 71? Wrth geisio *peidio* â meddwl am eu cenawon del a'u hwynebau blewog, mae'r rhan fwyaf o bobl yn darganfod ei bod yn amhosib peidio â dychmygu eirth gwyn. Mae ceisio peidio â chael meddyliau crefyddol yn gweithio yn yr un modd.

Niwtraleiddio

Mae ceisio cyfaddef i chi gael meddyliau ymwthiol, neu geisio gwneud iawn amdanyn nhw drwy weddïo, yn atgyfnerthu'r syniad bod cael y meddwl yn y lle cyntaf yn beth drwg. Mae'n hoelio'ch sylw o'r newydd ar y meddyliau sy'n mynd drwy eich pen, felly byddwch yn siŵr o sylwi ar unrhyw feddyliau a allai fod yn 'anghywir'. Ar ben hynny, mae'n debyg y gwelwch chi fod meddyliau ymwthiol yn parhau i dorri ar draws eich gweddïau, a gallai hynny beri i chi deimlo bod angen i chi ddechrau eto neu weddïo fwy a mwy bob tro. Efallai y bydd yn anodd teimlo'n fodlon bod eich gweddïau yn 'ddigon'.

Dadlau meddyliol

Mae ceisio argyhoeddi'ch hun, neu ddadlau â chi'ch hun p'un a ddylech chi gael y meddyliau hyn neu beth maen nhw'n ei olygu amdanoch chi, yn gallu eich arwain i hel meddyliau'n fwy fyth. Mae'n annhebygol y bydd y broses yma'n gwneud i chi deimlo'n fwy sicr neu'n tawelu'ch meddwl; mae dadlau meddyliol yn debygol o wneud ichi deimlo'n fwy gorbryderus.

Defodau

Mae gweddïau ac iddyn nhw ffurf ddefodol, gan ailadrodd rhai ymadroddion neu orfod dweud pethau nifer benodol o weithiau, yn ymatebion cyffredin. Mae'r gweddïau defodol yma'n annhebygol o deimlo fel eich gweddïau arferol; dim ond rhyddhad dros dro a gewch chi rhag eich gorbryder, os o gwbl.

Sylw dethol

Wrth i chi boeni mwy am eich meddyliau ymwthiol, byddwch yn dechrau sylwi mwy arnyn nhw. Yn yr un modd, os ydych chi'n monitro'ch corff am arwyddion o gyffro rhywiol, gan ganolbwyntio ar eich organau cenhedlu, gallech dybio bod unrhyw deimlad a gewch yn y rhan honno o'ch corff yn arwydd o gyffro rhywiol. Mae teimlo'n orbryderus yn arwain at lawer o newidiadau mewn teimladau corfforol; os canolbwyntiwch ar *unrhyw* ran benodol o'ch corff, byddwch yn sylwi ar newidiadau. Mae cyffro a gorbryder yn symbylu'r un system.

Sicrwydd

Mae ceisio sicrwydd gan bobl eraill yn strategaeth apelgar iawn, gan y gall eu hatebion dawelu'ch meddwl am gyfnod byr. Fodd bynnag, ar ôl ychydig gall mwy o amheuon sleifio i mewn i'ch meddwl; efallai y byddech yn hoffi gofyn am fwy o sicrwydd, yn gofyn i'r person a yw'n siŵr ei fod yn dweud y gwir, cyn egluro eto beth yn union rydych chi'n ei olygu er mwyn ceisio bod yn sicr ei fod yn ateb eich cwestiwn yn iawn – bydd angen mwy a mwy o sicrwydd arnoch er mwyn cael unrhyw ryddhad rhag eich gorbryder.

> *Ceisiodd Rhodri wthio'r delweddau allan o'i ben; ond sylwodd fod y ddelwedd yn mynd yn gynyddol gignoeth, gan wneud iddo ypsetio a phryderu fwyfwy. Trodd ei gefn ar ddarllen ei Feibl a dechrau gweddïo am faddeuant am yr hyn roedd yn ei ystyried yn bechod. Y tro nesaf yr aeth Rhodri i'r eglwys, roedd yn poeni'n fawr y byddai'n cael meddyliau rhywiol yn ystod y gwasanaeth. Ar ei ffordd i'r eglwys, dechreuodd feddwl am gael rhyw gydag aelodau eraill o'r gynulleidfa a dychmygu'r offeiriad yn noeth. Roedd y delweddau hyn yn peri gofid mawr iddo, a cheisiodd feddwl am yr Iesu ac adrodd ei hoff ddarnau o'r Beibl. Erbyn iddo gyrraedd yr eglwys, roedd yn orbryderus iawn ac yn teimlo'n siŵr fod pobl yn gweld bod rhywbeth o'i le. Ceisiodd sylwi a oedd yn cyffroi yn rhywiol a daeth yn ymwybodol o ysfeydd yn ei organau cenhedlu. Dywedodd wrth ei ffrindiau yn yr eglwys nad oedd yn teimlo'n dda ac aeth adref. Roedd yn teimlo cywilydd ac euogrwydd am ddweud celwydd wrth ei ffrindiau. Gweddïodd am sawl awr, ond wnaeth e ddim meiddio darllen ei Feibl rhag ofn iddo gael rhagor o feddyliau.*

BETH SY'N DIGWYDD OS YW'R OCD YN DAL I GYNYDDU?
Osgoi

Gall deimlo'n haws osgoi sefyllfaoedd lle byddai cael meddyliau ymwthiol yn teimlo'n waeth. Mae'n debyg y bydd osgoi'ch cyfarfodydd neu'ch defodau crefyddol yn gwneud i chi deimlo'n fwy euog ac wedi ypsetio, fel petaech chi'n pechu'n waeth fyth a'ch bod chi'n berson drwg. Gall hyn arwain at amheuon pellach ynghylch eich ymrwymiad i'ch crefydd; gallai'r amheuon hynny hefyd deimlo'n fwy gwir a chredadwy gan eich bod mewn gwirionedd yn treulio llai o amser yn ymwneud â'ch ffydd.

> Dros yr wythnos nesaf, fe wnaeth Rhodri gadw draw oddi wrth ei ffrindiau yn yr eglwys, osgoi darllen ei Feibl ac ymroi bob nos i weddïo. Daeth ei weddïau yn fwy cymhleth ac i lyncu mwy o'i amser, a chafodd ei hun yn ailadrodd rhai ymadroddion gan nad oedd yn siŵr a oedd yn gweddïo'n ddiffuant. Po fwyaf y byddai'n eu hailadrodd, lleiaf sicr y teimlai ei fod yn Gristion da. Dechreuodd Rhodri gael amheuon mynych ynghylch a oedd yn Gristion mewn gwirionedd, a dechreuodd gredu fwyfwy ei fod yn berson drwg neu ysgeler.

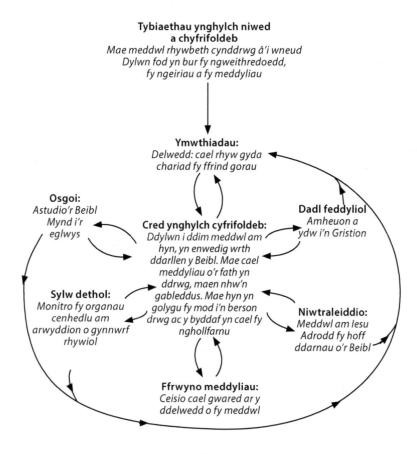

Ond nid dyma sut mae'n gweithio i mi...

Dydw i ddim yn grefyddol, ond dwi'n credu bod cael meddyliau drwg yn golygu fy mod i'n berson drwg

I bobl ddigrefydd, mae'n gyffredin cael amheuon ynglŷn ag a yw'ch ymddygiad yn gyson â'ch credoau moesol personol. Mae hyn yn gweithio yn yr un modd â chredoau crefyddol.

Sut alla i fod yn sicr mai OCD yw hwn a bod cael y fath feddyliau yn wirioneddol normal – onid yw crefydd yn wahanol i feddyliau eraill?

Mewn gwirionedd, dyma i chi enghraifft o fath o amheuaeth sy'n nodweddiadol o OCD. Gall gofyn am help – nid sicrwydd – gan eich arweinydd crefyddol fod yn ddefnyddiol, os yw'n rhywun y byddech chi'n troi ato am help gyda phroblemau eraill yn eich bywyd – dydy hyn yn ddim gwahanol.

Rydych chi'n debygol o ddarganfod bod pobl eraill wedi siarad ag ef am bryderon tebyg, neu iddo gael meddyliau neu amheuon tebyg ei hun. Fe fydd eisiau eich helpu i atal OCD rhag ymyrryd â'ch bywyd. Os ydych chi wedi bod yn ei osgoi, mae'n debyg y bydd yn eich annog i ailymuno â'ch grŵp crefyddol – mae'n bwysig i chi wneud hynny hyd yn oed os yw'r meddyliau'n dal i beri trafferth i chi. Efallai y bydd yn awgrymu ffyrdd penodol i chi fagu cryfder o'ch ffydd drwy weddi, neu drwy wneud gwaith yn eich cymuned neu drwy drafod â rhai sy'n rhannu'r un ffydd.

Weithiau, mae'n bosib na fydd arweinwyr crefyddol yn gyfarwydd â phroblem o'r math yma; os felly, ceisiwch siarad â rhywun arall sy'n rhannu'ch ffydd. Mae hefyd yn ddefnyddiol siarad â pherthnasau neu ffrindiau rydych chi'n ymddiried ynddyn nhw, ac sydd yn eich tyb chi'n dilyn eich crefydd mewn ffordd debyg i chi. Os ydych chi'n onest â nhw ac yn dweud faint o bryder mae hyn wedi'i beri i chi, maen nhw'n debygol iawn o gynnig cymorth a chefnogaeth i chi.

CRYNODEB

Os ydych chi'n credu bod cael meddyliau neu ddelweddau penodol yn anghywir neu'n ddrwg, byddwch yn teimlo'n hynod o orbryderus ac yn barod i wneud unrhyw beth i gael y meddyliau allan o'ch pen neu i wneud iawn am eu cael. Mewn gwirionedd, mae'r holl bethau a wnewch yn cynnal y broblem drwy atgyfnerthu'r syniad bod y meddyliau hyn yn bwysig ac yn arwyddocaol a bod angen gwneud rhywbeth yn eu cylch i atal eich hun rhag bod yn berson drwg. Ond gallwch fod yn hollol glir ynghylch un peth... pa bynnag Dduw rydych chi'n credu ynddo, mae'n hollol amlwg na fyddai Duw eisiau i chi ddioddef OCD, ac y byddai am i chi wneud popeth o fewn eich gallu i gael gwared ar y cyflwr. Nid i gael gwared ar y meddyliau ymwthiol (cofiwch fod pawb yn cael y rheini), ond i gael gwared ar yr OCD sy'n ymyrryd â'ch gallu i ymarfer eich crefydd yn rhydd.

CRED SY'N GYSYLLTIEDIG Â GORBRYDER	SUT MAE'N CYNNAL Y BROBLEM
Mae cael y meddwl hwn yn golygu fy mod yn berson drwg	Gall eich gwerthoedd a'ch credoau crefyddol olygu eich bod yn fwy tebygol o ddehongli meddwl ymwthiol fel rhywbeth arwyddocaol ac ystyrlon — ond mae pawb yn cael meddyliau ymwthiol
Dylwn allu cael gwared ar y meddyliau yma	Mae cael meddyliau, delweddau neu amheuon ymwthiol yn gwbl normal — mae'n amhosib peidio. Mae ceisio cael gwared ar y meddyliau yn eu gwneud yn fwy amlwg ac yn arwain at drin y meddyliau fel rhai pwysig

YMDDYGIAD DIOGELU	SUT MAE'N CYNNAL Y BROBLEM
Ceisio peidio â meddwl am y peth (ffrwyno meddyliau)	Mae ffrwyno meddyliau yn cynhyrchu mwy ohonyn nhw
Ceisio meddwl am rywbeth arall (cyfnewid meddyliau)	Mae hyn yn atgyfnerthu'r syniad bod y meddwl yn arwyddocaol ac yn anghywir a bod rhaid cael gwared arno drwy ei gyfnewid â meddwl arall — mae'r meddwl gwreiddiol yn debygol o ddod yn ôl eto, a meddyliau eraill yn ei sgil

Sylw dethol – i feddyliau neu rannau o'r corff	Mae bod yn wyliadwrus am feddyliau yn eu gwneud yn fwy amlwg. Gall teimlo'n orbryderus arwain at lawer o newidiadau mewn teimladau corfforol; drwy roi sylw i'w organau cenhedlu, sicrhaodd y byddai'n sylwi ar rai newidiadau
Defodau – e.e. gweddïo am oriau i ofyn am faddeuant	Daw gweddïau yn ailadroddus ac yn estynedig, gan atgyfnerthu'r syniad fod cael y meddwl yn y lle cyntaf yn anghywir. Gall ceisio cael y weddi yn 'iawn' arwain at ragor o feddyliau a delweddau ymwthiol ac at amheuon newydd am eich ffydd
Osgoi ymarfer eich crefydd	Drwy osgoi gweithgareddau sy'n gyson â dilyn eich ffydd, efallai y byddwch yn teimlo'n fwy euog ac wedi ypsetio a gall eich cred eich bod yn berson drwg deimlo'n fwy credadwy a gwir

DEALL EICH OCD: EICH BLODYN CYTHREULIG CHI

Rydyn ni wedi trafod enghreifftiau o'r mathau mwyaf cyffredin o OCD. Fodd bynnag, i bob person, hyd yn oed i bob person ag un o'r mathau yma o'r cyflwr, bydd union ystyr a manylion y prosesau penodol sy'n cynnal yr OCD yn wahanol, yn bersonol ac yn unigryw. Mae'n bwysig felly i chi ddefnyddio'r bennod hon i feddwl am y prosesau penodol sy'n gysylltiedig â'ch OCD chi'ch hun. Mae diagram gwag o flodyn cythreulig ar dudalen 275. Peidiwch â phoeni os na allwch chi lenwi pob un o'r blychau eto; gwaith ar y gweill yw'r dasg dan sylw.

Yn gyntaf, meddyliwch am gyfnod diweddar pan oedd y broblem yn eich poeni'n arbennig. Bydd cael enghraifft glir yn eich helpu i ddadansoddi'r hyn sy'n digwydd gyda'ch OCD. Mae'n ddefnyddiol meddwl am gyfnod diweddar, neu enghraifft sy'n glir yn eich cof. Rydych chi'n mynd i feddwl yn ôl i'r sefyllfa honno a mynd drwyddi yn eithaf manwl er mwyn cael yr wybodaeth i gwblhau'ch blodyn cythreulig. Meddyliwch yn ôl i'r diwrnod hwnnw a cheisiwch ddod â chymaint o fanylion ag y gallwch chi i flaen eich meddwl: Ble oeddech chi? Pa ddiwrnod a pha amser oedd hi? Gyda phwy oeddech chi? Sut hwyliau oedd arnoch chi?

Wedi i chi wneud hynny, ceisiwch nodi pryd y dechreuodd yr OCD beri trafferth i chi. Fel arfer, dyma'r adeg pan ddaethoch yn ymwybodol o obsesiwn, hynny yw, meddwl, amheuaeth, delwedd neu ysfa ymwthiol. Meddyliwch am y foment pan ymddangosodd y meddwl ymwthiol a gofynnwch i chi'ch hun:

'Pan wnes i feddwl [.........] beth oedd yn ymddangos fel y peth gwaethaf a allai ddigwydd ar y pryd? Pe bai hynny'n digwydd mewn gwirionedd, beth fyddai'n ei olygu amdana i? Beth allai meddwl y fath beth ei olygu amdana i?'

Bellach, dylech fod â syniad o ystyr y meddwl i chi ar yr adeg pan wnaeth beri trafferth i chi. Nawr, mae angen i ni edrych ar eich ymateb a'ch adwaith pan ddaeth yr ystyr yn amlwg. Dechreuwch gyda'ch ymateb emosiynol i'r ystyr honno, a gofynnwch i chi'ch hun:

'Pan feddyliais fod cael yr ymyriad yn golygu [............] beth oeddwn i'n ei deimlo?'

Mae'n bosib eich bod wedi teimlo'n orbryderus, yn ofidus neu'n ofnus, neu'n anghyfforddus. Weithiau mae pobl yn profi emosiynau eraill fel iselder, dicter a ffieidd-dod, i enwi dim ond rhai. Ysgrifennwch yr holl deimladau sy'n berthnasol.

Y categori nesaf o bethau i feddwl amdanyn nhw yw eich ymateb ymddygiadol, pethau a wnaethoch i reoli'r anghysur neu'r ofn neu yn syml i atal rhywbeth drwg rhag digwydd. Gofynnwch i chi'ch hun, *'Beth oeddwn i'n teimlo oedd angen i mi ei wneud?'* Gwnewch yn siŵr eich bod chi'n cynnwys y pethau corfforol a wnaethoch (megis gwirio, ymolchi, neu ddilyn defod), ond meddyliwch hefyd am y pethau meddyliol a wnaethoch (fel cyfnewid meddyliau drwg am rai da, gwthio meddyliau ymaith, gweddïo, dadlau meddyliol). Nesaf, ystyriwch ble roedd eich sylw ar y pryd, a gofynnwch i chi'ch hun:

'Ar beth wnes i hoelio fy sylw? Oeddwn i'n "chwilio am drwbwl"?'

Yn olaf, gofynnwch i chi'ch hun:

'A wnes i unrhyw beth arall i geisio delio â'r mater?'

Os ydyn nhw'n berthnasol, efallai yr hoffech gynnwys prosesau ychydig mwy hir dymor yn y diagram, fel osgoi a cheisio sicrwydd gan eraill.

Erbyn hyn, dylech fod â rhywbeth sy'n debyg i flodyn. Defnyddiwch yr achosion enghreifftiol i'ch helpu chi i feddwl am yr holl ymddygiadau ac ymatebion sy'n cynnal eich cred mewn perygl. Peidiwch â phoeni am wahaniaethau neu p'un a oes gan eich blodyn cythreulig fwy neu lai o 'betalau'.

Deall ystyr 'cythreulig'

Rydych chi bellach wedi meddwl drwy'r ymyrraeth a'r ystyr, a'r gwahanol ymatebion a ddeilliodd o'r ffaith fod yr ystyr honno yn cael ei symbylu. Mae'r saethau sy'n pwyntio i ffwrdd o'r ystyr yn nodi bod yr ystyr yn achosi i'r pethau hyn ddigwydd. Fodd bynnag, fel y nodwyd yn fanwl uchod, mae proses ddwyffordd yn digwydd, cylch cythreulig. Edrychwch ar eich ymatebion ym mhob un o betalau'ch blodyn ac ystyriwch effaith pob ymateb ar yr ystyr ganolog. A yw'n gwneud iddi ymddangos yn fwy neu'n llai credadwy? Gwnewch yn siŵr eich bod yn gwahaniaethu rhwng ymatebion sy'n eich helpu i deimlo'n well yn y tymor byr ac ymatebion sy'n atgyfnerthu'ch cred yn yr ystyr sy'n gysylltiedig â'r meddwl ymwthiol. Os nad ydych yn sicr, ewch yn ôl i'r adran flaenorol ar sut mae OCD yn gafael ac yn dal ei afael i gael gwybodaeth am brosesau penodol.

Mae'n werth rhoi cynnig ar ychydig o enghreifftiau gwahanol i weld a yw'r broses yn gweithio yn yr un ffordd i chi bob tro. Os ydych chi'n profi sawl math gwahanol o OCD, yna mae'n werth creu blodyn cythreulig ar gyfer pob un. Meddyliwch sut mae'r prosesau'n debyg neu'n wahanol ym mhob achos, ac ystyriwch hefyd a yw'r ystyr ganolog yn debyg neu'n wahanol.

CRYNODEB

Mae OCD yn parhau oherwydd nifer o brosesau sy'n cynnal cred mewn perygl. Gall y prosesau penodol fod ychydig yn wahanol i bob unigolyn. Wrth ddarllen y llyfr hwn, byddwch yn gweld – er bod sawl math o OCD – bod hanfodion sylfaenol sut mae OCD yn gweithio'r un fath ym mhob achos, hyd yn oed os yw'r manylion yn wahanol. Mae'n bwysig deall sut mae OCD yn gweithio ar draws yr amrywiol fathau o OCD er mwyn gweld sut gallai weithio yn eich achos chi.

5

DECHRAU MYND I'R AFAEL Â'CH PROBLEM

Dylai'r bennod flaenorol fod wedi'ch helpu i ddeall y ffordd fanwl rydych chi'n ymateb i'ch ofn, a sut mae hynny'n cynnal yr ystyr ganolog ac o ganlyniad yn cloi'r OCD yn ei le. Erbyn hyn, dylai fod yn amlwg bod sail y gorbryder a'r anghysur rydych chi'n ei brofi fel OCD yn deillio o'r ffordd hollol ddealladwy (1) rydych chi wedi dod i weld (camddehongli) eich meddyliau ymwthiol fel rhai sy'n fwy peryglus nag ydyn nhw mewn gwirionedd, a (2) mae'r camddeongliadau hyn yn cymell ac yn gyrru ymatebion sy'n cynnal yr ymdeimlad o fygythiad, neu hyd yn oed yn ei gynyddu. Dydy hi ddim yn bosib 'rhoi'r gorau iddi', wrth gwrs; pe bai hi, byddech chi wedi gwneud hynny'n barod. Yn y bennod hon, rydyn ni'n cyflwyno'r syniad allweddol o chwilio am ffordd arall o feddwl am y cyfrifoldeb a'r ystyron yn ymwneud â bygythiad sydd wrth wraidd OCD, ac yn eich helpu i feddwl am sut i ystyried tystiolaeth a goblygiadau dewis amgen o'r fath. Cyn i ni wneud hynny, rydyn ni am esbonio pam y gall datblygu a gweithio ar esboniad amgen fod mor rymus o ddefnyddiol. Byddwn yn gwneud hynny drwy ddefnyddio enghraifft: meddyliwch am y sefyllfa ganlynol.

Dychmygwch eich bod yn eistedd wrth fwrdd y gegin un diwrnod, ac yn clywed swn 'bîp' o ffôn eich cymar / gŵr / gwraig. Rydych chi'n edrych arno ac yn gweld neges destun gan eich ffrind gorau, yn trefnu cyfarfod drannoeth. Rydych chi'n gweld bod mwy o negeseuon tebyg, a llawer o alwadau ffôn hefyd. Dydy hyn ddim yn gwneud unrhyw synnwyr i chi, ond rydych chi'n bryderus, ac felly'n anadlu'n ddwfn a gofyn i'ch cymar beth sydd wrth wraidd yr holl negeseuon a galwadau.

Gallai hyn arwain at sawl ymateb posib.

1. *Mae eich cymar yn cynnig 'sicrwydd' i chi. Mae'n dweud wrthych chi am beidio â phoeni, does dim byd o'i le, ac y dylech anghofio am y peth. Mae'r math hwn o sicrwydd yn cael ei gynnig yn aml i bobl ag OCD... na ddylen nhw boeni, nad oes unrhyw sail i'w hofnau. Yn anffodus, dydy hyn ddim yn helpu. Pam? Wel, er mwyn teimlo'n well, mae'n rhaid i'r unigolyn allu gwneud synnwyr o'r hyn sy'n digwydd. Mae angen esboniad amgen arno.*

2. *Mae eich cymar yn gwenu, ac yn sôn ei fod e a'ch ffrind gorau wedi bod yn trefnu parti pen-blwydd ar eich cyfer fel syrpréis. Yn amlwg, mae'r elfen o syrpréis wedi diflannu bellach, sy'n drueni, ond mae'r teimladau pryderus yn debygol o ddiflannu.*

Yr allwedd i allu mynd i'r afael â'ch OCD yw cael esboniad amgen synhwyrol sy'n eich galluogi i ddeall y pethau a fu gynt yn beryglus. Dyna hanfod y llyfr hwn; gwneud synnwyr o'ch OCD mewn ffyrdd sy'n eich galluogi i weld beth sy'n digwydd mewn gwirionedd, yn hytrach na bod yn gaeth i'ch ofnau.

Erbyn hyn, dylech fod â syniad go dda o'r mathau o bethau sy'n cynnal OCD; gobeithio'ch bod chi wedi gallu defnyddio'r wybodaeth hon i gael rhyw syniad o'r hyn a allai fod yn cyfrannu at eich problem OCD chi. Yn y bennod hon, rydyn ni'n cyflwyno'r syniad o ddewis amgen i'ch ystyr chi, a byddwn yn ystyried tystiolaeth a goblygiadau'r dewis amgen hwn. Defnyddiwn yr enghreifftiau o Bennod 4 i ddangos beth sy'n angenrheidiol er mwyn torri'n rhydd o OCD. Gan ddefnyddio'r enghreifftiau hynny, byddwn hefyd yn eich tywys drwy'r broses o ddeall a mynd i'r afael â'ch problem chi.

Ym Mhenodau 3 a 4, rydyn ni wedi defnyddio'r 'blodyn cythreulig' (yr hyn y mae therapyddion yn aml yn ei alw'n fformiwleiddiad), diagram sy'n ein helpu i ddeall natur wrthgynhyrchiol ymddygiadau diogelu a ffyrdd eraill o ymateb i'r ystyron yn ymwneud â chyfrifoldeb sy'n cyd-fynd ag OCD. A dweud y gwir, mae'r blodyn cythreulig yn crynhoi'r esboniad amgen o sut mae OCD yn gweithio, ac fe'n cynorthwyodd i weld hynny yn achos Manon, Cerys, Meilyr a Rhodri.

DAMCANIAETH A/B

Yng nghanol y blodyn cythreulig mae'r ystyr allweddol sy'n gyrru problem OCD pob unigolyn. I'r bobl yn ein henghreifftiau ni, ac i chi os oes gennych chi OCD, mae'r ystyr honno wedi'i thrin fel pe bai'n ffaith a bywyd wedi cael ei fyw yn unol â hynny. Ond beth os nad yw'r ystyr allweddol yma'n ffaith o gwbl, ond yn hytrach yn gred y mae modd ei harchwilio? Beth os nad yw'r ystyr allweddol yma'n ffordd ddefnyddiol, neu hyd yn oed y ffordd 'iawn', o feddwl am y broblem o gwbl? Mae OCD wedi eich argyhoeddi ers amser maith y gallai rhywbeth drwg ddigwydd ac mai eich cyfrifoldeb chi yw gwneud rhywbeth yn ei gylch; mae'r gred hon, ar ba bynnag ffurf y mae'n bodoli i chi, wedi hybu'ch holl ymddygiadau diogelu a'r ymatebion eraill sy'n gysylltiedig â chadw OCD ar waith. Mae'n bwysig nodi bod ymdrechu i gadw'ch hun ac eraill yn ddiogel yn ymateb rhesymegol ac arferol os ydych chi'n credu bod perygl yn bodoli ac y gallwch chi wneud rhywbeth yn ei gylch. Fodd bynnag, mae angen ystyried y gallech feddwl mewn ffordd hollol wahanol am y broblem rydych chi'n ei phrofi; hynny yw, nid problem yn ymwneud â pherygl sydd yma, ond problem yn ymwneud â phryderu am berygl. Yn fwy na hynny, os mai problem yn ymwneud â *phryderu am berygl* sydd yma, yna mae eich holl fesurau dealladwy i osgoi perygl wedi cynnal y *pryder*, ac o bosib wedi'i wneud yn llawer gwaeth.

Ystyriwch am ychydig y gwahaniaeth rhwng y ddwy ffordd yma o feddwl am yr hyn sy'n digwydd; yn benodol, meddyliwch am y *disgrifiad gorau o'ch problem chi*. Yr enwau ar y ddau ddewis amgen yma yw Damcaniaeth A (perygl yw'r broblem) a Damcaniaeth B (pryderu am berygl yw'r broblem). Mae enghreifftiau o'r ddwy ffordd yma o feddwl am y broblem i'w gweld isod.

DAMCANIAETH A: MAE OCD YN DWEUD	DAMCANIAETH B: OCD YW
Fy mhroblem yw y gallwn fod yn ddiofal a gallai offer cartref fynd ar dân a llosgi'r tŷ i lawr	*Fy mhroblem yw fy mod i'n berson gofalus sy'n poeni am offer cartref yn mynd ar dân a llosgi'r tŷ i lawr*
Fy mhroblem yw y byddaf yn cael fy halogi â baw, afiechyd a germau ac yn marw	*Fy mhroblem yw fy mod i'n berson glân sy'n poeni gryn dipyn y byddaf yn cael fy halogi â baw, afiechyd a germau ac yn marw*
Fy mhroblem yw fy mod i'n berson drwg oherwydd bod fy meddyliau'n gableddus a byddaf yn cael fy nghondemnio amdanyn nhw	*Fy mhroblem yw fy mod i'n berson sydd wedi ymrwymo i'm ffydd, ac oherwydd hyn dwi'n poeni bod fy meddyliau'n gableddus ac y byddaf yn cael fy nghondemnio amdanyn nhw*
Fy mhroblem yw y gallwn fod yn rhywun sy'n cam-drin plant ac y gallwn niweidio plentyn	*Fy mhroblem yw fy mod i'n berson gofalgar iawn sy'n poeni y gallwn niweidio plentyn*

Mae'n bosib eich bod yn edrych ar Ddamcaniaeth A ac yn meddwl, wel, pe bai hynny'n wir, wrth gwrs y byddwn i'n poeni yn ei gylch! Mae hyn yn rhesymegol iawn, a byddai'n golygu bod Damcaniaeth A yn well esboniad o'r hyn sy'n digwydd na Damcaniaeth B, sef y syniad mai'r pryder gormodol *ei hun* yw'r broblem. Dydy hyn ddim yn golygu mai dim ond problem bryderu yw Damcaniaeth B ac nad yw felly'n broblem ddifrifol, fel y gŵyr pawb sydd ag OCD o'r gorau! Mae problemau pryderu yn ddifrifol ac yn sylweddol. Meddyliwch am y ddau ddewis amgen yma fel dau esboniad am eich problem sy'n cystadlu â'i gilydd, ac ystyriwch pa un sy'n gwneud y synnwyr gorau o'ch profiadau chi. Yn yr ystyr honno, **all y ddau ddim bod yn wir**.

TYSTIOLAETH O BLAID DAMCANIAETH A/B

Mae Damcaniaethau A a B yn ffyrdd gwahanol iawn o ystyried y broblem, gyda goblygiadau gwahanol wrth i chi fynd i'r afael â hi. O ganlyniad, mae'n bwysig dechrau drwy feddwl pa un o'r ddwy ddamcaniaeth hon yw'r un *sy'n gweddu orau i'ch profiad chi, nawr ac yn y gorffennol.* Y cam cyntaf wrth eu cymharu yw *archwilio'r dystiolaeth* ar gyfer y damcaniaethau. Wrth wneud hyn, mae angen i chi fod mor ddiduedd â phosib, felly gochelwch rhag defnyddio safonau dwbl a rhag derbyn unrhyw dystiolaeth amwys. Gallwch feddwl am yr holl bethau a allai gefnogi pob damcaniaeth – yn cynnwys pethau sydd wedi digwydd i chi ac i bobl eraill, yn ogystal â barn pobl eraill a sut mae pobl yn ymddwyn yn gyffredinol. Wrth ystyried y dystiolaeth ar gyfer pob dewis, mae angen gweithredu fel pe baech mewn llys barn, gyda'r dystiolaeth yn rhwym i'r un safonau uchel. Ydy'r dystiolaeth yn ddibynadwy ynteu'n amgylchiadol yn unig? Ydy'r tystion cymeriad yn ddibynadwy?

OCD GWIRIO MANON

Dechreuwn gydag enghraifft Manon (gweler tudalen 86) a'i phroblem wirio.

DAMCANIAETH A: MAE OCD YN DWEUD	DAMCANIAETH B: OCD YW
Fy mhroblem yw y gallai offer cartref fynd ar dân os nad ydw i'n ddigon gofalus	*Fy mhroblem yw fy mod i'n poeni am offer cartref yn mynd ar dân*
Tystiolaeth:	**Tystiolaeth:**
Digwyddodd hyn mewn fflat myfyrwyr	*Dydw i ddim yn gwybod beth achosodd y tân y darllenais amdano. Dydw i ddim wedi clywed am hyn yn digwydd i unrhyw un, felly mae'n rhaid ei fod yn anarferol iawn*

(Digwyddodd hyn mewn fflat myfyrwyr)	Dwi wedi poeni'n aml am bethau yn y gorffennol, ond roeddwn i'n gallu dibynnu ar bobl eraill i wirio ar fy rhan fel na thyfodd yn gymaint o broblem Does neb arall yn gwneud y gwiriadau hyn. Efallai fy mod i'n poeni mwy nag eraill ynghylch y mater. Mae pawb arall yn dweud fy mod i!

Y darn cyntaf o dystiolaeth a ddaeth i'r meddwl ar gyfer Damcaniaeth A Manon oedd y stori yn y papur newydd am dân mewn fflat myfyrwyr a ddarllenodd tua'r adeg y dechreuodd ei phroblem waethygu. O feddwl mwy am hynny, sylweddolodd fod hon yn dystiolaeth amwys. Doedd hi ddim yn gwybod beth *oedd* achos y tân; tybio roedd hi mai nam trydanol oedd ar fai. Efallai'n wir mai dyna oedd achos y tân, ond doedd hi ddim yn gwybod hynny i sicrwydd. Pan feddyliodd am yr holl bobl roedd hi'n eu hadnabod a'r holl offer trydanol oedd ganddyn nhw, a'r rheini'n aml ymlaen drwy'r amser ac yn sicr heb eu gwirio a'u plygiau heb eu datgysylltu, fe'i trawodd nad oedd hi wedi clywed am unrhyw danau yn cael eu hachosi ganddyn nhw. Er y gallai ddigwydd, daeth Manon i'r casgliad bod hynny'n anarferol iawn. O ganlyniad, dechreuodd ystyried Damcaniaeth B, sef mai ei phroblem hi, o bosib, oedd poeni gormod y gallai ei hofn gael ei wireddu. Dechreuodd ystyried a oedd hi'n poeni am bethau'n gyffredinol. Roedd hi'n sicr yn ymwybodol bod pobl eraill yn meddwl ei bod hi'n poeni gormod, ac yn cydnabod i hyn fod yn rhan o'i phersonoliaeth ers ei phlentyndod; felly, ategwyd y syniad y gallai ei phrofiadau fod yn rhan o broblem bryderu.

OCD HALOGI CERYS
Mae'r enghraifft isod yn canolbwyntio ar y problemau halogi a oedd yn poeni Cerys (gweler tudalen 96):

DAMCANIAETH A: MAE OCD YN DWEUD	DAMCANIAETH B: OCD YW
Fy mhroblem yw y byddaf yn cael fy halogi â baw, afiechyd a germau ac yn marw	*Fy mhroblem yw fy mod i'n poeni y byddaf yn cael fy halogi â baw, afiechyd a germau ac yn marw*
Tystiolaeth:	**Tystiolaeth:**
Mae pobl yn marw o MRSA mewn ysbytai	*Dwi wedi poeni am bethau yn aml yn y gorffennol*
	Dwi wedi darllen llawer o erthyglau am afiechydon mewn cylchgronau, ac mae hynny wedi gwneud i mi boeni mwy – a dweud y gwir, mae'n anghyffredin iawn i bobl ddal y clefydau hyn a marw

Wrth ystyried pam roedd Damcaniaeth A yn ymddangos mor argyhoeddiadol, cofiodd Cerys am sawl stori a ddarllenodd am bobl yn marw yn yr ysbyty o MRSA, a sylweddolodd fod hynny'n ei dychryn yn fawr. Doedd hi erioed wedi bod yn sâl nac wedi bod yn yr ysbyty, ac roedd y syniad yn un pur frawychus iddi. Sylwodd hefyd ei bod yn effro iawn i faterion yn ymwneud ag iechyd a salwch. Wrth ystyried Damcaniaeth B, sylweddolodd ei bod wedi treulio llawer o amser yn canolbwyntio ar ei hofnau a bod hyn wedi cyfrannu at wneud iddi boeni mwy. Roedd hi bob amser yn sylwi ar yr achosion prin iawn hynny o salwch – yn wir, roedd hi'n chwilio'n benodol amdanyn nhw – yn hytrach na meddwl am y miliynau o bobl sy'n goroesi wrth ddod i gysylltiad â germau. Yn hynny o beth, wnaeth edrych ar y we a darllen cylchgronau sy'n creu cynnwrf ddim helpu i unioni'r duedd hon.

OCD PENDRONI MEILYR

Nesaf, dyma ystyried problem Meilyr a'i amheuon y gallai fod eisiau niweidio ei blant ei hun neu blant eraill (gweler tudalen 109).

DAMCANIAETH A: MAE OCD YN DWEUD	DAMCANIAETH B: OCD YW
Fy mhroblem yw y gallwn niweidio plentyn	*Fy mhroblem yw fy mod i'n poeni y gallwn niweidio plentyn*
Tystiolaeth:	**Tystiolaeth:**
Mae'r meddyliau'n gwneud i mi deimlo'n orbryderus iawn	*Dydy teimlo'n orbryderus ddim yn dystiolaeth y byddaf yn gwneud yr hyn sydd ar fy meddwl. Mae'r ffaith bod y meddyliau'n gwneud i mi deimlo'n orbryderus yn golygu nad ydw i eisiau gwneud yr hyn sydd ar fy meddwl*

Blinwyd Meilyr yn arw gan feddyliau y gallai niweidio plentyn. Pan ddechreuodd ystyried Damcaniaeth A, doedd dim rhesymau na thystiolaeth hanesyddol amlwg y byddai'n gallu niweidio unrhyw un, heb sôn am blentyn. Fodd bynnag, roedd y teimladau o orbryder ac arswyd mor gryf pan brofodd y meddyliau nes ei bod yn ei chael hi'n anodd iawn eu diystyru'n llwyr. Roedd yn sicr ei bod yn rhaid eu bod yn golygu rhywbeth. Roedd y teimladau cryf o orbryder bron yn llethol, i'r graddau ei fod yn ofni y gallai golli rheolaeth a rhoi'r meddyliau ar waith mewn rhyw ffordd.

OCD CREFYDDOL RHODRI
Ystyriwn broblem Rhodri (gweler tudalen 119) yn yr un modd.

DAMCANIAETH A: MAE OCD YN DWEUD	DAMCANIAETH B: OCD YW
Fy mhroblem yw bod fy meddyliau'n gableddus ac y byddaf yn cael fy nghondemnio amdanyn nhw	*Fy mhroblem yw fy mod i'n poeni bod fy meddyliau'n gableddus ac y byddaf yn cael fy nghondemnio amdanyn nhw*

Tystiolaeth:	Tystiolaeth:
Mae cael delweddau rhywiol pan ydych chi yn yr eglwys neu'n meddwl am Dduw yn bechod	*Dydy'r delweddau ddim yn bethau dwi eisiau meddwl amdanyn nhw ac maen nhw'n gwneud i mi deimlo'n orbryderus iawn* *Dwi wedi ceisio byw bywyd Cristnogol iawn bob amser, a does dim tystiolaeth arall fy mod i'n berson drwg* *Dwi'n poeni am hyn oherwydd fy mod i'n grefyddol*

I ddechrau, ystyriodd Rhodri y dystiolaeth ar gyfer Damcaniaeth A. Roedd yn sicr wedi cael ei ddysgu yn yr eglwys bod rhai meddyliau a gweithredoedd yn bechadurus, ac roedd yn poeni y byddai ei feddyliau yn perthyn i'r categori hwn. Fodd bynnag, wrth ystyried Damcaniaeth B fel esboniad am ei brofiadau, meddyliodd a oedd y gofid a ddaeth yn sgil y meddyliau yn dweud mwy am natur y broblem. Pe na bai'r meddyliau wedi tarfu arno, byddai wedi'u profi mewn ffordd wahanol, gyda mwynhad. Wrth feddwl am y delweddau, sylweddolodd eu bod yn peri gofid bob tro y byddai'n eu gweld. Er bod ffynhonnell y delweddau yn aneglur, ac yntau'n poeni mai'r diafol oedd yn ei demtio, doedd e'n sicr ddim yn eu mwynhau mewn unrhyw ffordd, a sylweddolodd nad oedd eisiau eu gweld nhw. Roedd bob amser wedi ceisio byw yn ôl dysgeidiaeth ei ffydd, ac wedi ystyried ei grefydd wrth wneud penderfyniadau mewn bywyd.

BYDDWCH YN WRTHRYCHOL

Mae angen i ni fod yn ochelgar ynghylch ein hemosiynau wrth edrych ar dystiolaeth. Nodwyd eisoes y tebygolrwydd fod cyflawni gorfodaethau yn *teimlo'n* angenrheidiol ar y cyfan, gan eu bod yn ymddangos fel pe baen nhw o gymorth i osgoi perygl, neu wedi helpu i leihau eich gorbryder ryw fymryn. Fodd bynnag, dydy'r ffaith eu bod nhw'n *teimlo'n* angenrheidiol ddim yn golygu eu bod nhw'n angenrheidiol. Ystyriwch adegau pan ydych chi'n teimlo'n llai gorbryderus, ac a yw'r ysfa i gyflawni'r gorfodaethau mor gryf bryd hynny.

GOCHELWCH RHAG Y MAGLAU OCD CANLYNOL WRTH YSTYRIED TYSTIOLAETH AR GYFER DAMCANIAETH A/B

- **Tystiolaeth amwys neu amgylchiadol.** Dydy'r ffaith fod dau beth wedi digwydd ar yr un pryd ddim yn golygu bod y naill wedi achosi'r llall.
- **Rhagfarnau.** Ydych chi'n meddwl am yr un achos hwnnw lle'r aeth rhywbeth o'i le yn unig, gan anwybyddu'r nifer fawr o achosion pan na ddigwyddodd hynny?
- **Safonau dwbl.** Ydych chi'n gosod rheolau llawer llymach arnoch chi'ch hun nag y byddech chi ar gyfer pobl eraill? Neu ydych chi'n barnu eich hun a chithau bellach yn meddu ar fwy o wybodaeth nag oedd gennych chi ar y pryd?
- **Rhoi gormod o bwys ar gyfrifoldeb.** Ydy'ch ymdeimlad chi o gyfrifoldeb dros ben llestri?
- **Teimladau fel tystiolaeth.** Ydych chi'n trin y gorbryder ei hun fel tystiolaeth bod rhywbeth i'w ofni?

GOBLYGIADAU DAMCANIAETH A/B – CANLYNIADAU'R NAILL A'R LLALL

Ym mhob un o'r enghreifftiau uchod, ychydig iawn o dystiolaeth gadarn sydd i gefnogi Damcaniaeth A o gwbl; ym mhob achos hefyd, mae Damcaniaeth B yn ymddangos yn well esboniad o broblemau'r unigolyn. Ond nid dyna ben draw'r mater. Hyd yma, mae'n debygol iawn mai fersiwn o Ddamcaniaeth A fu'ch diffiniad chi o'ch problem. Mae mwy o waith i'w wneud o ran ystyried beth mae byw yn ôl y naill ddamcaniaeth neu'r llall yn ei olygu mewn gwirionedd. Mae angen i ni wybod beth yw canlyniad pob damcaniaeth, beth mae pob un yn ei olygu o ran yr egwyddorion y mae angen i chi eu defnyddio. Y peth nesaf i feddwl amdano felly yw, pe bai Damcaniaeth A neu Ddamcaniaeth B yn wir, a'ch bod chi'n ei chredu â'ch holl galon, beth fyddai angen i chi ei wneud yn sgil hynny? Gadewch i ni ystyried pob un ar wahân. Cofiwch drin pob damcaniaeth fel datganiad pendant o'r broblem, felly peidiwch â dal yn ôl! Y bwriad yw ceisio datrys beth fyddai angen iddo ddigwydd pe bai'r broblem yn *bendant* yn ymwneud â pherygl neu'n *bendant* yn ymwneud â phryder.

Goblygiadau i OCD gwirio Manon

Ystyriodd Manon ei phroblem wirio drwy ddefnyddio'r blychau isod, gan ddechrau gyda Damcaniaeth A.

DAMCANIAETH A: MAE OCD YN DWEUD	DAMCANIAETH B: OCD YW
Fy mhroblem yw y gallai offer cartref fynd ar dân	Fy mhroblem yw fy mod i'n poeni am offer cartref yn mynd ar dân
Beth sydd angen i mi ei wneud?	**Beth sydd angen i mi ei wneud?**
Gwirio'r holl offer i wneud yn siŵr eu bod yn ddiogel	
Ceisio cofio sut gwnes i wirio wrth i mi wneud hynny	
Gofyn i bobl eraill wirio hefyd	
Cael gwared ar offer cartref / peidio byth â mynd allan	

Pan ddechreuodd Manon ystyried yr ymddygiadau a ddeilliodd o dderbyn Damcaniaeth A fel pe bai gant y cant yn wir, nododd restr o reolau a oedd yn cyfateb bron yn union i'r hyn roedd hi wedi bod yn ei wneud. Roedd hi wedi bod yn gwirio ac yn ymgymryd â llawer o ragofalon. Fodd bynnag, er ei bod yn teimlo gorfodaeth i wneud y pethau hyn, bu'n amau a oedd y rhagofalon hyn yn ormodol. Roedd hi'n sicr yn ymwybodol nad oedd y rhan fwyaf o bobl yn cymryd yr un camau â hi, ac er ei bod hi'n credu'n gryf bod problem perygl yn fawr, ac yn fawr iawn pan oedd hi'n orbryderus, doedd hi ddim yn credu hyn gant y cant. O ystyried y mater, sylweddolodd mai canlyniad rhesymegol Damcaniaeth A oedd nad oedd ei gwiriadau'n ddigonol o bosib. Mewn gwirionedd, dylai annog pobl eraill i wneud y gwiriadau hefyd, ond byddai'r un mor bosib iddyn nhw wneud yr un camgymeriad â hi, felly'r ateb mwyaf diogel oedd peidio â mynd allan o gwbl. Casgliad rhesymegol hyn oll oedd bod rhoi ffydd lwyr yn Namcaniaeth A yn golygu y dylai gyfyngu ar ei holl weithgareddau hithau a gweithgareddau pobl eraill. Roedd Manon wedi cyfyngu ar ei bywyd i'r fath raddau fel y gallai weld pa mor agos at hynny yr oedd hi. Yn y fan hon, roedden ni hefyd eisiau i Manon ystyried canlyniadau dilyn rheolau Damcaniaeth A, a hynny ddim ond i'r un graddau ag y bu.

DAMCANIAETH A: MAE OCD YN DWEUD	DAMCANIAETH B: OCD YW
Fy mhroblem yw y gallai offer cartref fynd ar dân	*Fy mhroblem yw fy mod i'n poeni am offer cartref yn mynd ar dân*
Os byddaf yn parhau i ddilyn y rheolau hyn, beth fydd yn digwydd yn y dyfodol?	**Os byddaf yn parhau i ddilyn y rheolau hyn, beth fydd yn digwydd yn y dyfodol?**
Bydd angen i mi wneud mwy a mwy o wirio; bydd hynny'n meddiannu fy mywyd; fydd gen i ddim bywyd	
Fe fydda i'n llanast gorbryderus oherwydd na fydda i byth yn gwbl sicr fy mod i wedi dileu'r holl berygl	

I Manon, byddai parhau i ddilyn rheolau Damcaniaeth A yn golygu y byddai ei bywyd wedi cael ei lyncu gan wirio cyson. Fyddai hi byth yn mynd allan eto, ac aeth i deimlo'n drist a gorbryderus iawn wrth feddwl am hynny. Fodd bynnag, dyna beth *allai* ddigwydd pe bai Manon yn parhau ar hyd y llwybr hwn. Yna dechreuodd ystyried Damcaniaeth B, a'r goblygiadau pe bai'r disgrifiad hwnnw o'i phroblem yn bendant yn wir.

Yr hyn a'i trawodd gyntaf oedd, os oedd Damcaniaeth B yn wir, yna doedd dim angen iddi wneud unrhyw wiriadau, neu ddim mwy na'r person 'cyffredin' o leiaf. Sylweddolodd, os mai pryder oedd y broblem, yna'r ffordd i ddelio â hi oedd drwy beidio ag ildio i'r pryder. Roedd y gwiriadau wedi cynyddu ei ffocws ar berygl ac wedi tanseilio ei ffydd ynddi hi ei hun. Felly roedd angen iddi adfer y ffydd honno drwy brofi ei hofnau ac wynebu'r pryder. Os oedd Damcaniaeth B yn wir, a phe bai'n trin y broblem fel un a oedd yn ymwneud â phryder, yna dylai gwneud y pethau hyn ei helpu i oresgyn y broblem honno.

DAMCANIAETH A: MAE OCD YN DWEUD	DAMCANIAETH B: OCD YW
Fy mhroblem yw y gallai offer cartref fynd ar dân	*Fy mhroblem yw fy mod i'n poeni am offer cartref yn mynd ar dân*
Beth sydd angen i mi ei wneud?	**Beth sydd angen i mi ei wneud?**
Gwirio'r holl offer i wneud yn siŵr eu bod yn ddiogel	*Peidio â gwirio... fwy nag unwaith. Ceisio peidio â gwirio o gwbl*
Ceisio cofio sut gwnes i wirio	*Wynebu'r pryder*
Gofyn i bobl eraill wirio hefyd	*Herio'r meddyliau*
Cael gwared ar offer cartref / peidio byth â mynd allan	
Os byddaf yn parhau i ddilyn y rheolau hyn, beth fydd yn digwydd yn y dyfodol?	**Os byddaf yn parhau i ddilyn y rheolau hyn, beth fydd yn digwydd yn y dyfodol?**
Bydd angen i mi wneud mwy a mwy o wirio; bydd hynny'n meddiannu fy mywyd; fydd gen i ddim bywyd	*Dylwn fod yn llai gorbryderus*
Fe fydda i'n llanast gorbryderus oherwydd na fydda i byth yn gwbl sicr fy mod i wedi dileu'r holl berygl	*Fe alla i fynd allan eto a bod yn normal*

Goblygiadau i OCD halogi Cerys

Nesaf, edrychodd Cerys ar ei phroblemau hithau, gan ddefnyddio'r un dulliau. Yn gyntaf, meddyliodd am y rheolau a oedd yn deillio o gredu yn Namcaniaeth A. Fel y darganfu Manon, roedd yr hyn a wnâi Cerys yn cyd-fynd â Damcaniaeth A, ond pan holodd ei hun a oedd y rheolau yn ddigonol, casgliad rhesymegol Damcaniaeth A oedd mynd hyd yn oed ymhellach, ymolchi mwy, osgoi mwy a chael pobl eraill i wneud yr un peth. Byddai dyfodol o fyw'n unol â'r rheolau hyn fel bod mewn carchar. Sylweddolodd Cerys y byddai dilyn y rheolau yn llyncu mwy a mwy o'i hamser, ac y byddai hynny'n cyfyngu'n gynyddol ar ei bywyd. Wrth ystyried Damcaniaeth B, roedd yn amlwg na fyddai angen iddi ymolchi'n ormodol. Yna fe'i trawodd y gallai wneud mwy o les iddi beidio ag ymolchi o gwbl, er mwyn rhoi ei phryderon ar brawf. Yn sicr, doedd dim angen iddi weithredu bob tro roedd hi'n meddwl y gallai rhywbeth fod wedi cael ei halogi. Wedi'r cyfan, roedd hi'n sicr o feddwl hynny'n aml os oedd yn peri pryder iddi! Byddai bywyd wedi'i fyw yn unol â'r egwyddorion yma yn un llawer mwy rhydd, gyda llawer llai o orbryder.

DAMCANIAETH A: MAE OCD YN DWEUD	DAMCANIAETH B: OCD YW
Fy mhroblem yw y byddaf yn cael fy halogi â baw, afiechyd a germau ac yn marw	*Fy mhroblem yw fy mod i'n poeni y byddaf yn cael fy halogi â baw, afiechyd a germau ac yn marw*
Os yw hyn yn wir, beth sydd angen i mi ei wneud?	**Os yw hyn yn wir, beth sydd angen i mi ei wneud?**
Golchi fy nwylo o leiaf 50 gwaith y dydd; defnyddio gel alcohol a chadachau gwlyb	*Anwybyddu meddyliau am haint Trin pryderon fel pryderon, nid fel arwyddion fod perygl gerllaw*
Golchi fy nwylo nes eu bod yn 'teimlo'n iawn'	*Cyffwrdd â gwrthrychau pan fydda i allan yn gyhoeddus, heb olchi fy nwylo*
Defnyddio chwistrellydd gwrthfacteria sawl gwaith y dydd ar bob arwyneb	

Bod yn wyliadwrus am farciau brown neu goch ar wrthrychau Sicrhau nad ydw i'n trosglwyddo germau neu haint i eraill

Os byddaf yn parhau i ddilyn y rheolau hyn, beth fydd yn digwydd yn y dyfodol?	**Os byddaf yn parhau i ddilyn y rheolau hyn, beth fydd yn digwydd yn y dyfodol?**
Bydd angen i mi wneud mwy a mwy o lanhau a gwirio; bydd hyn yn meddiannu fy mywyd	*Gallaf wneud yr hyn a fynnaf gyda fy mywyd*
Fe fydda i'n llanast gorbryderus oherwydd na fydda i byth yn gwbl sicr fy mod i wedi dileu'r holl berygl	

Ystyriodd Cerys gwestiwn arall, sef, pe bai pob damcaniaeth yn wir, beth fyddai hynny'n ei ddweud amdani fel person?

Beth mae hyn yn ei ddweud amdana i fel person?	**Beth mae hyn yn ei ddweud amdana i fel person?**
Dwi'n fregus	*Dwi'n sensitif, ac mae gen i broblem pryderu neu orbryderu, ond dydw i'n ddim mwy bregus nag unrhyw un arall*
	Dwi'n berson penderfynol sydd eisiau mynd i'r afael â'r broblem yma

Goblygiadau i OCD pendroni Meilyr

Dechreuodd Meilyr feddwl o ddifri am yr hyn a olygai i fyw yn unol â'r rheolau a bennwyd gan ei ofnau. Roedd eisoes yn treulio oriau bob dydd yn ceisio deall ystyr y meddyliau, ond ar ôl ystyried, sylweddolodd nad oedd pen draw i hynny gan na fyddai byth yn teimlo'n ddigon diogel neu'n ddigon sicr. Teimlai'n drist iawn wrth feddwl na fyddai'n gallu bod yng nghwmni ei ferch fach go iawn. Wrth ystyried Damcaniaeth B, roedd yn ei chael yn anodd gweld y broblem fel un a oedd yn ymwneud â phryder, gan ei fod mor gyfarwydd â meddwl amdani fel un a oedd yn ymwneud â pherygl posib. Fodd bynnag, wrth fentro 'rhoi cynnig' ar Ddamcaniaeth B ac ystyried beth fyddai hynny'n ei olygu iddo pe bai'n wir, lluniodd gyfres o egwyddorion a oedd yn eu hanfod yn gwbl groes i'r hyn roedd wedi bod yn ei wneud. Os mai pryder oedd y broblem mewn difri, yna fyddai poeni rhagor yn gwneud dim ond ei gwaethygu, fel cloddio er mwyn ceisio dod allan o dwll! Yr ateb go iawn oedd *peidio* â rhoi cymaint o bwys ar ei feddyliau, a rhoi'r gorau i geisio eu deall. Canlyniad arall oedd y byddai'n ddiogel iddo wneud beth bynnag oedd ei angen, a phe bai'n dal ati, byddai ganddo fwy o amser ar gyfer ei wraig a'i fabi a byddai'n well tad a gŵr.

DAMCANIAETH A: MAE OCD YN DWEUD	DAMCANIAETH B: OCD YW
Fy mhroblem yw y gallwn niweidio plentyn	*Fy mhroblem yw y gallwn niweidio plentyn*
Os yw hyn yn wir, beth sydd angen i mi ei wneud?	**Os yw hyn yn wir, beth sydd angen i mi ei wneud?**
Monitro fy hun am arwyddion o fynd yn wallgof neu lithro moesol	*Anwybyddu'r meddyliau*
Osgoi coffi neu alcohol, er mwyn cadw rheolaeth	*Trin pryderon fel pryderon, nid fel arwyddion fod perygl gerllaw*
Gofyn i 'ngwraig ofalu am y babi. Osgoi pob plentyn	*Treulio mwy o amser gyda'r babi, hyd yn oed ar ôl yfed coffi*
	Rhoi'r gorau i gwestiynu fy hun

> **Os byddaf yn parhau i ddilyn y rheolau hyn, beth fydd yn digwydd yn y dyfodol?**
>
> *Fydda i byth yn ddigon diogel*
>
> *Fe fydda i'n teimlo'n drist iawn – fydd fy merch ddim yn fy adnabod i*

> **Os byddaf yn parhau i ddilyn y rheolau hyn, beth fydd yn digwydd yn y dyfodol?**
>
> *Fe fydda i'n cael treulio amser gyda fy mabi a 'ngwraig a mwynhau bod yn dad ac yn ewythr da, ac ati*

Ystyriodd Meilyr beth roedd Damcaniaethau A a B yn ei ddweud amdano fel person. O fyfyrio ynghylch hynny, roedd un peth yn hollol glir yng nghanol niwl ei feddyliau: roedd arno wir eisiau bod yn berson da a chwarae rhan lawn ym mywyd ei deulu. Roedd yn gwneud synnwyr mai *amddiffyn eraill* oedd nod ei holl bendroni ac osgoi, a dim ond person gofalgar a sensitif fyddai'n gwneud hynny. Er gwaetha'i ofnau, dyna'r neges a glywodd gan bobl eraill sawl tro.

> **Beth mae hyn yn ei ddweud amdana i fel person?**
>
> *Dwi'n berson drwg a pheryglus*

> **Beth mae hyn yn ei ddweud amdana i fel person?**
>
> *Dwi'n berson sensitif a gofalgar*

Goblygiadau i OCD crefyddol Rhodri

Ystyriodd Rhodri ei broblem, sef cael meddyliau digroeso am ei grefydd. Nododd ei Ddamcaniaeth A ar bapur, sef yr hyn y teimlai fod angen iddo'i wneud pan oedd wedi ypsetio ac yn orbryderus, pan oedd OCD yn dweud wrtho ei fod yn gableddwr a fyddai'n cael ei gondemnio. Sylweddolodd fod ceisio osgoi cael y meddyliau hynny wedi bod yn ddi-fudd iawn, ac y byddai'n golygu y byddai'n rhaid iddo osgoi pob agwedd ar ei grefydd yn y dyfodol. Gwnaeth hynny iddo deimlo'n drist iawn. Pan feddyliodd am ei Ddamcaniaeth B, fel problem a oedd yn ymwneud â gorbryder a gofid, deallodd nad oedd angen iddo geisio osgoi sbardunau na'r meddyliau eu hunain, gan nad oedd y meddyliau ymwthiol yn ddim ond meddyliau. Sylweddolodd fod monitro ei feddyliau a'i gorff yn wrthgynhyrchiol, gan fod hynny'n porthi ei orbryder ac yn cynyddu'r tebygolrwydd y byddai'n profi meddyliau ymwthiol. Roedd Rhodri yn teimlo'n optimistaidd wrth ystyried sut beth fyddai ei fywyd yn y dyfodol o'i fyw yn unol â Damcaniaeth B – byddai'n rhydd i fwynhau ei ffydd mewn ffordd a fyddai'n gyson â'r math o berson oedd e mewn gwirionedd.

DAMCANIAETH A: MAE OCD YN DWEUD	DAMCANIAETH B: OCD YW
Fy mhroblem yw bod fy meddyliau'n gableddus a byddaf yn cael fy nghondemnio amdanyn nhw	Fy mhroblem yw fy mod i'n poeni bod fy meddyliau'n gableddus ac y byddaf yn cael fy nghondemnio amdanyn nhw
Os yw hyn yn wir, beth sydd angen i mi ei wneud?	**Os yw hyn yn wir, beth sydd angen i mi ei wneud?**
Ceisio gwthio'r meddyliau ymaith	Anwybyddu'r meddyliau
Cadw llygad am y meddyliau	Rhoi'r gorau i fonitro fy meddyliau a'm corff
Bachu ar bob cyfle i geisio gwneud iawn amdanyn nhw	Mynychu'r eglwys ac astudio'r Beibl, waeth pa feddyliau ymwthiol sy'n codi
Osgoi sefyllfaoedd lle gallai'r meddyliau gael eu sbarduno	Peidio ag osgoi unrhyw le nac unrhyw beth
Cadw draw o'r eglwys	
Os byddaf yn parhau i ddilyn y rheolau hyn, beth fydd yn digwydd yn y dyfodol?	**Os byddaf yn parhau i ddilyn y rheolau hyn, beth fydd yn digwydd yn y dyfodol?**
Bydd angen i mi weddïo mwy, ac osgoi mwy; bydd hyn yn meddiannu fy mywyd	Bydd gen i berthynas agosach â Duw a fy eglwys

Beth mae hyn yn ei ddweud amdana i fel person?	Beth mae hyn yn ei ddweud amdana i fel person?
Dwi'n berson drwg	*Dwi'n berson da a chrefyddol, sy'n cymryd fy nghrefydd a fy moesau o ddifri*

DAMCANIAETH A A B – SUT YDW I'N GWYBOD PA UN SY'N IAWN?

Er ei bod yn bwysig meddwl am y ddwy ddamcaniaeth a pha un sy'n gweddu orau, dydyn ni ddim eisiau treulio llawer iawn o amser yn ceisio 'gwrthbrofi' Damcaniaeth A – dychmygwch pe bai Cerys (a'i hofnau ynghylch halogiad) yn cael ei themtio i feddwl yn debyg i hyn:

'Efallai fy mod i'n rhy bryderus am faw a germau. Fe wna i fynd ar y we i edrych pa mor debygol ydy hi y bydda i'n marw o salmonela mewn gwirionedd; fe wna i hefyd chwilio pa mor hir mae'r haint yn aros yn "fyw" ar y dwylo fel fy mod i'n gwybod pryd mae'n ddiogel i mi gyffwrdd â phethau eraill. Fe wna i ofyn i bawb dwi'n eu hadnabod pa mor aml maen nhw'n golchi eu dwylo; unwaith y bydda i'n gwybod hynny, fe fydda i'n golchi fy nwylo ychydig yn amlach na nhw, er mwyn bod yn saff.'

Allwch chi weld y broblem bosib o feddwl fel hynny? Unwaith y bydd Cerys yn dechrau edrych ar y we, bydd yn dod o hyd i bob math o wybodaeth a fydd yn cynnig 'ffeithiau' gwrthgyferbyniol amrywiol iddi; gallai hynny gynyddu ei hansicrwydd, neu greu cyfres newydd o reolau obsesiynol a allai lyncu llai o'i hamser ond a fyddai'n dal i gael eu ffurfio ar sail y gred ei bod yn gyfrifol am atal niwed. Gallai gofyn i bawb o'i chydnabod pa mor aml maen nhw'n golchi eu dwylo gynnig rhyw fath o sicrwydd os oes ganddi 'ateb cywir' yn ei phen.

Gall fod yn ddefnyddiol gofyn sut mae pobl eraill yn ymddwyn – pa mor aml maen nhw'n golchi eu dwylo, er enghraifft – os ydych chi wedi colli golwg ar yr hyn sy'n 'normal' neu'n nodweddiadol. Rydych chi'n debygol o ddod o hyd i amrywiaeth enfawr o ran ymddygiad. Mae rhai pobl yn golchi eu dwylo'n aml; fydd eraill ddim ond yn gwneud hynny ychydig o weithiau bob dydd. Yr wybodaeth bwysig i'w hennill o 'arolwg' o ymddygiad pobl eraill yw sefydlu dull hyblyg. Y nod yw *gallu peidio* â golchi'ch dwylo, hyd yn oed os yw'n well gennych wneud hynny ar adegau eraill. Er enghraifft, os ydych chi gartref, efallai y byddai'n well gennych olchi'ch dwylo cyn mynd ati i baratoi bwyd. Fodd bynnag, os ydych chi allan yn gwersylla neu'n cael picnic, efallai na fydd hyn yn bosib – y nod yw *gallu* bwrw ymlaen â bwyta dan yr amgylchiadau hyn a *mentro* y gallech chi ddal rhyw haint neu'i gilydd. Cofiwch drosiad y polisïau yswiriant a ddisgrifiwyd ym Mhennod 4 – mae'n bosib eich bod yn teimlo bod y gorfodaethau yn eich amddiffyn rhag rhyw anffawd ofnadwy. Mae hwn yn syniad braf iawn, ond mae'r gost o'u cyflawni'n 'effeithiol' yn ddrud iawn. Mae'n debyg i brynu polisi yswiriant tŷ sy'n eich amddiffyn rhag popeth ond sy'n costio £1 filiwn y flwyddyn. Y cwestiwn yw, beth yw gwir gost cyflawni'ch gorfodaethau OCD?

Yn aml, yn y tymor hir, mae canlyniadau negyddol yn codi o bryderon obsesiynol, h.y. gallai peidio â chynnal eich defodau heddiw arwain at berthynas yn cael damwain rywbryd yn y dyfodol. Dyma pryd mae'n ddefnyddiol cronni tystiolaeth ar gyfer Damcaniaeth B. Allwn ni byth fod yn sicr na fydd unrhyw beth drwg byth yn digwydd; ond gallwn fod yn sicr bod ymdrechu'n gyson i atal anffawd rhag digwydd yn cynyddu'n anochel eich obsesiwn â Damcaniaeth A a'ch cred ynddi.

Mae hyn hefyd yn dangos rhywbeth pwysig arall... sef ei bod hi'n bosib bod yn rhy ofalgar. Rydyn ni wedi sylwi dros y blynyddoedd bod y rhan fwyaf o bobl ag OCD yn rhy ofalgar er eu lles eu hunain, ond dydyn nhw ddim yn barod i roi'r gorau iddi rhag ofn y bydd hynny'n golygu y byddan nhw'n gyfrifol am niweidio naill ai nhw'u hunain neu bobl eraill. Yn ffodus, mae'n bosib newid hyn a dianc o fagl OCD gan barhau i fod yn berson gofalgar.

Po fwyaf y byddwch chi'n byw eich bywyd gan drin Damcaniaeth B fel pe bai'n wir, mwyaf oll y byddwch chi'n darganfod sut mae'r byd yn gweithio heb OCD. Mae OCD (Damcaniaeth A) wedi bod yn dweud wrthych ers tro byd y bydd pethau ofnadwy yn digwydd. Ond os rhowch chi'r gorau i ymddygiadau diogelu ac osgoi, mae'n hysbys fod Damcaniaeth B yn arwain at feddyliau llai cythryblus, yn lleddfu teimladau o orbryder a chewch ddechrau mwynhau bywyd llawer mwy.

SYNIAD ALLWEDDOL

Mae OCD yn dweud mai perygl yw'r broblem, ac y dylech dreulio'ch holl amser yn ei atal. Ond problem sy'n ymwneud â phoeni am berygl *yw* OCD mewn gwirionedd.

Ceisiwch lenwi tabl Damcaniaeth A a Damcaniaeth B ar gyfer eich problemau chi ar dudalen 276.

AILYSTYRIED EICH NODAU

A oes unrhyw syniadau Damcaniaeth A ymhlith eich nodau? Cadwch lygad am nodau sydd mewn gwirionedd yn ffyrdd o gyflawni'ch defodau yn gyflymach, neu sy'n fathau o osgoi. Efallai fod gennych nod fel 'peidio â chael meddyliau ymwthiol', a fyddai'n nod gwrthgynhyrchiol.

Yn sgil gweithio ar Ddamcaniaethau A a B, dyma rai o nodau Manon, Cerys, Meilyr a Rhodri:

MANON (OCD GWIRIO)
Tymor byr:
- Cyrraedd fy nosbarthiadau mewn pryd
- Mynd allan gyda fy nghyd-letywyr

Tymor canolig:
- Gwahodd pobl draw i'r fflat

Tymor hir:
- Byw ar fy mhen fy hun

CERYS (OCD HALOGI)
Tymor byr:
- Golchi fy nwylo ar ôl defnyddio'r toiled yn unig
- Mynd ar y bws

Tymor canolig:
- Coginio swper i ffrind

Tymor hir:
- Mynd ar wyliau hir dramor

MEILYR (OCD PENDRONI)
Tymor byr:
- Newid clwt fy merch
- Treulio amser ar fy mhen fy hun gyda fy merch

Tymor canolig:
- Gwarchod plant eraill

Tymor hir:
- Cael babi arall

RHODRI (OCD CREFYDDOL)
Tymor byr:
- Mynd i'r eglwys
- Cyfarfod â ffrindiau

Tymor canolig:
- Mynd ar wibdaith gyda'r eglwys am y dydd

Tymor hir:
- Cael fy hyfforddi i fod yn bregethwr lleyg

HERIO'CH OCD

Uchod, trafodwyd y ffaith bod pobl sy'n dioddef o orbryder yn gwneud hynny oherwydd eu bod yn credu bod pethau'n fwy peryglus nag ydyn nhw mewn gwirionedd. Os ydych chi'n meddwl am beryglon posib unrhyw sefyllfa, yna mae'n rhy hawdd rhagweld posibiliadau peryglus iawn, ac ar ôl eu gweld, gall fod yn eithriadol o anodd eu hanwybyddu. Mae meddwl eich ffordd allan o orbryder yn anodd iawn heb ei wirio yn y byd go iawn, ac yn y pen draw, dyna sy'n rhaid i chi ei wneud. Felly, os yw Damcaniaeth B yn gywir, dydy'r sefyllfaoedd yma sydd wedi rheoli eich bywyd i'r fath raddau ddim mor beryglus â'r disgwyl. Sut mae gwirio hynny? Yn y lle cyntaf, mae'n well casglu gwybodaeth ynghylch cywirdeb Damcaniaeth B. I'r rhan fwyaf o bobl sydd ag OCD, mae hon yn ffordd newydd iawn o feddwl a gweithio, ond mae'n hynod ddefnyddiol unwaith y byddwch chi'n cychwyn arni. Y ffordd orau i fwrw ymlaen yw drwy ei phrofi. Dyna hanfod llawer o'r arbrofion ymddygiad sy'n cael eu disgrifio nesaf. Unwaith y byddwch chi'n teimlo'n llawer mwy hyderus y gallai Damcaniaeth B fod yn iawn, y gallai eich problem fod yn un sy'n ymwneud â phoeni am berygl yn hytrach na bod *mewn* perygl, bydd angen i chi anadlu'n ddwfn a chynnal rhai arbrofion ymddygiad i brofi pa un sydd orau. Dyna sydd wrth wraidd yr adran nesaf.

'MENTRO'

Nawr fod gennych chi ddealltwriaeth dda o sut mae'r broblem yn gweithio, gobeithio ei bod hi'n amlwg beth sydd angen i chi ei wneud i gael gwared ar yr OCD:

➤ **Dechreuwch fyw eich bywyd yn ôl Damcaniaeth B**
➤ **Heriwch eich cred eich bod yn gyfrifol am atal rhyw anffawd rhag digwydd (herio Damcaniaeth A)**
➤ **Peidiwch ag osgoi unrhyw beth**
➤ **Rhowch y gorau i'ch holl ymddygiadau diogelu**
➤ **Dechreuwch ddarganfod sut mae'r byd yn gweithio go iawn**

Mae'n debygol bod y syniad o wneud hyn yn dal i beri gorbryder i chi ar hyn o bryd – efallai eich bod chi'n meddwl 'ond beth pe bai rhywbeth drwg yn digwydd?' neu 'mae pethau drwg yn digwydd, pam y byddwn i'n mentro?' Cam pwysig yn y driniaeth yw cydnabod bod *rhywbeth drwg wedi digwydd eisoes – mae OCD wedi tarfu ar fisoedd, blynyddoedd neu ddegawdau o'ch bywyd, os nad eu difetha.* Mae herio OCD yn golygu bod yn fodlon mentro y byddwch chi'n teimlo'n orbryderus, a mentro y gallai rhywbeth drwg ddigwydd.

Mae angen bod yn ddewr i beidio â golchi'ch dwylo os ydych chi wedi'ch argyhoeddi ers tro byd y byddwch yn marw os na wnewch chi hynny. Mae angen bod yn ddewr i beidio â chynnal eich defodau os ydych chi'n credu'n wirioneddol ers tro byd bod y defodau hynny'n cadw pobl yn ddiogel. Pan *fyddwch* chi'n gwneud pethau'n wahanol, byddwch yn gweld bod yr OCD wedi bod yn dweud celwydd wrthych chi ac yn eich bwlio o'r cychwyn.

OCD Y BWLI

Gall fod yn ddefnyddiol meddwl am OCD fel bwli. Meddyliwch am y ffordd y mae bwli mewn ysgol yn mynd ati i ddychryn plant eraill. Mae'r bwli yn agosáu ac yn mynnu 50c. Mae'r plentyn ofnus yn rhoi'r arian iddo, dan fygythiad o drais. Drannoeth, mae'r bwli yn gofyn am £1, ac am £2 yr wythnos ganlynol. Rhaid i'r plentyn ddechrau cymryd arian o bwrs ei fam i dalu'r bwli. Mae'r bygythiad o drais yn rhy frawychus, felly mae'n dal i dalu.

Un diwrnod, mae'r plentyn yn penderfynu ei fod wedi cael digon o gael ei fwlio ac yn herio'r bwli, gan wrthod rhoi arian iddo. Dydy'r bwli ddim wedi arfer â chael ei herio a daw'n amlwg ei fod yn geg i gyd – mae'n troi ar ei sawdl a dianc yn hytrach na chyflawni'i fygythiadau. Mae'r plentyn yn falch iddo oresgyn ei ofn ac yn mwynhau gwario'i arian fel y myn, a cherdded o gwmpas heb hel meddyliau a theimlo braw.

Mae OCD yn union fel bwli, gan fod y bygythiad y bydd rhywbeth drwg yn digwydd yn ddigon brawychus i beri i rywun ddal ati i 'dalu'r pris'. Mae OCD hefyd yn dwyn mwy oddi arnoch dros amser – ar ôl i chi ddechrau golchi'ch dwylo deirgwaith, gwaith hawdd fydd i'r OCD eich bwlio i'w golchi bump o weithiau, a deg o weithiau...

Mae herio bwli yn frawychus ar y dechrau, ond mae OCD fel y mwyafrif o fwlis – dim ond bygythiadau gwag yw'r bygythiadau ac os ydych chi'n eu herio, dydyn nhw ddim yn gwybod beth i'w wneud. Dychmygwch y boddhad, y rhyddhad a'r pleser a gewch chi o herio'r broblem yma.

CANFOD SUT MAE'R BYD YN GWEITHIO GO IAWN: ARBROFION YMDDYGIAD

Oherwydd bod goblygiadau mor wahanol gan Ddamcaniaeth A a Damcaniaeth B ar gyfer y presennol a'r dyfodol, mae'n hynod bwysig i chi darganfod pa un sy'n wir drosoch eich hun. Yr hyn sy'n gyffrous yw y gellir profi hyn yn y byd go iawn. Mewn Therapi Ymddygiad Gwybyddol (CBT), rydyn ni'n defnyddio'r term 'arbrawf ymddygiad' i ddisgrifio'r hyn a wnawn i brofi credoau am y byd. Fel y mae'r ymadrodd yn ei awgrymu, mae arbrawf ymddygiad yn brawf wedi ei gynllunio o gred arbennig, sy'n golygu eich bod yn gwneud rhywbeth yn wahanol i'r ffordd y byddech chi'n ei wneud fel arfer, gan gofnodi'r canlyniadau a defnyddio'r wybodaeth newydd i benderfynu pa ddamcaniaeth sy'n gweddu orau.

Pan fyddwch yn mynd i'r afael â'ch problem, bydd arbrofion ymddygiad:

➤ Yn eich helpu i ddarganfod nad yw eich ofnau yn cael eu gwireddu

➤ Yn datgelu pwysigrwydd eich ymddygiadau diogelu gwrthgynhyrchiol wrth gynnal eich gorbryder a'ch cred eich bod yn gyfrifol am atal niwed

➤ Yn eich helpu i ddarganfod drosoch eich hun a yw'r dewis amgen, Damcaniaeth B, yn fwy defnyddiol

➤ Yn eich galluogi i ddarganfod sut mae'r byd yn gweithio go iawn

FAINT O ARBROFION SYDD ANGEN I MI EU GWNEUD?

Pwrpas arbrawf ymddygiad yw darganfod, mewn ffordd strwythuredig, beth sy'n digwydd os ewch chi'n groes i'ch OCD. Mae'n llesol rhoi cynnig ar bethau fwy nag unwaith i weld a ydych chi'n cael yr un canlyniadau, ac a yw'ch pryder yn lleihau yn y modd rydyn ni'n ei ragweld. Os yw hynny'n digwydd, bydd gennych wybodaeth dda eisoes mai pryder yw sail y broblem, a bod angen i chi ymgorffori hyn yn eich bywyd bob dydd. Cofiwch fod hyn yn ymwneud â sut mae'r byd yn gweithio *go iawn*, felly mae'n golygu y gallwch chi fyw eich bywyd heb OCD.

Y TRI DEWIS

Gall herio'ch OCD fod yn anodd iawn – pe bai'n hawdd fe fyddech chi wedi cael gwared ar y broblem ers talwm. Fodd bynnag, mae gennych chi ddealltwriaeth dda bellach o sut mae OCD yn gweithio a syniad ynglŷn â sut i fynd i'r afael ag e, felly gadewch i ni geisio sicrhau bod eich brwydr yn erbyn y broblem mor effeithiol â phosib.

Hyfforddiant lluoedd arbennig

Sut fyddech chi'n hyfforddi milwyr yn y lluoedd arbennig? Mae angen iddyn nhw fod yn barod i fynd i'r afael â sefyllfaoedd hynod heriol heb fawr ddim rhybudd. Fyddech chi'n eu hanfon i draeth euraidd i dorheulo a mwynhau coctel neu ddau? Neu fyddech chi'n mynnu cael digon o ymarfer wrth ddelio â sefyllfaoedd anodd, gyda hyfforddiant cyson ynghylch yr hyn y byddai angen iddyn nhw ei wneud? Gan dybio i chi ddewis yr ail opsiwn, sef ymarfer a hyfforddi cyson – pam wnaethoch chi hynny? Mae ymarfer yn gwneud synnwyr, oherwydd bydd y milwyr yn feddyliol ac yn gorfforol barod ar gyfer beth bynnag fydd yn eu hwynebu pan fydd argyfwng yn codi.

Mae delio â'ch problem OCD yn ddigon tebyg – mae angen i chi ymarfer delio â'r sefyllfaoedd anodd sy'n eich baglu chi. Os ewch chi amdani o ddifri gyda'ch arbrofion ymddygiad, y tro nesaf y bydd meddwl ymwthiol yn codi, gan danio'r credoau a'r gorbryder sy'n nodweddu eich OCD, fe fyddwch chi'n barod ac yn gwybod beth i'w wneud. Fel rhan o'r driniaeth, rydyn ni'n eich annog i frwydro yn erbyn OCD y bwli drwy fod yn 'wrthobsesiynol'.

Pan ydych chi'n cynllunio eich arbrofion ymddygiad i gael gwared ar eich problem, cofiwch y 'tri dewis' yma:

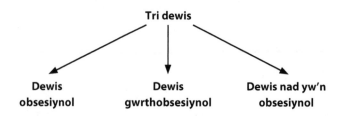

Tri dewis

| Dewis obsesiynol | Dewis gwrthobsesiynol | Dewis nad yw'n obsesiynol |

1. *Y dewis obsesiynol* – dyma'r un rydych chi'n ei wneud eisoes pan mae OCD yn eich argyhoeddi bod angen i chi wneud rhywbeth i atal anffawd rhag digwydd. (Mae Manon yn gwirio offer, Cerys yn golchi ei dwylo, Rhodri yn osgoi ei astudiaethau Beiblaidd, a Meilyr yn dweud, 'Dydw i ddim eisiau i ti farw, fe wna i dy gadw di'n ddiogel'.)

2. *Y dewis nad yw'n obsesiynol* – dyma mae Damcaniaeth B yn awgrymu y dylech chi ei wneud i dorri'n rhydd o'r broblem (peidio â gwirio, peidio â golchi dwylo, peidio ag osgoi, peidio ag ailadrodd ymadroddion 'niwtraleiddio').

3. *Y dewis gwrthobsesiynol* – dyma sydd angen i chi ei wneud i herio'r broblem. I bob pwrpas, mae'n golygu gwneud y gwrthwyneb i'r hyn y mae OCD eisiau i chi ei wneud, neu fynd yn llawer pellach na'r dewis nad yw'n obsesiynol er mwyn gweld beth sy'n digwydd.

Y PRENTIS ADEILADWR

Pan ddechreuodd llanc ifanc weithio ar safle adeiladu, chwaraeodd y dynion eraill dric adnabyddus arno, gan ofyn i'r bachgen druan ddal wal (solet) roedden nhw newydd ei chodi. Wrth gwrs, dyna wnaeth y prentis, ac roedd yn grediniol y byddai tynnu ei ddwylo oddi arni'n arwain at ganlyniadau trychinebus – i'r wal ac iddo yntau. Roedd dychmygu hynny mor ofnadwy fel y treuliodd oriau yn sefyll yno'n 'dal y wal i fyny'. A dweud y gwir, fe weithiodd y jôc cystal nes i weddill y gweithwyr adael a mynd adref.

Beth allai'r prentis fod wedi'i wneud i ddeall eu bod yn chwarae tric arno? Y peth amlwg i'w wneud fyddai tynnu'i ddwylo oddi ar y wal a gweld beth fyddai'n digwydd, nad oedd yr hyn a gredai yn wir. Fodd bynnag, pe bai'n gwneud hynny a chanfod bod y wal yn dal i sefyll, mae'n bosib y byddai'n dal i feddwl nad oedd y wal yn sefydlog iawn. Y ffordd orau y gallai fod wedi profi cadernid y wal a mynd adref yn hyderus fyddai nid yn unig gollwng ei afael ar y wal, ond cyn gwneud hynny, ei gwthio'n galed. Fel hynny, byddai wedi darganfod ei bod yn hollol gadarn. Mae hyn yn cyfateb i wneud pethau mewn ffordd wrthobsesiynol.

Byddwn yn edrych ar enghreifftiau penodol o'r dewisiadau hyn yn y bennod nesaf.

'RHYDDHAU MEDDYLIAU'

Bydd meddyliau ymwthiol yn parhau i beri trafferth wrth i chi fynd i'r afael â'r broblem hon. Bydd angen i chi ymarfer 'rhyddhau'r meddyliau' – maen nhw'n ddibwys ac yn amherthnasol, a does dim angen eu hwynebu, dadlau â nhw, eu diddymu na'u niwtraleiddio mewn unrhyw ffordd. Mae ymateb i'r meddyliau mewn unrhyw un o'r ffyrdd hynny'n cael yr effaith baradocsaidd o beri i'r meddyliau ymddangos yn amlycach ac yn amlach. Trosiad defnyddiol yw'r 'gwestai digroeso mewn parti': dychmygwch eich bod mewn parti difyr, yn yfed eich diod ac yn mwynhau sgwrs. Mae rhywun sy'n wirioneddol atgas i chi'n dod drwy'r drws. Fe allech chi redeg ato a cheisio'i wthio allan o'r tŷ, gan weiddi a sgrechian arno a cheisio cael pobl eraill i'ch helpu chi. Bydd hyn yn difetha'r noson i chi ac i lawer o bobl eraill. Mae hyn fel ceisio 'gwneud rhywbeth' gyda'ch meddyliau. Ar y llaw arall, ar ôl i chi sylwi ei fod wedi cyrraedd, fe allech chi anwybyddu'r gwestai digroeso. Hyd yn oed os yw'n cerdded heibio i chi neu'n aros yn eich golwg am ychydig, daliwch ati i yfed eich diod a mwynhau'ch sgwrs. Dyma'n union yw anwybyddu'ch meddyliau ymwthiol, hyd yn oed os ydyn nhw'n rhuthro o gwmpas yn eich pen am ychydig.

GODDEF (RHYWFAINT O) ANSICRWYDD

Mae'r syniad o 'oddef ansicrwydd' yn rhan bwysig o fynd i'r afael â phroblem OCD. Fel y nodwyd mewn penodau cynharach, gall OCD deimlo fel cael eich plagio gan amheuon ac ansicrwydd. I rai pobl, gall ymwneud ag amheuaeth a wnaethon nhw gau'r drws ffrynt ai peidio; i eraill, gall ymwneud â phryder am ddal afiechyd.

Mewn arbrofion ymddygiad, mae'n aml yn bwysig 'goddef' amheuaeth ac ansicrwydd, a chaniatáu iddyn nhw ddigwydd i chi. Mae ansicrwydd yn rhan o fywyd – rydyn ni i gyd yn byw gydag ansicrwydd ynghylch marwolaeth, salwch neu'r hyn fydd yn digwydd yfory. Rydyn ni i gyd wedi dysgu byw gyda'r ansicrwydd hwn, a chyfarwyddo ag e. Ond dydy peidio â bod yn sicr o rywbeth ddim yn golygu ein bod yn hollol ansicr. Efallai fod OCD wedi eich argyhoeddi bod angen i chi fod gant y cant yn sicr am rywbeth – mae hyn fel arfer yn amhosib beth bynnag. Mewn arbrofion ymddygiad, pan fyddwch chi'n gwneud pethau'n wahanol iawn i'ch ffyrdd obsesiynol, bydd angen i chi ymarfer goddef ymdeimlad o ansicrwydd, er mor anodd fydd hynny. Fel yr awn ymlaen i'w drafod, efallai y byddwch chi'n rhagweld na fyddwch chi'n gallu ymdopi â hyn, neu y bydd yn parhau am amser hir – mae'r rhain i gyd yn syniadau y gellir eu profi gydag arbrofion ymddygiad.

GODDEF (RHYWFAINT O) ORBRYDER

Mae herio'ch problem yn golygu goddef rhywfaint o orbryder. Mae hyn yn swnio'n annymunol, ond cofiwch faint o orbryder rydych chi'n ei brofi bob dydd oherwydd OCD. Mae gorbryder yn gweithio yn yr un modd gydag OCD ag y mae ar gyfer unrhyw ofn neu ffobia arall. Er enghraifft, pe byddech chi'n ofni pryfed cop ac yn gweld un yn yr ardd, byddai'ch gorbryder yn cynyddu'n sylweddol, a phe byddech chi'n rhedeg i ffwrdd, byddai'n gostwng eto'r un mor sydyn. Fodd bynnag, byddech chi'n parhau i ofni pryfed cop a byddech yr un mor ofnus y tro nesaf y byddech chi'n gweld un. Yn yr un modd, os ydych chi'n cael meddwl ymwthiol, byddwch yn teimlo'ch gorbryder yn cynyddu. Os byddwch chi wedyn yn cynnal defod, yn troi cefn ar y sefyllfa neu'n gwneud unrhyw fath arall o ymddygiad diogelu, bydd eich gorbryder yn gostwng dros dro. Fodd bynnag, gan nad yw'ch cred am eich meddyliau wedi newid, bydd eich gorbryder yn cynyddu eto pan gewch feddwl ymwthiol arall. Mae eich cred bod y meddwl yn golygu perygl a bod angen i chi wneud rhywbeth yn dal yno, gan nad oes gennych chi unrhyw wybodaeth newydd i newid eich ymateb.

Mae triniaethau ymddygiadol ar gyfer OCD, a elwir weithiau yn 'Dod i Gysylltiad ac Atal Ymateb' (ERP: Exposure and Response Prevention), yn gweithio yn ôl yr egwyddor bod pawb yn gallu 'cynefino' â gorbryder – dod i arfer â'r gorbryder dros amser. Byddai triniaeth ERP yn eich annog i wneud rhywbeth fel cyffwrdd â gwrthrych 'halogedig' am ddeg munud heb olchi'ch dwylo na chymryd unrhyw gamau eraill. Yn ystod yr amser hwnnw bydd eich gorbryder yn gostwng; bob tro y byddwch chi'n rhoi cynnig ar hyn bydd eich gorbryder ychydig yn llai a bydd yn gostwng (ar yr amod nad ydych chi'n cyflawni unrhyw orfodaethau). Dros amser, bydd eich gorbryder cyffredinol yn lleihau'n sylweddol.

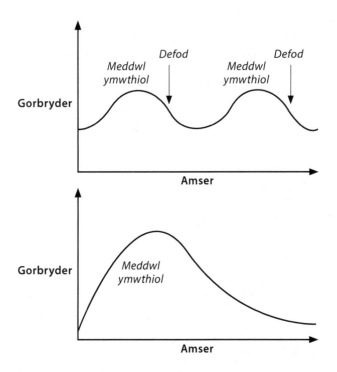

Ym maes Therapi Ymddygiad Gwybyddol (CBT), rydyn ni wedi adeiladu ar yr egwyddor hon pan fyddwn yn defnyddio arbrofion ymddygiad. Gallwn ragweld cynnydd yn eich gorbryder gyda phob arbrawf, gan ragfynegi pa mor hir y bydd yn parhau a pha mor ddrwg y bydd e'n mynd. Wedi hynny, gallwn gofnodi a oedd cynddrwg ag y gwnaethoch chi eich hun ei ragweld. Gan amlaf, cynllunir arbrofion ymddygiad i brofi syniadau eraill hefyd – er enghraifft, a yw rhywun mewn gwirionedd yn mynd yn sâl yn sgil halogiad os na fydd yn golchi'i ddwylo – ac i ddarganfod beth sy'n digwydd i'ch credoau ynghylch cyfrifoldeb pan geisiwch wneud pethau'n wahanol.

DELIO Â CHREDOAU YNGHYLCH CYFRIFOLDEB

Fel y gwyddoch o ddarllen y penodau blaenorol, mae bod ag ysgwyddau llydan o ran derbyn cyfrifoldeb yn chwarae rhan bwysig iawn yn natblygiad OCD, ac wrth ei gynnal. Oherwydd 'ymdeimlad chwyddedig o gyfrifoldeb', mae pobl yn cael eu cymell i geisio atal pethau drwg rhag digwydd ac yn dod yn obsesiynol yn eu hymdrechion i fod yn ddigon diogel. Felly wrth fynd i'r afael â'r OCD a pheidio â gwneud yr hyn y mae'n 'dweud' wrthych am ei wneud, afraid dweud y byddwch yn teimlo'n *llai* cyfrifol ac efallai hyd yn oed yn anghyfrifol. Mae'n debyg bod hyn wedi bod yn rheswm pwerus iawn dros ddal ati i gyflawni gorfodaethau ac ymddygiadau diogelu.

HERIO'R DULL Y CWBL NEU DDIM O FEDDWL
Gadewch i ni ystyried y syniad hwn yn fanylach, a llunio continwwm cyfrifoldeb, gyda chyfrifoldeb llwyr ar un pen ac anghyfrifoldeb llwyr ar y pen arall.

ACHOS ENGHREIFFTIOL

Roedd Siôn yn byw gyda'i rieni; treuliai oriau bob dydd yn tacluso a rhoi trefn ar bethau o amgylch y tŷ. Roedd yn bryderus iawn y byddai rhywbeth drwg yn digwydd i un o'i rieni pe na bai ei eiddo i gyd yn daclus ac mewn trefn benodol a gofalus. Roedd peth o'r pryder hwnnw'n ymwneud â risg bendant, fel cwympo i lawr y grisiau, ac roedd peth o'r pryder yn ymwneud â phethau ddim yn 'teimlo'n iawn' – os nad oedden nhw'n hollol daclus a threfnus, byddai rhyw anffawd yn digwydd. Roedd yn teimlo'n gryf iawn mai ef oedd yn gyfrifol am ddiogelwch ei rieni, a phe bai unrhyw beth drwg yn digwydd iddyn nhw, mai ei fai ef fyddai hynny, ac y byddai hynny'n ei wneud yn berson drwg ac ofnadwy.

Mae'n ddefnyddiol i Siôn lunio dau gontinwwm:

1. 0% cyfrifol – 100% cyfrifol
2. 0% da – 100% da

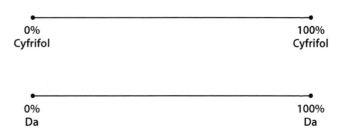

Roedd Siôn o'r farn bod rhywun sy'n meddwi'n gaib ac yn gyrru adref yn gyflym yn ystod oriau brig yn agos at ysgol yn esiampl o berson hollol anghyfrifol (0%), a bod rheolwr atomfa yn enghraifft dda o berson cwbl gyfrifol (100%).

Wrth ystyried pwy oedd ar begynau y continwwm da a drwg, credai nad oedd Hitler yn dda o gwbl (0%) a bod y Fam Teresa yn agos at fod yn hollol dda (100%).

Penderfynodd Siôn beidio â rhoi ei eiddo mewn trefn, a gadael i'w rieni grwydro o gwmpas yn rhydd. Roedd yn ofni y byddai newid ei ymddygiad fel hyn yn hollol anghyfrifol a drwg, ac y byddai'n symud i lawr y continwwm o'r Fam Teresa tuag at Hitler. Y broblem yw mai dim ond dau opsiwn oedd ganddo. Meddyliodd Siôn am gydnabod ac enwogion eraill i'w gosod ar y llinell. Gwelodd fod y bobl hyn yn gyffredinol yn cwympo rywle rhwng y ddau begwn – hynny yw, ychydig o bobl sy'n hollol dda neu ddrwg, yn gwbl gyfrifol neu anghyfrifol. Llwyddodd i ddod i'r casgliad nad oedd bod yn fwy didaro o gwmpas y tŷ yn golygu ei fod yn anghyfrifol nac yn ddrwg, a sylweddolodd fod OCD wedi ei dwyllo i feddwl mewn ffordd 'y cwbl neu ddim'.

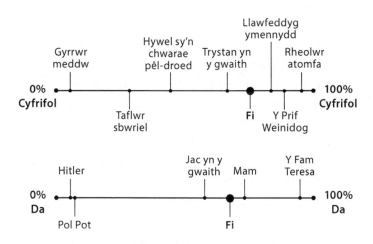

Os oes gennych OCD a'ch bod yn treulio llawer o'ch amser yn meddwl am ganlyniadau eich gweithredoedd ac yn ceisio atal pethau drwg rhag digwydd, mae'n debygol eich bod yn nes at y Fam Teresa a rheolwr yr atomfa nag at Hitler a'r gyrrwr meddw.

Ar y continwwm cyfrifoldeb, meddyliwch ble mae'r person *cyffredin*, sef rhywle'n agos at y canol. Os ydych chi'n meddwl am y person cyffredin (sydd heb fod ag OCD), nad yw'n ymgymryd â rhagofalon *ychwanegol* neu'n poeni'n *ormodol* am ei feddyliau a'i weithredoedd, mae ymhell o fod yn hollol anghyfrifol, ac eto mae'n bryderus ac yn ofalus ar y cyfan pan mae angen iddo fod. Os oes gennych OCD, mae'n debyg y byddwch chi'n llawer mwy 'cyfrifol' na'r person cyffredin, felly bydd newid eich OCD a mynd i'r afael ag ef yn mynd â chi tuag at ganol y llinell, y rhan arferol ac iach, lle mae'r rhan fwyaf o bobl.

Gallwch hefyd gymhwyso techneg y continwwm i syniadau am lendid, perffeithiaeth neu unrhyw beth arall lle mae meddyliau 'y cwbl neu ddim' yn codi. Un o'r triciau a ddefnyddir gan OCD yw eich cael chi i drin pethau fel pe baen nhw'n ddu a gwyn. Gall gwneud yr ymarfer hwn eich helpu i weld nad yw hyn yn wir gan amlaf.

HERIO CYFRIFOLDEB CHWYDDEDIG

Oherwydd eu bod yn sensitif i syniadau ynghylch cyfrifoldeb, mae pobl ag OCD weithiau'n gallu teimlo mai eu bai nhw oedd pethau yn y gorffennol, neu mai eu bai nhw i raddau helaeth fyddai pethau yn y dyfodol. Os ydych chi'n meddwl fel hyn, mae'n bosib eich bod chi'n edrych ar bethau drwy lygaid rhywun sydd â chyfrifoldeb chwyddedig. Dyma rai enghreifftiau:

ACHOS ENGHREIFFTIOL

Cafodd Meinir ddamwain ddifrifol wrth yrru car ac anafwyd y gyrrwr arall yn ddrwg. Roedd yn dywydd gwlyb ac roedd y gyrrwr arall yn gyrru'n gyflym a heb edrych wrth ddod i mewn i'w lôn hi. Fodd bynnag, gan na chafodd hi ei hun ei hanafu yn y ddamwain, roedd Meinir bob amser yn poeni ei bod hi rywsut yn gyfrifol.

Ffactorau a gyfrannodd at y ddamwain a chanran eu dylanwad:

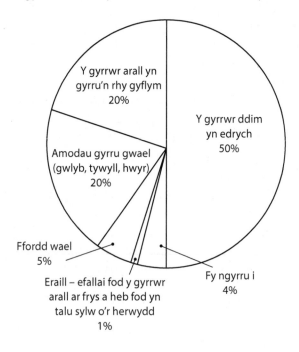

Y gyrrwr arall yn gyrru'n rhy gyflym 20%

Y gyrrwr ddim yn edrych 50%

Amodau gyrru gwael (gwlyb, tywyll, hwyr) 20%

Ffordd wael 5%

Eraill – efallai fod y gyrrwr arall ar frys a heb fod yn talu sylw o'r herwydd 1%

Fy ngyrru i 4%

1. Y gyrrwr arall yn gyrru'n rhy gyflym = 20%
2. Y gyrrwr ddim yn edrych = 50%
3. Amodau gyrru gwael (gwlyb, tywyll, hwyr) = 20%
4. Ffordd wael = 5%
5. Eraill – efallai fod y gyrrwr arall ar frys a heb fod yn talu sylw o'r herwydd = 1%
6. Fy ngyrru i = 4%

Daeth Meinir i'r casgliad mai darn bach iawn o'r darlun oedd ei gyrru hi – doedd y tamaid bach hwn o ddylanwad ddim yr un peth â chyfrifoldeb llawn. Heb 96% arall y darlun, mae'n debyg na fyddai damwain wedi digwydd.

ACHOS ENGHREIFFTIOL

Pan oedd Owain yn iau, roedd ganddo gwningen anwes o'r enw Beti-bwt. Roedd bob amser yn ffarwelio â Beti-bwt ac yn ei mwytho cyn iddo fynd i'r ysgol. Un diwrnod, rhuthrodd i'r ysgol heb fwytho'r gwningen, a meddwl, 'Gobeithio bod Beti-bwt yn iawn'. Pan ddaeth adref, doedd y gwningen ddim yno – roedd ei rieni wedi mynd â hi at y milfeddyg i'w rhoi hi i gysgu. Doedd Owain ddim yn gwybod bod Beti-bwt yn sâl, ac roedd yn poeni mai'r ffaith iddo anghofio ei mwytho oedd rywsut yn gyfrifol am ei marwolaeth. Dros amser, oherwydd y profiad hwn, datblygodd Owain y gred bod ei feddyliau'n bwysig; roedd yn cyflawni defodau nosweithiol i gadw'i anwyliaid yn 'ddiogel' rhag niwed. Er ei fod yn gwybod bod y defodau yma'n ddibwrpas ac na allent gadw unrhyw un yn ddiogel mewn gwirionedd, roedd ei ymdeimlad o gyfrifoldeb yn peri iddo deimlo'n ddrwg iawn pe na bai'n eu cyflawni, neu os nad oedd yn eu gwneud yn iawn.

Meddyliodd am ei brofiad cynharach a'r ffactorau eraill a chwaraeodd ran ym marwolaeth Beti-bwt:

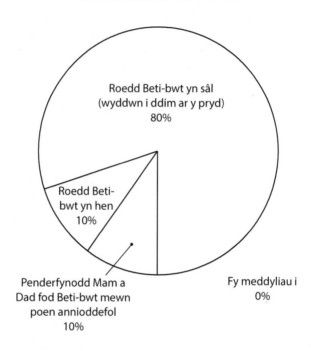

1. Roedd Beti-bwt yn sâl (wyddwn i ddim ar y pryd) = 80%
2. Roedd Beti-bwt yn hen = 10%
3. Penderfynodd Mam a Dad fod Beti-bwt mewn poen annioddefol = 10%
4. Fy meddyliau i = 0%

Ar un lefel, roedd Owain yn gwybod ei bod yn annhebygol mai ei feddyliau ef a 'achosodd' farwolaeth ei gwningen, ond nid oedd erioed wedi cymryd ei amser i ystyried y ffactorau eraill a allai fod wedi cyfrannu at hynny. Roedd hynny yn rhannol oherwydd bod hyn wedi digwydd pan oedd yn blentyn, ac nad oedd ganddo'r gallu i feddwl am bethau yn yr un modd ag y gallai fel oedolyn. Cyd-ddigwyddiad oedd wrth wraidd y cysylltiad gwreiddiol, ond cafodd y dehongliad hwnnw effaith barhaol ar ei ymddygiad.

Does dim angen newid eich barn am gyfrifoldeb yn llwyr er mwyn goresgyn OCD, a does dim o'i le chwaith ar fod yn berson cyfrifol. Fodd bynnag, mae'n bwysig deall o ddifri y rhan y mae cyfrifoldeb *chwyddedig* yn ei chwarae wrth gynnal OCD a sut gallai OCD ddefnyddio hynny i barhau'n weithredol.

CRYNODEB

Mae'r bennod hon wedi edrych ar ffordd arall o feddwl am eich problem, fel un sy'n ymwneud â phryder gormodol yn hytrach na pherygl. Mae rhoi hyn ar brawf, crynhoi tystiolaeth a gweithredu yn unol â hynny yn debygol o'ch cynorthwyo yn eich brwydr yn erbyn OCD.

6

TORRI'N RHYDD O OCD

Mae'r bennod hon yn parhau â'n hastudiaethau achos o'r mathau mwyaf cyffredin o OCD ac yn eich tywys drwy enghreifftiau penodol o sut i dorri'n rhydd o'r problemau hynny. Mae'n adeiladu ar yr hyn rydych chi wedi'i ddysgu yn y bennod ddiwethaf am ddiffinio'r broblem mewn ffordd hollol wahanol, a bydd yn dangos yn fanwl i chi sut bydd gweld a thrin OCD am yr hyn yw e yn eich cynorthwyo i symud ymlaen. Byddwn hefyd yn trafod rhai o'r anawsterau cyffredin sy'n codi wrth wneud hyn, a sut gallwch chi eu goresgyn.

RHYDDHAU MEDDYLIAU

Ar gyfer y rhan fwyaf o fathau o OCD, mae'r syniad o 'ryddhau meddyliau' yn un defnyddiol. Fel y soniwyd yn gynharach yn y llyfr, nid y meddyliau eu hunain yw'r broblem gydag OCD. Wrth dorri'n rhydd o OCD, dylech drin 'meddyliau fel meddyliau' – nid fel arwyddion o berygl, argoelion drwg neu awgrymiadau eich bod chithau'n berson drwg. Yn yr esiamplau isod, byddwn yn dangos pwysigrwydd anwybyddu neu ddiystyru'r meddyliau pan fyddwch yn herio'r broblem. Cofiwch am y gwestai digroeso yn y parti (tudalen 156).

Pan fydd amheuaeth yn eich plagio, fel 'A wnes i adael y drws ar agor?' er enghraifft, gall fod yn ddefnyddiol meddwl, 'Efallai imi gloi'r drws, efallai ddim'. Drwy wneud hyn rydych yn rhyddhau eich hun o'r meddwl obsesiynol. Gochelwch rhag dadlau meddyliol neu roi sicrwydd i chi'ch hun, hynny yw, 'Mae'n iawn, fe wnes i gloi'r drws' – gallai hyn leddfu'ch gorbryder dros dro, ond fel y gwyddoch, bydd yn arwain at ragor o ddadlau meddyliol neu geisio sicrwydd maes o law.

TORRI'N RHYDD O WIRIO

Yn y penodau blaenorol, rydyn ni wedi edrych yn fanwl ar y prosesau a'r ymatebion sy'n cynnal problem wirio. Ystyriwyd y broblem fel un o gyfres o gylchoedd cythreulig ar waith ar yr un pryd sy'n porthi ymdeimlad o berygl (Damcaniaeth A). Rydyn ni wedi bod yn edrych ar esiampl Manon, a ddechreuodd ymgymryd â nifer o ymddygiadau a borthodd ei chred ganolog ei bod yn berygl posib. Wrth iddi dderbyn y syniad hwnnw fwyfwy a gweithredu'n unol ag ef, aeth ei phroblem wirio'n waeth ac yn fwy difrifol (ynghyd â'i chred yn Namcaniaeth A). Er nad oedd hynny'n glir iddi pan oedd yng nghrafangau'r OCD, yr hyn roedd yn ei wneud oedd taflu petrol ar dân er mwyn ceisio'i ddiffodd. Awgrymwyd wrthi fod ffordd arall o feddwl am ei phroblem, bod ei *gwir* broblem yn ymwneud â phryder eithafol ynghylch perygl (Damcaniaeth B) a bod ei mesurau i geisio rheoli perygl mewn gwirionedd wedi gwaethygu ei gorbryder. Mae ei thabl Damcaniaeth A/B i'w weld isod:

DAMCANIAETH A: MAE OCD YN DWEUD	DAMCANIAETH B: OCD YW
Y broblem yw y gallai offer cartref fynd ar dân a llosgi'r tŷ i lawr	Problem sy'n ymwneud â phoeni am offer cartref yn mynd ar dân a llosgi'r tŷ i lawr
Tystiolaeth:	**Tystiolaeth:**
Digwyddodd hyn mewn fflat myfyrwyr	Dydw i ddim yn gwybod beth achosodd y tân y darllenais amdano. Dydw i ddim wedi clywed am hyn yn digwydd i unrhyw un, felly mae'n rhaid ei fod yn anarferol iawn
	Dwi wedi poeni'n aml am bethau yn y gorffennol, ond roeddwn i'n gallu dibynnu ar eraill i wirio ar fy rhan fel na thyfodd yn gymaint o broblem

Tystiolaeth:

Digwyddodd hyn mewn fflat myfyrwyr

Tystiolaeth:

Does neb arall yn gwneud y gwiriadau hyn. Efallai fy mod i'n poeni mwy nag eraill ynghylch y mater. Mae pawb arall yn dweud fy mod i!

Os yw hyn yn wir, beth sydd angen i mi ei wneud?

Gwirio'r holl offer i wneud yn siŵr eu bod yn ddiogel

Ceisio cofio sut gwnes i wirio

Gofyn i bobl eraill wirio hefyd

Cael gwared ar offer cartref / peidio byth â mynd allan

Os yw hyn yn wir, beth sydd angen i mi ei wneud?

Peidio â gwirio... fwy nag unwaith.

Wynebu'r pryder

Herio'r meddyliau

Beth mae hyn yn ei ddweud am y dyfodol?

Bydd angen i mi wneud mwy a mwy o wirio; bydd hynny'n meddiannu fy mywyd; fydd gen i ddim bywyd

Fe fydda i'n llanast pryderus oherwydd na fydda i byth yn gwbl sicr fy mod i wedi dileu'r holl berygl

Beth mae hyn yn ei ddweud am y dyfodol?

Dylwn fod yn llai gorbryderus

Fe alla i fynd allan eto a bod yn normal

Beth mae hyn yn ei ddweud amdana i fel person?

Dwi'n ddiofal

Beth mae hyn yn ei ddweud amdana i fel person?

Dwi'n berson gofalus a gofalgar

Roedd Manon wedi ei chyffroi gan y posibilrwydd bod ffordd arall o feddwl ac o fynd o'i chwmpas hi, ffordd wahanol iawn i'r dull OCD roedd hi mor gyfarwydd ag ef. Gallai weld i raddau helaeth pa mor gryf oedd yr achos dros Ddamcaniaeth B, yn enwedig pan oedd yn rhaid iddi ystyried y dystiolaeth ar gyfer y ddwy ac na allai feddwl am lawer i gefnogi Damcaniaeth A. Fodd bynnag, fel y rhan fwyaf o bobl ag OCD, roedd Manon yn berson rhesymegol a deallus iawn. Roedd hi'n gwybod eisoes fod ei phroblem yn 'ormodol' ond roedd hi'n teimlo mor gaeth i'r ymddygiadau fel ei bod yn anodd iawn rhoi'r gorau iddyn nhw, yn enwedig pan oedd hi'n teimlo'n orbryderus iawn – sef am gyfran helaeth o'r amser. Os oes gennych chi broblem wirio, mae deall y broblem yn darparu sylfaen bwysig ar gyfer gwneud pethau'n wahanol. Efallai nad yw'n fater o roi'r gorau iddi yn unig, ond hefyd o brofi a yw Damcaniaeth B yn gweddu'n well i'r anawsterau rydych chi'n eu hwynebu a chrynhoi tystiolaeth ar gyfer Damcaniaeth B drwy brofi pethau. Fel y disgrifir ar dudalen 151, mae'n llawer haws rhoi'r gorau i syniad bygythiol pan fyddwn ni wedi dechrau gweld sut byddai'r ffordd amgen o feddwl yn gweithio. Gorau oll os ydym hefyd wedi dechrau crynhoi tystiolaeth ar gyfer y dewis amgen llai bygythiol.

Fel rhan o'r driniaeth, rydyn ni'n gofyn i bobl roi'r gorau i wirio ac yn cynnal arbrofion ymddygiad i weld beth sy'n digwydd pan na fyddan nhw'n gwirio. Mae'n fwy na mater o oddef gorbryder wrth i chi wynebu sefyllfa sy'n peri ofn i chi: byddwch chi hefyd yn profi credoau penodol eich bod yn gyfrifol am niwed drwy weld beth sy'n digwydd pan na fyddwch chi'n gwirio. Rydyn ni bob amser yn cydnabod bod perygl y bydd anffawd yn digwydd wrth beidio â gwirio, ond mae parhau i wirio yn sicrhau y bydd OCD yn dal i fod yn broblem.

BLE MAE DECHRAU?

Yn aml, bydd pobl sydd ag OCD gwirio yn dweud, 'Mae'n arferol gwirio ychydig, felly ble ydw i'n dechrau?' Mae'n syniad da dechrau drwy beidio â gwirio o gwbl er mwyn darganfod beth sy'n digwydd. Ar ôl hyn, gallwch barhau i wneud pethau mewn ffordd wrthobsesiynol i grynhoi cymaint o dystiolaeth â phosib ynghylch yr hyn sy'n digwydd pan na fyddwch chi'n gwneud beth mae'r OCD yn dweud wrthych chi am ei wneud. Gallwch benderfynu yn ôl pa reolau yr hoffech chi fyw eich bywyd unwaith y bydd yr OCD wedi mynd. Cofiwch, oherwydd y ffordd y mae OCD yn gweithio, ei fod yn chwarae ar ymdeimlad helaeth iawn o gyfrifoldeb er mwyn cynnal y broblem, felly mae'n debygol y byddwch chi'n teimlo'n anghyfforddus wrth ddechrau gwneud pethau'n wahanol. Efallai y gwnewch chi feddwl am lawer iawn o drychinebau a'r ffaith mai eich gwaith chi yw eu hatal. Fodd bynnag, yr hyn nad ydych yn ei wybod, o bosib, yw *beth fydd yn digwydd nesaf* os na wnewch chi weithredu mewn ffordd obsesiynol. Wrth i chi sefydlu'ch arbrofion ymddygiad eich hun, meddyliwch beth fydd yn digwydd, yn ôl yr OCD, os na fyddwch chi'n ufuddhau iddo (nodwch eich rhagfynegiadau penodol ac i ba raddau rydych chi'n credu ynddyn nhw). Yn y golofn hon hefyd, nodwch eich rhagfynegiad ynghylch dwyster y gorbryder (0–100%) a pha mor hir y bydd y pryder yn parhau.

Arbrawf ymddygiad Manon

I'W GWBLHAU CYN YR ARBRAWF

Arbrawf ymddygiad wedi ei gynllunio	Rhagfynegiadau penodol a faint o goel sydd gen i ynddyn nhw
Gadael y tŷ heb wirio ac aros allan o'r tŷ	*Bydd rhywbeth yn mynd ar dân – cred 80%*
	Fe fydda i'n mynd mor orbryderus (100%) fel y bydda i'n ei cholli hi a rhedeg i lawr y stryd. Bydd hynny'n parhau nes y bydda i'n dychwelyd i'r tŷ a gwirio bod popeth yn iawn – cred 90%

I'W GWBLHAU AR ÔL YR ARBRAWF

A wireddwyd y rhagfynegiadau?	Casgliadau	Ydy hyn yn gweddu orau i Ddamcaniaeth A neu B?
Gadael y tŷ heb wirio ac aros allan o'r tŷ	*Gadael y tŷ heb wirio ac aros allan o'r tŷ*	*Gadael y tŷ heb wirio ac aros allan o'r tŷ*
A wireddwyd y rhagfynegiadau?	**Casgliadau**	**Ydy hyn yn gweddu orau i Ddamcaniaeth A neu B?**
Gorbryder ar ôl 5 munud, 90%; ar ôl 20 munud, 80%; ar ôl 40 munud, 50%; ar ôl 50 munud, 30%; ar ôl 70 munud, 10%	*Roedd y gorbryder yn amhleserus iawn, yn enwedig pan oeddwn i wir yn credu bod tân yn llosgi, ond fe giliodd a wnes i mo'i 'cholli hi'*	*Doeddwn i ddim yn gwybod a fyddwn i'n gallu ymdopi â'r gorbryder. Mae hyn wedi profi fy mod i, felly mae'n gweddu orau i Ddamcaniaeth B, ac mae hefyd yn dangos beth fydd yn digwydd os bydda i'n ymddwyn yn unol â Damcaniaeth B*

Gall gymryd sawl cynnig cyn i chi allu gadael y tŷ heb wirio o gwbl. Does dim angen i chi boeni am hyn – dylech gydnabod bod hyn yn normal os ydych chi wedi arfer gwirio'n ormodol ers cryn amser. Mae unrhyw ostyngiad yn y gwirio yn beth da ac yn dipyn o gamp. Fodd bynnag, mae angen i chi brofi Damcaniaeth B gymaint â phosib, a pharhau i symud tuag at yr arbrawf cliriaf oll, sef, yn yr achos yma, peidio â gwirio o gwbl a gadael y tŷ.

DALIWCH ATI!

Unwaith rydych chi wedi dechrau cael gwared ar OCD o'ch bywyd, ewch amdani o ddifri, os gallwch chi. Yn achos Manon, byddai hyn yn golygu ailadrodd yr arbrawf hwn, mynd allan am gyfnod hirach, a gwneud hynny ar wahanol adegau a phan oedd ei hwyliau'n amrywio.

Mae sawl rheswm pam mae hyn yn syniad da:

- Crynhoi tystiolaeth ar gyfer Damcaniaeth B – nid hap a damwain oedd hi nad aeth tŷ Manon ar dân, nid mater o lwc – fe wnaeth hi fentro a dysgu sut mae'r byd yn gweithio go iawn.

- Hawliо'ch bywyd yn ôl – mae OCD wedi eich dal yn ôl ac wedi dwyn oddi arnoch chi. Ymfalchïwch yn y ffaith eich bod yn herio'r broblem ac yn rhydd i wneud yr hyn a fynnwch. Does dim angen byw'n unol ag OCD yr unben, sy'n gwahardd cymdeithasu – gwnewch fel y mynnwch ac ewch allan pryd ac i ble y dymunwch.

- Amddiffynnwch eich hun rhag eiliadau gwan yn y dyfodol – os cewch ddiwrnod gwael rhywbryd, gallwch feddwl yn ôl (a chyfeirio at eich nodiadau) a chofio'r holl bethau gwych wnaethoch chi i oresgyn eich problem. (Mae rhagor am hyn ym Mhennod 9, Bywyd ar ôl OCD.)

Unwaith i chi wneud yr arbrawf hwn, mae angen ei wneud eto. Po amlaf y byddwch chi wedi profi realiti'r hyn sy'n digwydd, mwyaf oll o dystiolaeth fydd wedi'i chrynhoi i ateb yr amheuon a'r meddyliau ymwthiol y gallai'r OCD eu tanio tuag atoch. Ydych chi'n cofio'r gromlin dileu gorbryder yn y bennod ddiwethaf? Pan fydd pobl yn ailadrodd yr arbrofion, mae eu rhagfynegiadau a/neu eu cred yn eu rhagfynegiadau yn aml yn newid. Ar y cyd â hyn, dydy dwyster y gorbryder sy'n cael ei brofi mewn sefyllfa benodol ddim mor uchel fel arfer, ac mae hefyd yn gostwng yn gynt. Ond peidiwch â chymryd ein gair ni am hynny. Mae'n fuddiol iawn i chi gofnodi'ch gwybodaeth drwy lenwi'r taflenni cofnodion, oherwydd mae'n aml yn anodd cofio'n union beth roedden ni'n ei feddwl a'i deimlo yn y gorffennol. Os gwelwch chi nad yw'r gorbryder yn cilio'n unol â rhagfynegiad Damcaniaeth B, astudiwch yr adran datrys problemau ar dudalen 176.

GWNEUD PETHAU YN Y FFORDD WRTHOBSESIYNOL

Yr allwedd i dorri'n rhydd mor gyflym ac mor drylwyr â phosib yw gwneud pethau mewn ffordd wrthobsesiynol. Gallai hyn olygu peidio â gwirio o gwbl a mynd allan am amser hir, neu ymarfer rhyddhau'r meddyliau pan fyddwch yn eu cael – 'Efallai imi gloi'r drws, efallai ddim'.

MYND I'R AFAEL AG YMDDYGIADAU A CHREDOAU SY'N CYNNAL PROBLEM WIRIO

Yn gynharach, nodwyd rhai o'r ymddygiadau a'r credoau cyffredin sy'n cynnal problem wirio. Fe welwch fod wynebu'r OCD a pheidio â gwirio yn gallu herio pob un ohonyn nhw, ac yn aml, sawl un ar yr un pryd.

YMDDYGIAD DIOGELU	SUT MAE'N CYNNAL Y BROBLEM	BETH I'W WNEUD (ARBROFION YMDDYGIAD)
Gwirio pethau drosodd a throsodd	Mae'n cadw'r ffocws ar berygl ac yn cynyddu amheuaeth. Mae'n tanseilio hyder yn y cof. Mae'n eich cadw chi'n teimlo'n orbryderus	**Peidio â gwirio** Graddio eich cred yn y perygl Graddio gorbryder Graddio hyder yn y cof ar ôl nifer o arbrofion
Holi am sicrwydd	Math o wirio yw ceisio sicrwydd – mae'n gwneud i chi deimlo'n llai sicr gan y gallwch bigo beiau yn ateb rhywun bob tro	**Peidio â gofyn** Graddio eich cred yn y perygl Graddio gorbryder Graddio hyder yn y cof ar ôl nifer o arbrofion
Osgoi	Mae osgoi yn golygu nad yw'r credoau yn cael eu herio. Er enghraifft, 'Alla i ddim gadael y tŷ heb wirio'	**Peidio â gwirio** Graddio eich cred yn y perygl Graddio gorbryder

CRED SY'N GYSYLLTIEDIG Â GORBRYDER	SUT MAE'N CYNNAL Y BROBLEM	BETH I'W WNEUD (ARBROFION YMDDYGIAD)
'Unwaith i mi feddwl y gallai rhywbeth fynd ar dân, fe fyddai'n anghyfrifol i mi beidio â gwirio'	Mae gwirio yn ymwneud â chanolbwyntio ar berygl. Os ydych chi'n gwirio, byddwch yn meddwl fwy a mwy am beryglon. Os oes rhaid i chi ymateb bob tro, byddwch yn gwneud llawer mwy o wirio, yn meddwl am fwy o beryglon, ac yn gwirio fwy fyth	Peidio â gwirio Graddio eich cred yn y perygl Graddio gorbryder
'Mae gen i gof gwael iawn'	Mae ymchwil yn dangos nad yw cof pobl ag OCD yn ddim gwaeth na chof pobl eraill. Fodd bynnag, mae gwirio rheolaidd yn tanseilio hyder pobl yn eu cof, ac maen nhw'n datrys y broblem honno drwy wirio mwy!	**Peidio â gwirio** Graddio hyder yn y cof ar ôl nifer o arbrofion
'Dydw i ddim yn gallu rhoi'r gorau i wirio nes i mi fod yn siŵr fod pethau'n ddiogel'	Dydy teimladau ddim yn ffordd dda o wneud penderfyniadau fel hyn. Mae gwirio yn gwneud i chi deimlo'n orbryderus, ac mae gorbryder yn gwneud i chi amau a theimlo'n ansicr. Felly mae'n hawdd mynd yn gaeth i gylch o geisio sicrwydd drwy wirio, sy'n peri i chi deimlo'n llai sicr, fel eich bod yn gwirio mwy	**Peidio â gwirio** Graddio eich cred yn y perygl Graddio gorbryder

| Does dim byd drwg wedi digwydd – mae'r gwirio yn gweithio ac yn fy nghadw i a'r lleill yn ddiogel | Mae hyn yn rhesymeg atyniadol iawn. Ond efallai nad y gwirio yw'r rheswm na ddigwyddodd unrhyw beth drwg | **Peidio â gwirio** Graddio eich cred yn y perygl Graddio gorbryder |

ARBROFION YMDDYGIAD GWIRIO: CYWIRO DIFFYGION

Dydy fy ngorbryder i ddim yn lleihau

Os nad yw'ch gorbryder yn lleihau yn ystod yr arbrawf ymddygiad, un o'r rhesymau mwyaf cyffredin yw eich bod o bosib yn dal i wneud pethau penodol i geisio 'rheoli' y gorbryder neu atal yr hyn rydych yn ei ofni rhag digwydd. Fel y gwyddom, dyma'r mathau o bethau sy'n cynnal gorbryder ac amheuon. Felly os nad yw'ch gorbryder yn lleihau, gofynnwch i chi'ch hun a oes unrhyw ran ohonoch sy'n gweithredu fel petai'r broblem yn un sy'n ymwneud â pherygl pan fyddwch chi'n cynnal eich arbrawf. Er enghraifft, ydych chi'n gwirio'n feddyliol o gwbl drwy geisio cofio a ddiffoddwyd offer yn y tŷ? Ydych chi wedi cynllunio'ch arbrawf yn fwriadol ar adeg y bydd rhywun yn ôl yn fuan i 'ddal' problem? Problem sy'n ymwneud ag amheuaeth ac ofn yw OCD. Mewn arbrawf ymddygiad, po fwyaf y gallwch chi ddileu amheuaeth mai'r rheswm na ddigwyddodd anffawd yw oherwydd *nad oedd yn mynd i ddigwydd beth bynnag*, mwyaf oll y byddwch chi'n *gwybod* o ddifri nad oes angen i chi ddilyn y rheolau y mae OCD eisiau i chi eu dilyn.

Mae arbrofion ymddygiad yn anodd; does gen i ddim problem pan fyddaf yn gofyn i rywun arall gloi'r drysau, felly dyna dwi'n tueddu i'w wneud

Dylai fod yn amlwg o ddarllen y llyfr hwn bod ymdeimlad helaeth o gyfrifoldeb yn rhan allweddol o rym OCD i'ch annog chi i wirio. Yn aml, bydd pobl yn meddu ar syniadau fel 'Rhaid i mi wneud popeth o fewn fy ngallu i atal pethau drwg rhag digwydd'. Os bydd rhywun arall yn gwirio, mae'n dilyn y bydd y person hwnnw wedyn yn ysgwyddo'r cyfrifoldeb hwn, ac nad eich bai chi fydd unrhyw anffawd posib. Mae hon yn enghraifft 'naturiol', ond yn ystod cyfnod o therapi, mae'n bosib y byddwn yn profi hyn yn fwy bwriadol drwy lunio ac arwyddo contract i gymryd cyfrifoldeb am dŷ rhywun ar adeg benodol ar ddiwrnod penodol, a gofyn i'r unigolyn fonitro'i orbryder cyn, yn ystod ac ar ôl y cyfnod hwnnw. Mae'r gorbryder fel arfer yn lleihau pan fydd y cyfrifoldeb yn cael ei 'drosglwyddo'.

Mae hon yn wybodaeth ddefnyddiol, gan ei bod yn cyd-fynd yn agos iawn â'n dealltwriaeth o'r broblem. Fodd bynnag, wrth fynd i'r afael â'r mater, mae'n rhaid i chi *gymryd* y cyfrifoldeb, a pheidio â gwneud eich gorau glas i atal eich ofn mwyaf rhag cael ei wireddu ar yr un pryd. Mae peidio â gwneud hynny yn fath o osgoi a fydd yn cynnal y broblem, sef eich cred mai perygl yw'r broblem ac na allwch ymddiried ynoch chi'ch hun. Wrth gwrs, mae rhai pobl – fel Manon – yn sylweddoli nad ydyn nhw'n gallu caniatáu i bobl eraill wirio yn eu lle am na fyddan nhw'n gwirio'n unol â'u safonau uchel nhw. Gall OCD fynd y naill ffordd neu'r llall, gan ddibynnu ar yr unigolyn a'r amgylchiadau. Yn y ddau achos yma, mae'r ymdeimlad o gyfrifoldeb yn ffactor allweddol sy'n gyrru'r OCD.

Mae'n anodd iawn anwybyddu meddyliau y gall anffawd ddigwydd

Os yw hyn yn wir, mae'n bwysig atgoffa'ch hun beth yn union yw'r meddyliau hyn. Cofiwch eich bod yn ymwybodol iawn o unrhyw fygythiad, oherwydd i'r OCD ddwysáu'ch gorbryder i'r fath raddau. Mae unrhyw un sy'n orbryderus yn cael mwy o feddyliau gorbryderus: mae hynny'n hollol naturiol. Fodd bynnag, meddyliau yn unig yw'r rhain, nid argoelion na thystiolaeth bod yn rhaid i chi wneud rhywbeth yn eu cylch. Mewn gwirionedd, os ydych chi'n credu y gall y meddyliau gael eu gwireddu, mae'n bwysig iawn i chi ganfod beth sy'n digwydd os *na* fyddwch chi'n gwneud rhywbeth yn eu cylch. Wrth baratoi, gallwch ddefnyddio dulliau eraill i brofi credoau o'r fath, fel ceisio cynnau tân dim ond drwy feddwl am wneud hynny.

Y DYFODOL: BETH FYDD YN DIGWYDD OS GWNEWCH CHI
BARHAU I DRIN Y BROBLEM WIRIO FEL UN SY'N YMWNEUD Â
PHRYDER?

Ar ôl i chi wneud rhai arbrofion ymddygiad, dylech weld bod y
dystiolaeth yn pwyntio i un cyfeiriad, sef bod yr OCD gwirio wedi'ch
bwlio i gredu bod llawer o berygl yn llechu ym mhob man. Os byddwch
chi'n derbyn o ddifri mai problem sy'n ymwneud â phryder ac ofn
sydd gennych chi, ac yn byw'n unol â hynny drwy weithredu'n groes
i'ch ofnau, rhagwelwn y bydd eich gorbryder yn lleihau dros amser ac
y byddwch chi'n gallu gwirio llai. Wedi'r cyfan, byddwch wedi dangos
i chi'ch hun sawl gwaith ei bod hi'n bosib gwneud pethau'n wahanol.
Nawr, gallwch ymgorffori hynny yn eich bywyd a dechrau gwneud
rhai o'r pethau y bu OCD yn eich atal rhag eu gwneud cyhyd.

Nodau cyntaf Manon oedd gallu gadael y fflat heb wirio a
threulio llai o'i hamser yn gwirio. Unwaith iddi ddechrau gwneud
hyn, gallodd gynllunio teithiau hirach i wneud pethau nad oedd
hi wedi gallu eu gwneud ers talwm. Dechreuodd Manon fagu
hyder; rhoddodd y gorau i wirio gweithredoedd ei chyd-letywyr
ac i ofyn iddyn nhw am sicrwydd – newid i'w groesawu. Gan fod
ganddi gymaint mwy o amser a'i bod yn teimlo'n well, llwyddodd
Manon i ailgysylltu â'i ffrindiau eraill a dechrau cael ei gwahodd
allan eto, weithiau ar fyr rybudd. Helpodd hynny hi i gael ei
bywyd yn ôl, ac i gael cyfleoedd i barhau â'i brwydr yn erbyn
OCD. Llwyddodd Manon i ailgofrestru ar ei chwrs prifysgol a
dechreuodd ailadeiladu ei bywyd yn rhydd o'r cyflwr.

TORRI'N RHYDD O OFNAU HALOGI

Yn y bennod flaenorol, edrychwyd ar sut mae problem OCD halogi
yn datblygu a beth sy'n ei chynnal. Yr enghraifft a roddwyd oedd
Cerys, a ddechreuodd ofidio ynghylch cael ei halogi â chlefyd ac
y byddai'n achosi niwed iddi hi ei hun ac i bobl eraill. Dros amser,
daeth golchi dwylo, gwirio, ceisio sicrwydd ac ymddygiadau diogelu

eraill i chwarae rhan gynyddol yn ei bywyd. Yn hytrach na gwneud iddi deimlo'n well, fe borthodd y rhain ei chred obsesiynol y byddai'n mynd yn sâl ac yn marw (Damcaniaeth A), gan gynnal ei gorbryder. Ystyriodd Cerys gred amgen am ei phroblem: ei bod yn ymwneud yn y bôn â gorbryder ynghylch baw a germau. Mae ei thabl Damcaniaeth A/B i'w weld isod:

DAMCANIAETH A: MAE OCD YN DWEUD	DAMCANIAETH B: OCD YW
Y broblem yw y byddaf yn cael fy halogi â baw, germau neu afiechyd ac yn marw	*Problem sy'n ymwneud â phoeni y byddaf yn cael fy halogi â baw, germau neu afiechyd ac yn marw*
Tystiolaeth:	**Tystiolaeth:**
Mae pobl yn marw o MRSA mewn ysbytai	*Dwi wedi poeni am bethau yn aml yn y gorffennol*
	Dwi wedi darllen llawer o erthyglau am afiechydon mewn cylchgronau, ac mae hynny wedi gwneud i mi boeni mwy – a dweud y gwir, mae'n anghyffredin iawn i bobl ddal y clefydau hyn a marw
Os yw hyn yn wir, beth sydd angen i mi ei wneud?	**Os yw hyn yn wir, beth sydd angen i mi ei wneud?**
Golchi fy nwylo o leiaf 50 gwaith y dydd; defnyddio gel alcohol a chadachau gwlyb	*Anwybyddu meddyliau am haint*
Golchi fy nwylo nes eu bod yn 'teimlo'n iawn'	*Trin pryderon fel pryderon, nid fel arwyddion fod perygl gerllaw*
Defnyddio chwistrellydd gwrthfacteria sawl gwaith y dydd ar bob arwyneb	*Cyffwrdd â gwrthrychau pan fydda i allan yn gyhoeddus, heb boeni a heb olchi fy nwylo*

Bod yn wyliadwrus am farciau brown neu goch ar wrthrychau

Sicrhau nad ydw i'n trosglwyddo germau neu haint i eraill

Os byddaf yn parhau i ddilyn y rheolau hyn, beth fydd yn digwydd yn y dyfodol?	Os byddaf yn parhau i ddilyn y rheolau hyn, beth fydd yn digwydd yn y dyfodol?
Bydd angen i mi wneud mwy a mwy o lanhau a gwirio; bydd hyn yn meddiannu fy mywyd	*Gallaf wneud yr hyn a fynnaf gyda fy mywyd*
Beth mae hyn yn ei ddweud amdana i fel person?	**Beth mae hyn yn ei ddweud amdana i fel person?**
Dwi'n fregus	*Dwi'n sensitif, ac mae gen i broblem pryderu neu orbryderu, ond dydw i'n ddim mwy bregus nag unrhyw un arall* *Dwi'n berson penderfynol sydd eisiau mynd i'r afael â'r broblem yma*

BLE MAE DECHRAU?

Sylweddolodd Cerys nad oedd ei gofal a'i hosgoi eithafol a'i holl ymolchi wedi bod o help iddi; yn wir, gwaethygodd bethau. Roedd yr ateb wedi dod yn broblem. Fodd bynnag, roedd yn dal i deimlo'n eithaf cryf bod y risg o ddal haint yn uchel iawn, ond er gwaethaf hynny, penderfynodd geisio gweithredu fel pe bai Damcaniaeth B yn wir ('ffugio rhywbeth nes ei deimlo'). Daeth i'r casgliad y byddai'n rhaid iddi gyffwrdd â phethau roedd hi fel arfer yn eu hosgoi, a pheidio â gwneud ei hymddygiadau diogelu – dim golchi dwylo, dim *gel* alcohol, dim cyffwrdd â phethau drwy fenig neu hancesi papur, rhoi'r gorau i geisio 'olrhain lledaeniad' halogiad. Roedd hi'n poeni y byddai'n teimlo'n orbryderus iawn am amser hir, ond cymerodd y penderfyniad dewr i fentro a chanfod a fyddai pethau cynddrwg ag yr oedd hi'n ei ragweld. Yn bwysicaf oll, rhoddodd y gorau'n llwyr i feddwl am ddad-wneud unrhyw un o'i harbrofion ymddygiad. Cafodd ei siomi ar yr ochr orau pan sylwodd, wrth roi'r gorau i olrhain halogiad, ei bod yn teimlo'n llawer gwell. Sylweddolodd mai'r rheswm am hynny oedd nad oedd hi bellach yn talu sylw i syniadau y dylai fynd yn ôl a glanhau'r pethau hynny a halogwyd ganddi. Er mwyn gallu gwneud hynny, ymrwymodd yn llwyr i'r syniad sydd wrth wraidd Damcaniaeth B ('fy mhroblem i yw poeni'), a helpodd hynny hi i ganolbwyntio ar frwydro yn erbyn ei gwir elyn yn hytrach na cheisio cael gwared ar halogiad yn ddiddiwedd ac yn ddibwrpas.

ARBRAWF YMDDYGIAD CERYS

I'W GWBLHAU CYN YR ARBRAWF	
Arbrawf ymddygiad wedi ei gynllunio	**Rhagfynegiadau penodol a faint o goel sydd gen i ynddyn nhw**
Mynd ar y bws a chyffwrdd â'r drws wrth fynd arno ac wrth ddod oddi arno; cyffwrdd â'r seddi a'r polion nifer o weithiau	Fe fydda i'n teimlo 100% yn orbryderus drwy'r dydd ac yn methu bwrw ymlaen â phethau
	Fe fydda i'n dal y ffliw (cred y bydd hynny'n digwydd: 100%)
	Fe fydda i yn yr ysbyty o fewn 24 awr (80%)
	Fe fydda i'n pasio'r ffliw ymlaen i Tony (90%)
	Fe fydd e yn yr ysbyty o fewn 24 awr (90%)
	Fe fydda i'n marw (50%)
	Bydd Tony'n marw (60%)

I'W GWBLHAU AR ÔL YR ARBRAWF		
A wireddwyd y rhagfynegiadau?	Casgliadau	Ydy hyn yn gweddu orau i Ddamcaniaeth A neu B?
Graddfa gorbryder cyn mynd ar y bws: 90% Ar y bws: 95% Cyffwrdd â'r polyn: 95% Cyffwrdd â'r drws: 95% 20 munud yn ddiweddarach: 70% Awr yn ddiweddarach: 40% Dwy awr yn ddiweddarach: 15% 24 awr yn ddiweddarach: 0% Wnes i ddim dal y ffliw Wnes i ddim pasio'r ffliw ymlaen i Tony Wnes i ddim marw Wnaeth Tony ddim marw	Roeddwn i'n teimlo'n orbryderus iawn ar y pryd, ond ciliodd hynny'n sydyn iawn gan nad oeddwn i'n cyflawni fy ymddygiadau diogelu. Doeddwn i na Tony ddim yn sâl o gwbl. Sylwais nad oedd neb arall ar y bws yn poeni rhyw lawer am ei gyffwrdd. Os yw pobl eraill yn gallu ymlacio i'r fath raddau ar y bws, fe alla innau hefyd	Mae hyn yn gweddu orau i Ddamcaniaeth B. Dydy fy ymddygiadau diogelu ddim wedi fy ngwneud yn fwy diogel – wnes i mohonyn nhw a wnaeth dim byd drwg ddigwydd. Mae Damcaniaeth B yn dweud wrtha i am drin fy meddyliau erchyll am afiechyd fel dim mwy na meddyliau – pan wnes i hynny, roeddwn i'n dal i deimlo'n bryderus ac yn anghyfforddus ond roeddwn i'n gallu ymddwyn yn yr un modd â phobl eraill, ac fe gefais gyfle i ddysgu beth sy'n digwydd pan nad ydw i'n osgoi pethau

DALIWCH ATI!

Unwaith rydych chi wedi dechrau cael gwared ar OCD o'ch bywyd, ewch amdani o ddifri, os gallwch chi. Yn achos Cerys, byddai hynny'n golygu mynd ar sawl bws arall (y diwrnod hwnnw, os yn bosib) a chyffwrdd â'r drws gymaint â phosib (a pheidio â golchi ei dwylo wedi hynny).

Mae sawl rheswm pam mae hyn yn syniad da:

- Crynhoi tystiolaeth ar gyfer Damcaniaeth B – nid hap a damwain oedd hi na fu Cerys farw oherwydd iddi gyffwrdd â drws y bws. Nid 'lwcus' oedd hi'r tro hwn – fe wnaeth hi fentro a dysgu sut mae'r byd yn gweithio go iawn.
- Hawlio'ch bywyd yn ôl – mae OCD wedi eich dal yn ôl ac wedi dwyn oddi arnoch chi. Ymfalchïwch yn y ffaith eich bod yn herio'r broblem ac yn rhydd i wneud yr hyn a fynnwch. Does dim angen byw'n unol ag OCD yr unben, sy'n gwahardd teithio ar fws – gwnewch fel y mynnwch ac ewch i ble bynnag y dymunwch.
- Amddiffynnwch eich hun rhag eiliadau gwan yn y dyfodol – os cewch ddiwrnod gwael rhywbryd, gallwch feddwl yn ôl (a chyfeirio at eich nodiadau) a chofio'r holl bethau gwych a wnaethoch i oresgyn eich problem. (Mae rhagor am hyn ym Mhennod 9, Bywyd ar ôl OCD.)

GWNEUD PETHAU YN Y FFORDD WRTHOBSESIYNOL

Er mwyn i Cerys fagu hyder a chael gwared ar y bwli OCD o'i bywyd, penderfynodd fynd â'i harbrawf ymddygiad wrth deithio ar y bws i diriogaeth 'wrthobsesiynol'. Ailadroddodd ei thaith fws, ond y tro hwn aeth â bwyd gyda hi a'i fwyta ar ôl cyffwrdd â sawl rhan o du mewn y bws. Cyffyrddodd yn fwriadol â sedd a gyffyrddwyd gan rywun arall – felly roedd hi'n gwybod i sicrwydd ei bod hi mewn cysylltiad â halogiad posib gan bobl eraill.

Roedd Cerys yn teimlo'n orbryderus iawn ar y bws, ond fe gyffyrddodd â sawl rhan o'r tu mewn, gan sicrhau nad oedd hi'n osgoi cyffwrdd ag unrhyw ddarn penodol o'r bws yn slei bach. Pan welodd deithiwr arall yn cyffwrdd â'r polyn, cyffyrddodd â'r darn hwnnw yn fwriadol. Meddyliodd, 'Beth ydw i'n ei wneud?! Waeth i mi adael iddo boeri yn fy wyneb ddim!' – yna atgoffodd ei hun fod OCD wedi ei throi'n garcharor yn ei chartref ei hun a'i gwneud yn ddiflas cyhyd. Gafaelodd yn y polyn eto, yna bwyta ei brechdan. Teimlai'n nerfus ond yn orfoleddus ar yr un pryd.

> *Pan gyrhaeddodd adref hefyd, cyffyrddodd â'i ffôn a'i dyddiadur – er mwy 'lledaenu' y cyswllt ar y bws. Aeth ymlaen i gwblhau cais am swydd, a sylweddolodd nad oedd hi wedi meddwl am y siwrnai bws ers cryn amser, ac nad oedd hi'n teimlo'n orbryderus o gwbl. Drannoeth, cafodd alwad ffôn annisgwyl gan ffrind yn ei gwahodd i ddod am bicnic – derbyniodd y cynnig yn falch, gan wybod y byddai'n gallu ymdopi.*

MYND I'R AFAEL AG YMDDYGIADAU A CHREDOAU SY'N CYNNAL PROBLEM HALOGI

Yn gynharach, nodwyd rhai o'r ymddygiadau cyffredin sy'n cynnal problem halogi. Fe welwch fod wynebu'r OCD a pheidio â gwneud eich ymolchi, eich osgoi ac ati yn eich galluogi i weld beth sy'n digwydd – sut mae'r byd yn gweithio go iawn. Gallwch hefyd ddarganfod a ydych chi'n teimlo mor bryderus ag y gwnaethoch chi ei ragweld.

YMDDYGIAD DIOGELU	SUT MAE'N CYNNAL Y BROBLEM	BETH I'W WNEUD (ARBROFION YMDDYGIAD)
Golchi dwylo neu rannau eraill o'r corff, neu wrthrychau, mewn ffordd ailadroddus a defodol	Unwaith y byddwch yn dechrau golchi am gyfnod hir, fydd unrhyw olchi byrrach neu lai cynhwysfawr ddim yn teimlo'n 'ddigon'. Dydy defodau ac ailadrodd ddim yn gwneud pethau'n lanach; yr unig ganlyniad yw teimlo'n fwy gorbryderus	**Peidio ag ymolchi** A wireddwyd y rhagfynegiadau? A ddigwyddodd rhywbeth drwg? A oeddech chi mor orbryderus ag y gwnaethoch chi ei ragweld, am gyfnod mor hir ag y gwnaethoch chi ei ragweld?

YMDDYGIAD DIOGELU	SUT MAE'N CYNNAL Y BROBLEM	BETH I'W WNEUD (ARBROFION YMDDYGIAD)
Defnyddio sut mae eich dwylo'n 'teimlo' er mwyn penderfynu pryd i roi'r gorau i'w golchi	Mae hon yn ffordd beryglus o benderfynu rhoi'r gorau i olchi; po fwyaf pryderus rydych chi'n teimlo, mwyaf y byddwch chi'n teimlo'n fudr, mwyaf y byddwch chi'n ymolchi, mwyaf pryderus rydych chi'n teimlo...	**Llyfu dwylo neu gyffwrdd â phobl eraill â dwylo sy'n 'teimlo' yn fudr** A wireddwyd y rhagfynegiadau? A ddigwyddodd rhywbeth drwg? A oeddech chi mor orbryderus ag y gwnaethoch chi ei ragweld, am gyfnod mor hir ag y gwnaethoch chi ei ragweld?
Osgoi cyffwrdd, e.e. dolenni drysau	Drwy osgoi, rydych chi'n atal eich hun rhag darganfod beth fyddai'n digwydd pe byddech chi'n cyffwrdd â'r holl bethau hyn – sef eich bod chi mewn gwirionedd yn annhebygol o ddal clefyd neu ei drosglwyddo i rywun arall	**Peidio ag osgoi** A wireddwyd y rhagfynegiadau? A ddigwyddodd rhywbeth drwg? A oeddech chi mor orbryderus ag y gwnaethoch chi ei ragweld, am gyfnod mor hir ag y gwnaethoch chi ei ragweld?
'Chwilio am drwbwl', e.e. chwilio am farciau coch neu frown, monitro'ch hun neu bobl eraill am arwyddion o afiechyd	Mae hwn yn fath o sylw dethol; unwaith y dechreuwch chi edrych, byddwch yn gweld marciau ar wrthrychau na fyddai neb arall yn sylwi arnyn nhw. Drwy daflu'r gwrthrychau ('gwell diogel nag edifar') dydych chi ddim yn cael cyfle i ddarganfod bod y marciau ar y gwrthrychau yn ddiniwed. Drwy ganolbwyntio ar arwyddion o afiechyd, byddwch yn sylwi ar y sniffiad neu'r pesychiad lleiaf	**Gafael mewn gwrthrychau sydd â marciau coch neu frown arnyn nhw** A wireddwyd y rhagfynegiadau? A ddigwyddodd rhywbeth drwg? A oeddech chi mor orbryderus ag y gwnaethoch chi ei ragweld, am gyfnod mor hir ag y gwnaethoch chi ei ragweld?

Mae eich holl arbrofion ymddygiad yn eich helpu i herio'ch credoau ynghylch bod yn gyfrifol am atal anffawd rhag digwydd:

CRED SY'N GYSYLLTIEDIG Â GORBRYDER	SUT MAE'N CYNNAL Y BROBLEM	BETH I'W WNEUD (ARBROFION YMDDYGIAD)
Fi sy'n gyfrifol am atal haint / baw / germau rhag lledaenu a rhwystro rhywbeth drwg rhag digwydd – afiechyd neu farwolaeth	Does neb yn gallu atal baw / germau / haint rhag lledaenu mewn gwirionedd. Y gwir amdani yw bod eich holl ymdrechion i leihau'r risg yn canolbwyntio ar y perygl posib ac yn peri i chi deimlo'n fwy cyfrifol, nid yn llai cyfrifol	**Peidio â chyflawni unrhyw ymddygiadau diogelu** A wireddwyd y rhagfynegiadau? A ddigwyddodd rhywbeth drwg? A oeddech chi mor orbryderus ag y gwnaethoch chi ei ragweld, am gyfnod mor hir ag y gwnaethoch chi ei ragweld? Ailraddiwch eich cred
Os oes risg bod rhywbeth yn fudr / wedi'i halogi, mae'n rhaid i mi wneud rhywbeth ynghylch hynny	Drwy beidio â chymryd y risg, dydych chi ddim yn cael cyfle i weld nad oes dim byd drwg yn digwydd mewn gwirionedd	**Peidio â chyflawni unrhyw ymddygiadau diogelu** A wireddwyd y rhagfynegiadau? A ddigwyddodd rhywbeth drwg? A oeddech chi mor orbryderus ag y gwnaethoch chi ei ragweld, am gyfnod mor hir ag y gwnaethoch chi ei ragweld? Ailraddiwch eich cred

ARBROFION YMDDYGIAD HALOGI: CYWIRO DIFFYGION
Ond beth os bydda i'n marw rywbryd yn y dyfodol oherwydd i mi gyffwrdd â drws y bws?

> *Roedd Cerys yn falch iawn iddi allu mynd ar y bws am y tro cyntaf ers blynyddoedd. Llwyddodd i fynd allan i gyfarfod ei ffrind, Tony, nad oedd hi wedi gweld hanner digon ohono ers tro. Drannoeth, anghofiodd am ei phryderon am gyfnod cyn sylweddoli nad oedd hi wedi bod yn meddwl a oedd y ffliw arni ai peidio. Yna cafodd ddelwedd erchyll o Tony yn marw, a theimlad cas iddi hi ei halogi â chlefyd marwol a fyddai'n llechu yn ddiarwydd yn ei gorff am flynyddoedd cyn ei wneud yn ofnadwy o sâl. Sylweddolodd na allai fod yn hollol siŵr na fyddai hyn yn digwydd, a gwnaeth hynny iddi deimlo'n orbryderus iawn.*

Dydych chi ddim yn gallu profi pob cred sy'n nodweddu OCD gydag un arbrawf. Llwyddodd Cerys i ddarganfod nad oedd cyffwrdd â drws bws yn arwain yn uniongyrchol at ei marwolaeth, ond mae'n amhosib profi'r rhagfynegiad y byddai hi neu Tony yn marw yn y dyfodol. Yr hyn roedd angen i Cerys ei wneud oedd 'goddef ansicrwydd'. Allai hi ddim bod yn hollol siŵr nad oedd haint marwol ar y bws; does neb sy'n defnyddio bws yn gallu gwybod hynny i sicrwydd. Er gwaetha'i gorbryder, dylai Cerys fod wedi anwybyddu ei meddyliau am Tony yn marw a pheidio â chymryd unrhyw gamau i geisio teimlo'n llai sicr neu i dawelu ei meddwl.

Dydw i ddim yn orbryderus; dwi'n teimlo ffieidd-dod wrth feddwl am gyffwrdd â rhywbeth budr
Efallai y byddwch chi'n troi'ch trwyn mewn ffieidd-dod, neu'n teimlo'n ddig bod pobl eraill wedi bod yn flêr mewn tŷ bach cyhoeddus. Yn y sefyllfaoedd hynny, meddyliwch am eiliad beth sydd mor ddrwg ynghylch y sefyllfa. Os mai teimlo ffieidd-dod am gyfnod byr yn unig rydych chi, mae hynny'n gyffredin a heb fod yn fater o bwys. Fodd bynnag, os yw'r ffieidd-dod yn cadw cwmni i chi am oriau neu ddyddiau wedi hynny, a'ch bod yn cymryd

camau i gael gwared arno drwy ymolchi, neu osgoi sefyllfaoedd yn y lle cyntaf – yna gofynnwch i chi'ch hun, 'Pa wahaniaeth os yw'n ffiaidd?' Mae'n bosib bod syniad arall yn llechu yn y cysgodion; y byddwch yn lledaenu germau i fannau eraill, y byddwch yn mynd yn sâl neu'n methu cael gwared ar y teimlad o ffieidd-dod byth. Bydd arbrofion ymddygiad yn ddefnyddiol er mwyn herio'r credoau hyn. Mae ymchwil yn dangos bod ffieidd-dod yn lleihau wrth i bobl wynebu eu hofnau.

Pan fydda i'n baeddu'n gorfforol, dwi'n teimlo'n fudr yn feddyliol hefyd

Ym Mhennod 2, disgrifiwyd 'halogiad meddyliol' – y teimlad o lygredd mewnol neu fod yn fudr ar y tu mewn. Yn ddiweddar, nododd y seicolegydd yr Athro Jack Rachman fod cysylltiad rhwng teimladau o halogiad meddyliol a phrofiadau ffurfiannol pwysig: ymddengys y gallwn deimlo'n halogedig ac yn fudr oherwydd ein bod wedi cael ein *trin fel baw* pan oedden ni'n ymddiried mewn eraill. Ymdrinnir â'r teimlad hwn drwy ymdrechion i olchi'r teimlad ymaith; ond oherwydd bod y teimlad y tu mewn i ni, dydy'r golchi ddim yn gweithio, wrth reswm. Bydd trafod y materion hyn gyda therapydd yn ddefnyddiol (gweler Pennod 7). Fel y disgrifir ar dudalen 47, gall fod yn ddefnyddiol i rai pobl weld y cysylltiad rhwng digwyddiadau'r gorffennol a'r teimlad mewnol o 'lygredd', er mwyn deall pam nad yw golchi'n cael unrhyw effaith. Ar ôl ffurfio'r cyswllt hwnnw, mae'r driniaeth yn dilyn yr un patrwm â'r hyn a ddisgrifir yng ngweddill y llyfr hwn, gan gynnwys llunio 'blodyn cythreulig' a chynnal arbrofion ymddygiad i brofi gwerth Damcaniaeth B o'i chymharu â Damcaniaeth A. Bydd Damcaniaeth B yn tueddu i fod ar ffurf: 'Fy mhroblem i yw bod digwyddiadau yn y gorffennol wedi gwneud i mi deimlo'n fudr / fy mod i wedi cael fy ngham-drin / wedi fy mradychu, a bod hynny wedi gwneud i mi olchi'n ormodol er nad ydw i'n fudr...' Fel y nodwyd uchod, mae gweithio fel hyn yn aml yn gofyn am help therapydd sy'n arbenigo mewn OCD, fel y gallwch chi weithio gyda'r person hwnnw i feithrin eich dealltwriaeth o'r broblem a defnyddio'r ddealltwriaeth honno i oresgyn yr OCD.

Y Dyfodol: BETH FYDD YN DIGWYDD OS GWNEWCH CHI
BARHAU I DRIN Y BROBLEM HALOGI FEL UN SY'N YMWNEUD Â
PHRYDER?

Ar ôl i chi wneud rhai arbrofion ymddygiad, dylech weld bod y
dystiolaeth yn pwyntio i un cyfeiriad – sef bod yr OCD halogi wedi'ch
bwlio i gredu bod llawer o berygl o gwmpas y lle ac mai chi sy'n gyfrifol
am rwystro rhyw anffawd rhag digwydd. Os byddwch chi'n derbyn
o ddifri mai problem sy'n ymwneud â phryder ac ofn sydd gennych
chi, ac yn byw'n unol â hynny drwy weithredu'n groes i'ch ofnau,
rhagwelwn y bydd eich gorbryder yn lleihau dros amser ac y byddwch
chi'n gallu anghofio'ch ymatebion obsesiynol. Unwaith y byddwch
chi'n magu'r dewrder i gynnal arbrofion ymddygiad, byddwch chi'n
gweld drosoch eich hun ei bod hi'n bosib gwneud pethau'n wahanol.
Nawr, gallwch ymgorffori hynny yn eich bywyd a dechrau gwneud
rhai o'r pethau y bu OCD yn eich atal rhag eu gwneud cyhyd.

> *Edrychodd Cerys ar ei nodau ar gyfer y dyfodol – roedd hi eisiau*
> *mynd allan, cael perthynas a dod o hyd i swydd. Bu hynny'n anodd*
> *iddi, gan fod ganddi gyn lleied o amser i wneud unrhyw beth heblaw*
> *golchi ei dwylo, ac roedd hi hefyd wedi bod yn osgoi mynd allan.*
> *Wedi iddi ddysgu sut roedd y byd yn gweithio go iawn, gallai fynd*
> *allan i gyfarfod â phobl, a mynd i gyfweliadau. Llwyddodd i wneud*
> *ceisiadau am bob math o swyddi heb boeni a fyddai'r gweithle*
> *wedi ei 'halogi' mewn rhyw ffordd.*

TORRI'N RHYDD O FEDDYLIAU YMWTHIOL AC OCD PENDRONI

Yn y bennod flaenorol, edrychwyd yn fanwl ar y prosesau a'r
ymatebion sy'n cynnal problem bendroni. Ystyriwyd y broblem fel un
o gyfres o gylchoedd cythreulig ar waith ar yr un pryd sy'n porthi'r
syniad fod y meddyliau'n ystyrlon ac yn bwysig (Damcaniaeth A),
ac felly'n cynnal gorbryder. Buom yn edrych ar esiampl Meilyr, a
ddechreuodd ymddwyn mewn sawl ffordd a oedd yn porthi'i gred

ganolog y gallai fod yn berygl i eraill. Po fwyaf y credai yn y syniad yma a gweithredu'n unol â hynny, gwaethaf oll oedd ei broblemau pendroni (a chryfaf oll oedd ei gred yn Namcaniaeth A). Awgrymwyd wrth Meilyr y gallai feddwl am ei broblem mewn ffordd amgen, sef mai problem yn ymwneud â gorbryder eithafol ynglŷn â pherygl oedd ganddo (Damcaniaeth B) a bod ei fesurau i geisio rheoli perygl mewn gwirionedd wedi gwaethygu ei orbryder. Dyma sut y cwblhaodd Meilyr ei dabl Damcaniaeth A/B:

DAMCANIAETH A: MAE OCD YN DWEUD	DAMCANIAETH B: OCD YW
Y broblem yw y gallwn niweidio fy merch	Fy mhroblem yw fy mod i'n poeni y gallwn niweidio fy merch
Tystiolaeth:	**Tystiolaeth:**
Mae'r meddyliau'n gwneud i mi deimlo'n orbryderus iawn	Dydy teimlo'n orbryderus ddim yn dystiolaeth y byddaf yn gwneud yr hyn sydd ar fy meddwl. Mae'r ffaith bod y meddyliau'n gwneud i mi deimlo'n orbryderus yn golygu nad ydw i eisiau eu rhoi nhw ar waith
Os yw hyn yn wir, beth sydd angen i mi ei wneud?	**Os yw hyn yn wir, beth sydd angen i mi ei wneud?**
Alla i ddim fforddio mentro – gwirio a oes arwyddion y gallwn roi'r meddyliau ar waith	Trin y meddyliau fel meddyliau'n unig, a bwrw ymlaen â'r hyn dwi eisiau ei wneud gyda fy mywyd
Osgoi cyswllt gyda fy merch	Peidio ag osgoi unrhyw beth – a dweud y gwir, dylwn wneud mwy o beth bynnag y bûm yn ystyried ei osgoi
Osgoi cyswllt gydag unrhyw blant	
Gwthio'r meddyliau ymaith neu geisio eu dileu	

Beth mae hyn yn ei ddweud am y dyfodol?	Beth mae hyn yn ei ddweud am y dyfodol?
Bydd yn anodd cynnal hyn. Er mwyn bod yn ddiogel, fe fydda i'n cadw draw oddi wrth bobl eraill	*Mae'r dyfodol yn edrych yn dda*
Beth mae hyn yn ei ddweud amdana i fel person?	**Beth mae hyn yn ei ddweud amdana i fel person?**
Dwi'n berson drwg	*Dwi'n berson sensitif a gofalgar*

BLE MAE DECHRAU?

Mae'n bwysig i chi nodi'r rhesymau penodol pam rydych chi'n credu, yn eich achos chi, bod y meddyliau'n bwysig, yn beryglus, neu'n golygu rhywbeth drwg amdanoch chi, gan y bydd hynny'n eich helpu chi i gynllunio arbrofion i brofi'r syniadau yma. I Meilyr, un o'r syniadau oedd yn cynnal ei orbryder oedd ei gred bod y nifer fawr o feddyliau roedd yn eu cael yn golygu ei fod yn agosach at golli rheolaeth. O ganlyniad, roedd yn defnyddio amryw o ddulliau i geisio rheoli ei feddyliau, fel eu gwthio ymaith, ei sicrhau ei hun a cheisio cael meddyliau 'da'. Ceisiodd roi'r gorau i reoli ei feddyliau er mwyn profi effaith hynny ar ei gredoau a'i orbryder, ac i geisio darganfod a oedd cael mwy o feddyliau yn golygu ei fod yn fwy peryglus.

ARBRAWF YMDDYGIAD MEILYR

I'W GWBLHAU CYN YR ARBRAWF	
Arbrawf ymddygiad wedi ei gynllunio	**Rhagfynegiadau penodol a faint o goel sydd gen i ynddyn nhw**
Cyfnewid am yn ail ddiwrnod rhwng ceisio rheoli meddyliau'n llwyr a cheisio peidio â'u rheoli o gwbl	*Pan na fydda i'n ceisio rheoli fy meddyliau, fe fydda i'n cael gormod ohonyn nhw i allu ymdopi*

Arbrawf ymddygiad wedi ei gynllunio	Rhagfynegiadau penodol a faint o goel sydd gen i ynddyn nhw
Ceisio cyfri'r meddyliau a graddio gorbryder	*Fe fydda i'n teimlo'n orbryderus iawn, 100%*

I'W GWBLHAU AR ÔL YR ARBRAWF

A wireddwyd y rhagfynegiadau?	Casgliadau	Ydy hyn yn gweddu orau i Ddamcaniaeth A neu B?
Diwrnod 1 (rheoli): Llawer (cannoedd) o feddyliau fel arfer. Gorbryder – 80% drwy'r dydd Diwrnod 2 (dim rheoli): Dal i gael y meddyliau, ond llai wrth i'r diwrnod fynd rhagddo, gorbryder yn mynd o 80% yn y bore i 30% erbyn y prynhawn. Amau fy mod wedi dechrau meddwl am bethau eraill! Diwrnod 3: fel diwrnod 1 Diwrnod 4: fel diwrnod 2	*Mae ymdrin â'r meddyliau a'u rheoli yn eu gwneud yn fwy real, sy'n gwneud i mi deimlo'n orbryderus. Dwi'n cael mwy o feddyliau hefyd. Mewn gwirionedd, mae ceisio'u rheoli nhw wedi lleihau fy rheolaeth arnyn nhw, gan nad ydw i wedi gallu gwneud yr hyn dwi'n dymuno'i wneud*	*Mae hyn yn gweddu i Ddamcaniaeth B, lle mae poeni am ystyr y meddyliau yn peri i mi ymateb, sy'n rhoi mwy o bwys ar y meddyliau ac yn gwneud i mi deimlo'n fwy gorbryderus*

DALIWCH ATI!

Unwaith rydych chi wedi dechrau cael gwared ar OCD o'ch bywyd, ewch amdani o ddifri, os gallwch chi. Yn achos Meilyr, roedd hyn yn golygu rhoi'r gorau'n llwyr i geisio rheoli'r meddyliau. Gwnaeth Meilyr ei orau i herio'r bwli OCD. Gwnaeth bob ymdrech i roi'r gorau i holi am sicrwydd, a phan ddaliodd ei hun yn dadlau a cheisio 'profi' iddo'i hun nad oedd yn berson drwg, penderfynodd ddweud, 'Wel, efallai fy mod i'n berson drwg!' a mynd i wneud rhywbeth arall, fel chwarae gyda'i ferch fach.

Pam mae hyn yn beth mor ddefnyddiol i'w wneud i dorri'n rhydd o OCD?

- Crynhoi tystiolaeth ar gyfer Damcaniaeth B – nid hap a damwain oedd hi na wnaeth Meilyr roi ei feddyliau ar waith pan roddodd y gorau i'w rheoli. Nid 'lwcus' oedd e'r tro hwn – fe fentrodd a dysgu sut mae'r byd yn gweithio go iawn.

- Hawlio'ch bywyd yn ôl – mae OCD wedi eich dal yn ôl ac wedi dwyn oddi arnoch chi. Ymfalchïwch yn y ffaith eich bod yn herio'r broblem ac yn rhydd i wneud yr hyn a fynnwch. Does dim angen byw'n unol ag OCD yr unben, sy'n gwahardd cymdeithasu – gwnewch fel y mynnwch ac ewch allan pryd ac i ble y dymunwch.

- Amddiffynnwch eich hun rhag eiliadau gwan yn y dyfodol – os cewch ddiwrnod gwael rhywbryd, gallwch feddwl yn ôl (a chyfeirio at eich nodiadau) a chofio'r holl bethau gwych a wnaethoch chi i oresgyn eich problem. (Mae rhagor am hyn ym Mhennod 9, Bywyd ar ôl OCD.)

GWNEUD PETHAU YN Y FFORDD WRTHOBSESIYNOL

Yn ddewr iawn, penderfynodd Meilyr fynd gam ymhellach a mynd ati'n fwriadol i ddenu meddyliau mewn sefyllfaoedd 'peryglus', er mwyn profi pethau i'r eithaf.

I'W GWBLHAU CYN YR ARBRAWF

Arbrawf ymddygiad wedi ei gynllunio	Rhagfynegiadau penodol a faint o goel sydd gen i ynddyn nhw	
Ceisio denu meddyliau a delweddau sy'n ymwneud â niwed	Fe fydda i'n colli rheolaeth ac yn niweidio'r babi	Lefel gorbryder
1. pan ydw i'n ymyl y babi	60%	100%
2. pan ydw i'n dal y babi	80%	100%
3. pan ydw i'n gafael mewn cyllell yn ymyl y babi	100%	100%+++

I'W GWBLHAU AR ÔL YR ARBRAWF

A wireddwyd y rhagfynegiadau?	Casgliadau	Ydy hyn yn gweddu orau i Ddamcaniaeth A neu B?
1. Roeddwn i'n teimlo'n hynod o orbryderus wrth wneud hyn – 100% am 20 munud, gan ostwng i 20% ar ôl 20 munud arall	Roedd fy meddyliau'n fy ngwneud i'n orbryderus iawn pan oeddwn i'n agos at y babi	Dwi'n bendant yn rhywun sy'n poeni am ei feddyliau
2. Gorbryder yn codi i 80%, ond yn gostwng ar ôl 20 munud	Llwyddodd yr arbrawf yma i wneud i mi herio fy nghred y gallai fy meddyliau beri i mi golli rheolaeth; dysgais, er fy mod i'n hynod o orbryderus, nad oeddwn i'n agos at golli rheolaeth	Mae'r arbrawf yma'n dangos nad ydw i'n rhoi'r meddyliau hynny ar waith, hyd yn oed pan ydw i'n cael llawer iawn ohonyn nhw
3. Gorbryder yn codi i 80%, ond yn gostwng ar ôl 15 munud		
Wnes i ddim niweidio'r babi		

Roedd yn fenter enfawr iddo ddenu'i feddyliau heriol mewn sefyllfa lle teimlai ei fod yn fwy tebygol o'u rhoi nhw ar waith. Wrth wneud hyn, doedd unman i'w OCD guddio – gwyddai Meilyr bellach, hyd yn oed drwy weithredu mewn ffordd wrthobsesiynol, rhywbeth a wnâi iddo deimlo'n orbryderus iawn, y byddai'n dal i beidio â rhoi ei feddyliau ar waith.

Po fwyaf y gallwch chi weithredu mewn ffordd wrthobsesiynol, lleiaf o le fydd gan yr OCD i'ch argyhoeddi mai lwc oedd wrth wraidd y ffaith na ddigwyddodd unrhyw anffawd, naill ai hynny neu ryw amgylchiadau neilltuol a gododd.

MYND I'R AFAEL AG YMDDYGIADAU A CHREDOAU SY'N CYNNAL PENDRONI A MEDDYLIAU YMWTHIOL

YMDDYGIAD DIOGELU	SUT MAE'N CYNNAL Y BROBLEM	BETH I'W WNEUD (ARBROFION YMDDYGIAD)
Adolygu digwyddiadau'n feddyliol	Math o wirio yw hyn. Mae'n cadw'r ffocws ar berygl ac yn cynyddu amheuaeth. Mae'n tanseilio hyder yn y cof ac yn cynnal teimladau gorbryderus	**Peidio ag adolygu** Graddio eich cred yn y perygl Graddio gorbryder Graddio hyder yn y cof ar ôl nifer o arbrofion
Ffrwyno meddyliau	Mae ceisio ffrwyno meddyliau yn peri i chi gael mwy ohonyn nhw. Er mwyn peidio â meddwl am rywbeth, mae angen i chi feddwl am yr hyn rydych chi'n ceisio'i wthio ymaith	**Profi hyn** drwy geisio ffrwyno meddyliau eraill, fel yr 'eirth gwyn' (tudalen 71). Cymharu ffrwyno a pheidio â ffrwyno
Holi am sicrwydd	Math o wirio yw ceisio sicrwydd — er y gall gynnig rhyddhad dros dro, mae'n gwneud i chi deimlo'n llai sicr yn y pen draw gan y gallwch bigo beiau yn ateb rhywun bob tro	**Peidio â gofyn** Graddio eich cred yn y perygl Graddio gorbryder

YMDDYGIAD DIOGELU	SUT MAE'N CYNNAL Y BROBLEM	BETH I'W WNEUD (ARBROFION YMDDYGIAD)
Osgoi	Mae osgoi yn golygu nad yw'r credoau yn cael eu herio; oherwydd eich bod yn ymddwyn 'fel pe bai' rhywbeth yn wir, mae eich cred obsesiynol yn teimlo'n fwy gwir	**Ymwneud â sefyllfaoedd y buoch yn eu hosgoi.** Ceisio 'colli rheolaeth' drwy ddenu meddyliau

CRED SY'N GYSYLLTIEDIG Â GORBRYDER	SUT MAE'N CYNNAL Y BROBLEM	BETH I'W WNEUD (ARBROFION YMDDYGIAD)
Mae meddwl rhywbeth cynddrwg â'i wneud	Mae hyn yn golygu bod y meddyliau eu hunain yn ffynhonnell perygl – mae'n amhosib peidio â chael y meddyliau hyn	**Ymwneud â sefyllfaoedd y buoch yn eu hosgoi.** Ceisio colli rheolaeth drwy ddenu meddyliau
Dwi'n berson drwg a pheryglus neu fyddwn i ddim yn cael meddyliau o'r fath	Oherwydd eich bod yn poeni am fod yn ddrwg, rydych chi'n chwilio am 'feddyliau drwg'. O ganlyniad, byddwch chi'n sylwi ar bob meddwl sy'n cyd-fynd â'r syniad hwn ac yn cynhyrchu mwy o feddyliau o'r fath. Os yw hyn yn ymddangos fel 'tystiolaeth', bydd yn atgyfnerthu'r gred. Mae hwn yn gylch cythreulig	**Gofyn** i berson dibynadwy a yw erioed wedi cael meddyliau o'r fath. Mae nifer o astudiaethau ymchwil yn dangos bod y rhan fwyaf o bobl yn cael 'meddyliau ymwthiol'

CRED SY'N GYSYLLTIEDIG Â GORBRYDER	SUT MAE'N CYNNAL Y BROBLEM	BETH I'W WNEUD (ARBROFION YMDDYGIAD)
Er mwyn teimlo'n ddiogel, mae'n rhaid i mi fod yn berffaith siŵr na fydda i'n gwneud dim o'i le	Mae'n amhosib cael ymdeimlad o sicrwydd ynghylch amheuon obsesiynol. Po fwyaf y ceisiwch fod yn sicr, lleiaf sicr y byddwch chi'n teimlo, ac felly byddwch chi'n mynd yn gaeth i gylch cythreulig	**Ymwneud â sefyllfaoedd y buoch yn eu hosgoi.** Ceisio colli rheolaeth drwy ddenu meddyliau Ymarfer 'goddef ansicrwydd' A wireddwyd y rhagfynegiadau ynghylch pa mor ddrwg fyddai'r canlyniadau? A oeddech chi mor orbryderus ag y gwnaethoch chi ei ragweld, am gyfnod mor hir ag y gwnaethoch chi ei ragweld?
Mae'r meddyliau dwi'n eu cael yn dweud rhywbeth sylfaenol amdana i	Bydd y gred hon yn eich gyrru i geisio canfod beth yw 'gwir' ystyr y meddwl	**Gofyn** i berson dibynadwy a yw erioed wedi cael meddyliau o'r fath. Mae nifer o astudiaethau ymchwil yn dangos bod y rhan fwyaf o bobl yn cael 'meddyliau ymwthiol'
Gall meddyliau gorbryderus wneud niwed i fy ymennydd	Mae hwn yn feddwl sy'n peri pryder, ac yn un o faglau nodweddiadol OCD. Rydyn ni i gyd yn gallu profi gorbryder yn reddfol, a phan mae'n gymesur gall fod yn beth defnyddiol ac angenrheidiol. Dydy meddyliau gorbryderus ddim yn gwneud niwed. Mae OCD yn amhleserus ac yn achosi straen, felly gall wneud niwed i chi drwy eich cadw chi'n orbryderus am gyfnodau hir	Cynnal arolwg – ydy pobl eraill yn cael meddyliau gorbryderus? Ydy hynny wedi niweidio eu hymennydd?

Arbrofion Ymddygiad Pendroni a Meddyliau Ymwthiol: Cywiro Diffygion

Dwi'n teimlo'n anghyfrifol am 'dderbyn' fy meddyliau drwg

Efallai y byddwch chi'n *teimlo'n* anghyfrifol ac yn ddi-hid iawn drwy weithredu fel hyn – dyma un o'r ffyrdd y mae'r OCD wedi'ch bwlio. Ond mae herio bwli ymhell o fod yn anghyfrifol a di-hid. Yr hyn rydych chi'n ei wneud yw profi drosoch chi'ch hun sut mae'r byd yn gweithio go iawn. Mae hyd yn oed yn bosib fod yr OCD ar ryw bwynt wedi llwyddo i'ch argyhoeddi chi na allwch chi ymddiried ynoch chi'ch hun na'ch crebwyll. Mae e eisiau i chi gredu hynny fel y gall aros ar hyd y lle, yn eich 'cynghori' ynghylch sut i gadw'n ddiogel. Yn debyg iawn i fwli, mae wedi'ch rhwystro rhag gweld sut mae pethau'n gweithio drosoch eich hun ac wedi tanseilio'ch hyder. Daliwch ati i wrthryfela yn erbyn y ffrind di-fudd hwn, ac yn fuan iawn, byddwch yn adfer digon o hyder i ystyried y meddyliau ymwthiol yn union fel y byddech chi'n ystyried unrhyw feddyliau eraill.

Y Dyfodol: beth fydd yn digwydd os gwnewch chi barhau i drin y broblem bendroni fel un sy'n ymwneud â phryder?

Ar ôl i chi wneud rhai arbrofion ymddygiad, dylech weld bod y dystiolaeth yn pwyntio i un cyfeiriad – sef bod yr OCD pendroni wedi'ch bwlio i gredu bod eich meddyliau'n beryglus neu'n golygu eich bod chi'n ddrwg mewn rhyw ffordd. Os byddwch chi'n derbyn o ddifri mai problem yn ymwneud â phryder ac ofn sydd gennych chi, ac yn byw'n unol â hynny drwy weithredu'n *groes* i'ch ofnau, rhagwelwn y bydd eich gorbryder yn lleihau dros amser ac y byddwch chi'n gallu pendroni llai. Nawr, gallwch ymgorffori hynny yn eich bywyd a dechrau gwneud rhai o'r pethau y bu OCD yn eich atal rhag eu gwneud cyhyd.

> *Llamodd Meilyr i'r tywyllwch go iawn a gweithredu fel pe bai Damcaniaeth B yn wir, er nad oedd yn credu hynny ar adegau. Fodd bynnag, drwy wneud hynny llwyddodd i beidio ag osgoi,*

a thros amser lleihaodd ei feddyliau ymwthiol yn sylweddol a dechreuodd gredu a theimlo ei fod yn berson digon da. Roedd eisoes yn berson gwych yng ngolwg ei wraig a'i ffrindiau, ond fe wnaethon nhw sylwi gymaint hapusach roedd yn ymddangos. Bellach, doedd e ddim yn osgoi unrhyw un o'r tasgau sy'n ofynnol i riant eu gwneud, ac roedd yn teimlo fel pe bai'n cyfranogi'n llawn ym mhopeth a wnâi.

TORRI'N RHYDD O OCD CREFYDDOL

Roedd Rhodri wedi llunio'i Ddamcaniaethau A a B, ac yn gwybod nad oedd ei feddyliau cableddus yn ddim gwahanol i feddyliau miliynau o bobl grefyddol eraill. Sylweddolodd fod OCD wedi gwneud iddo ganolbwyntio'n arw ar ei feddyliau a'i fod wedi ymgolli cymaint ynddyn nhw nes iddyn nhw ddod yn 'broffwydoliaeth hunangyflawnol': bob tro y gafaelai yn ei Feibl, roedd yn meddwl, 'Gobeithio na fydda i'n cael un o'r meddyliau cableddus erchyll hynny' – a dyna'n union fyddai'n digwydd. Sylweddolodd ei fod yn gaeth mewn magl OCD, a bod gwir angen iddo gofleidio Damcaniaeth B er mwyn dianc.

DAMCANIAETH A: MAE OCD YN DWEUD	DAMCANIAETH B: OCD YW
Y broblem yw bod fy meddyliau'n gableddus a bydda i'n cael fy nghondemnio amdanyn nhw	Y broblem yw fy mod i wedi ymrwymo i fy ffydd i'r fath raddau fel fy mod i'n cael meddyliau pryderus sy'n ymddangos yn gableddus, a dwi'n poeni y bydda i'n cael fy nghondemnio amdanyn nhw
Tystiolaeth:	**Tystiolaeth:**
Mae cael delweddau rhywiol pan ydych chi yn yr eglwys neu'n meddwl am Dduw yn bechod	Dydy'r delweddau ddim yn bethau dwi wedi dewis meddwl amdanyn nhw ac maen nhw'n gwneud i mi deimlo'n orbryderus iawn

Dwi wedi ceisio byw bywyd Cristnogol iawn bob amser, a does dim tystiolaeth arall fy mod i'n berson drwg. Dwi'n poeni am hyn oherwydd fy mod i'n grefyddol

Os yw hyn yn wir, beth sydd angen i mi ei wneud?

Ceisio gwthio'r meddyliau ymaith

Cadw llygad am y meddyliau

Bachu ar bob cyfle i geisio gwneud iawn amdanyn nhw

Osgoi sefyllfaoedd lle gallai'r meddyliau gael eu sbarduno

Cadw draw o'r eglwys

Os byddaf yn parhau i ddilyn y rheolau hyn, beth fydd yn digwydd yn y dyfodol?

Bydd angen i mi weddïo mwy, ac osgoi mwy; bydd hyn yn meddiannu fy mywyd

Beth mae hyn yn ei ddweud amdana i fel person?

Dwi'n berson drwg

Os yw hyn yn wir, beth sydd angen i mi ei wneud?

Anwybyddu'r meddyliau

Rhoi'r gorau i fonitro fy meddyliau a'm corff

Mynychu'r eglwys ac astudio'r Beibl, waeth pa feddyliau ymwthiol sy'n codi

Peidio ag osgoi unrhyw le nac unrhyw beth

Os byddaf yn parhau i ddilyn y rheolau hyn, beth fydd yn digwydd yn y dyfodol?

Bydd gen i berthynas agosach gyda Duw a fy eglwys

Beth mae hyn yn ei ddweud amdana i fel person?

Dwi'n berson crefyddol, sy'n cymryd fy nghrefydd a fy moesau o ddifri

BLE MAE DECHRAU?

Mae recriwtio ffrind neu aelod o'r teulu i helpu yn aml yn fuddiol iawn. Gall esbonio'r broblem i rywun arall deimlo'n fentrus iawn, ond daw â rhyddhad mawr i bawb gan amlaf. Byddwn yn trafod hyn yn fanylach ym Mhennod 8. Mae teulu a ffrindiau bron yn ddieithriad yn sylwi bod rhywbeth o'i le, hyd yn oed pan fyddwch chi'n ceisio cuddio'ch OCD – fel arfer, mae'n llawer gwell ganddyn nhw ddarganfod beth sy'n eich poeni chi na phryderu'n gyson a cheisio dyfalu beth sy'n bod. Mae'r rhan fwyaf o bobl ag OCD yn canfod bod teulu a ffrindiau'n ceisio deall eu pryderon ac yn ysu i helpu. Dangoswch y llyfr hwn iddyn nhw a'r gwaith rydych chi wedi'i wneud yn gysylltiedig ag ef i'w helpu i rannu'ch dealltwriaeth o sut mae OCD yn gweithio mewn gwirionedd.

Gofynnodd Rhodri i aelod arall o'i eglwys, sef Garmon, ei helpu gyda'i broblem. Esboniodd ei fod yn cael meddyliau nad oedd eisiau eu cael yn yr eglwys, a bod hynny wedi peri iddo deimlo'i fod yn berson drwg iawn. Dywedodd Garmon wrtho fod ei feddwl yntau'n aml yn crwydro yn yr eglwys hefyd, a'i fod yntau weithiau'n profi meddyliau nad oedd yn dymuno'u cael. Soniodd wrth Rhodri am ffigurau crefyddol hanesyddol a oedd wedi dioddef gyda'r un broblem. Gyda'i gilydd, dyma nhw'n cynllunio arbrawf ymddygiad; cytunodd Garmon i wneud popeth a wnâi Rhodri.

Aeth Rhodri drwy'r tri dewis. Roedd yn amlwg mai'r dewis obsesiynol oedd osgoi ei eglwys a'i Feibl a cheisio atal ei feddyliau. Y dewis nad oedd yn obsesiynol oedd anwybyddu'r meddyliau a dal ati doed a ddêl. Y dewis gwrthobsesiynol oedd denu'r meddyliau pan oedd yn yr eglwys neu pan oedd wrthi'n darllen ei Feibl. Roedd yn deall y byddai'r dewis gwrthobsesiynol yn ddefnyddiol am sawl rheswm, ac eglurodd drosiad y Lluoedd Arbennig i Garmon: mae'n ddefnyddiol paratoi'ch hun ar gyfer sefyllfaoedd anodd. Pe bai'n ymarfer denu'r meddyliau yn yr eglwys, y tro nesaf y byddai hynny'n digwydd yn annisgwyl fe fyddai'n barod ac yn gwybod beth i'w wneud. Er enghraifft, pe bai meddwl yn ymddangos yn ystod y cymun a'i gred ei fod yn berson drwg yn tyfu'n gryf iawn, gan beri iddo fod eisiau gadael yr adeilad, neu beri iddo adael o ddifri, byddai'n gwybod bod angen iddo fynd yn ôl i mewn, caniatáu i'r meddwl aros yn ei ben a pheidio â gwneud unrhyw beth arall yn wahanol.

Cytunodd â Garmon y byddai'r ddau ohonyn nhw'n meddwl am ryw yn ystod y gwasanaeth nesaf yn yr eglwys. Rhagwelodd Rhodri y byddai wedyn yn cael llawer o feddyliau ymwthiol cythryblus; ei fwriad oedd anwybyddu'r meddyliau hyn, gan adael iddyn nhw fynd a dod. Felly, roedd arbrawf ymddygiad Rhodri yn ddewis gwrthobsesiynol.

ARBRAWF YMDDYGIAD RHODRI

I'W GWBLHAU CYN YR ARBRAWF

Arbrawf ymddygiad wedi ei gynllunio	Rhagfynegiadau penodol a faint o goel sydd gen i ynddyn nhw
Mynd i'r eglwys a meddwl am ryw	*Fe fydda i'n cael fy mhlagio gan feddyliau eraill am fynd i uffern (100%)*
	Fe fydda i mor orbryderus fel y bydda i'n gwneud ffŵl ohonof fy hun a theimlo mwy o gywilydd

I'W GWBLHAU AR ÔL YR ARBRAWF

A wireddwyd y rhagfynegiadau?	Casgliadau	Ydy hyn yn gweddu orau i Ddamcaniaeth A neu B?
Fe gefais i lawer o feddyliau cythryblus eraill, ond fe wnes i aros yn yr eglwys *Roeddwn i'n teimlo'n orbryderus iawn (50-60%) am y rhan fwyaf o'r gwasanaeth, ond wnes i ddim gwneud ffŵl ohonof fy hun na theimlo cywilydd*	*Fe ddywedodd Garmon ei fod yntau'n cael llawer o feddyliau eraill hefyd; atgoffodd fi y byddai hynny'n wir am bobl eraill yn ogystal, ac mai meddyliau'n unig ydyn nhw. Dwi wedi bod yn ceisio rheoli fy meddyliau neu beidio â chael y meddyliau yn y lle cyntaf, ac mae hynny wedi gwneud pethau'n waeth.*	*Mae hyn yn gweddu orau i Ddamcaniaeth B. Pan fydda i'n trin meddyliau fel dim byd mwy na meddyliau, mae fy ngorbryder yn lleihau a dwi'n teimlo'n well*

> Daeth llawer o bobl i sgwrsio â mi, ac wrth sgwrsio, roedd yn haws anwybyddu'r meddyliau a gostyngodd fy ngorbryder tua 20%
>
> Mae hyn wedi bod yn her go iawn i mi: dwi wedi gwrthsefyll y demtasiwn i ildio i'r OCD, a dwi'n teimlo'n falch o hynny. Roedd yn braf gweld fy ffrindiau yn yr eglwys

Yn gynharach, nodwyd rhai o'r ymddygiadau a'r credoau cyffredin sy'n cynnal problem OCD crefyddol. Fe welwch chi sut mae gadael i'r meddyliau fynd a dod neu anwybyddu'r meddyliau yn strategaeth allweddol wrth gael gwared ar y broblem.

YMDDYGIAD DIOGELU	SUT MAE'N CYNNAL Y BROBLEM	BETH I'W WNEUD (ARBROFION YMDDYGIAD)
Ceisio peidio â meddwl am y peth (ffrwyno meddyliau)	Mae ffrwyno meddyliau yn cynhyrchu mwy ohonyn nhw	**Gadewch i feddyliau fynd a dod** A wireddwyd y rhagfynegiadau ynghylch pa mor ddrwg fyddai'r canlyniadau?
		A oeddech chi mor orbryderus ag y gwnaethoch chi ei ragweld, am gyfnod mor hir ag y gwnaethoch chi ei ragweld?
Ceisio meddwl am rywbeth arall (cyfnewid meddyliau)	Mae hyn yn atgyfnerthu'r syniad bod y meddwl yn arwyddocaol ac yn anghywir a bod rhaid cael gwared arno drwy ei gyfnewid â meddwl arall – mae'r meddwl gwreiddiol yn debygol o ddod yn ôl eto, a meddyliau eraill yn ei sgil	**Gadewch i feddyliau fynd a dod** A wireddwyd y rhagfynegiadau ynghylch pa mor ddrwg fyddai'r canlyniadau? A oeddech chi mor orbryderus ag y gwnaethoch chi ei ragweld, am gyfnod mor hir ag y gwnaethoch chi ei ragweld?

Sylw dethol – i feddyliau neu rannau o'r corff	Mae bod yn wyliadwrus am feddyliau yn eu gwneud yn fwy amlwg. Gall teimlo'n orbryderus arwain at lawer o newidiadau mewn teimladau corfforol; drwy roi sylw i'w organau cenhedlu, sicrhaodd y byddai'n sylwi ar rai newidiadau	**Gadewch i feddyliau fynd a dod; peidio â monitro'r corff** A wireddwyd y rhagfynegiadau ynghylch pa mor ddrwg fyddai'r canlyniadau? A oeddech chi mor orbryderus ag y gwnaethoch chi ei ragweld, am gyfnod mor hir ag y gwnaethoch chi ei ragweld?
Defodau – e.e. gweddïo am oriau i ofyn am faddeuant	Daw gweddïau yn ailadroddus ac yn estynedig, gan atgyfnerthu'r syniad fod cael y meddwl yn y lle cyntaf yn anghywir. Gall ceisio cael y weddi yn 'iawn' arwain at ragor o feddyliau a delweddau ymwthiol ac amheuon newydd am eich ffydd	**Peidio â chynnal defodau** A wireddwyd y rhagfynegiadau ynghylch pa mor ddrwg fyddai'r canlyniadau? A oeddech chi mor orbryderus ag y gwnaethoch chi ei ragweld, am gyfnod mor hir ag y gwnaethoch chi ei ragweld?
Osgoi ymarfer eich crefydd	Drwy osgoi gweithgareddau sy'n gyson â chadw'ch ffydd, efallai y byddwch chi'n teimlo'n fwy euog ac wedi ypsetio a gall eich cred eich bod yn berson drwg deimlo'n fwy credadwy a gwir	**Peidio ag osgoi** Graddio gorbryder A wireddwyd y rhagfynegiadau ynghylch pa mor ddrwg fyddai'r canlyniadau?

CRED SY'N GYSYLLTIEDIG Â GORBRYDER	SUT MAE'N CYNNAL Y BROBLEM	BETH I'W WNEUD (ARBROFION YMDDYGIAD)
Mae cael y meddwl hwn yn golygu fy mod i'n berson drwg	Gall eich gwerthoedd a'ch credoau crefyddol olygu eich bod yn fwy tebygol o ddehongli meddwl ymwthiol fel rhywbeth arwyddocaol ac ystyrlon – ond mae pawb yn cael meddyliau ymwthiol	**Gadewch i feddyliau fynd a dod** A oeddech chi mor orbryderus ag y gwnaethoch chi ei ragweld, am gyfnod mor hir ag y gwnaethoch chi ei ragweld? Ystyriwch eich cred eto
Dylwn allu cael gwared ar y meddyliau yma	Mae cael meddyliau, delweddau neu amheuon ymwthiol yn gwbl normal – mae'n amhosib peidio. Mae ceisio cael gwared ar y meddyliau yn eu gwneud yn fwy amlwg ac yn arwain at drin y meddyliau fel rhai pwysig	**Gadewch i feddyliau fynd a dod** A oeddech chi mor orbryderus ag y gwnaethoch chi ei ragweld, am gyfnod mor hir ag y gwnaethoch chi ei ragweld? Ystyriwch eich cred eto

ARBROFION YMDDYGIAD OCD CREFYDDOL: CYWIRO DIFFYGION

Alla i ddim darbwyllo fy hun i'w wneud, mae'n teimlo mor anghywir

Cofiwch fod gan bob un ohonom werthoedd diwylliannol, moesol neu grefyddol sy'n rheoli'n hymddygiad; mae'r syniad ein bod ni'n tramgwyddo'r gwerthoedd neu'r rheolau hyn yn 'teimlo' yn bwerus ac yn frawychus iawn. Camwch yn ôl a meddyliwch a yw'r hyn y mae OCD yn peri i chi ei wneud yn cyd-fynd â'ch gwir gredoau a'ch gwerthoedd.

Oni fydda i'n mynd yn erbyn Duw drwy gynnal yr arbrofion ymddygiad ac atal fy nefodau?

Mae hwn yn gwestiwn hawdd. Waeth beth yw eich crefydd, mae'n gwbl amlwg na fyddai Duw eisiau i bobl ddioddef OCD, heb sôn am fath o OCD sy'n eich atal rhag cael perthynas dda â Duw. Mae Duw eisiau i chi ei wasanaethu drwy gariad, nid teimlo'n ofnus drwy'r amser. Pe gallech ofyn, byddai Duw bron yn sicr yn dweud, 'Mynna gael gwared ar dy OCD fel y gallwn ni gael perthynas well.'

Sut alla i fod yn sicr na fydda i'n mynd i uffern?

Gall trafod eich problem gydag un o arweinwyr eich ffydd sy'n ddeallus a thosturiol fod yn fuddiol iawn. Cofiwch ganolbwyntio ar grynhoi eich tystiolaeth i gefnogi Damcaniaeth B – sef mai problem sy'n ymwneud â gorbryder a phryder yw hon. Cofiwch sut mae OCD wedi cipio'ch gallu i ymarfer a mwynhau eich crefydd – mae'r drwg wedi digwydd eisoes.

Y Dyfodol: BETH FYDD YN DIGWYDD OS GWNEWCH CHI BARHAU I DRIN Y BROBLEM OCD CREFYDDOL FEL UN SY'N YMWNEUD Â PHRYDER?

Ar ôl i chi wneud rhai arbrofion ymddygiad, dylech weld bod y dystiolaeth yn pwyntio i un cyfeiriad – sef bod yr OCD crefyddol wedi'ch bwlio i gredu bod rhywbeth yn bod arnoch chi, neu eich bod yn berson drwg sy'n cael meddyliau peryglus. Os byddwch chi'n derbyn o ddifri mai problem sy'n ymwneud â phryder ac ofn sydd gennych chi, ac yn byw'n unol â hynny drwy weithredu'n groes i'ch ofnau, rhagwelwn y bydd eich gorbryder yn lleihau dros amser ac y byddwch chi'n gallu anghofio'ch ymatebion obsesiynol. Unwaith y byddwch chi'n magu'r dewrder i gynnal arbrofion ymddygiad, byddwch chi'n gweld drosoch eich hun ei bod hi'n bosib gwneud pethau'n wahanol. Nawr, gallwch ymgorffori hynny yn eich bywyd a dechrau gwneud rhai o'r pethau y bu OCD yn eich atal rhag eu gwneud cyhyd. Yn ein profiad ni, unwaith y bydd pobl yn rhoi'r gorau i orfod cyflawni defodau di-ri i sicrhau nad ydyn nhw wedi cablu na thramgwyddo Duw, maen nhw'n gallu datblygu agwedd lawer mwy positif tuag at eu ffydd.

> Edrychodd Rhodri ar ei nodau ar gyfer y dyfodol – roedd bron â thorri'i fol eisiau mynd ar daith gyda'i ffrindiau o'r eglwys. Bu'n ofni gwneud hynny gan ei fod yn credu y byddai'n cael ei lethu

gan feddyliau ymwthiol ac na fyddai'n gallu gadael pan oedd am wneud hynny. Penderfynodd gofrestru i fynd ar y daith a dechreuodd edrych ymlaen. Yn ystod y daith, wynebodd ambell gyfnod anodd pan gafodd rai meddyliau cableddus neu rywiol. Sylwodd rhywun ei fod yn dawel ar yr adegau hynny a gofyn iddo a oedd yn iawn. Dywedodd Rhodri wrthi fod ganddo rai problemau gyda phryder a gorbryder, a bod rhai adegau'n anoddach na'i gilydd, a chynigiodd hithau gydymdeimlad a chefnogaeth iddo. Wrth i'r daith fynd rhagddi, sylwodd Rhodri ei fod yn treulio llawer mwy o amser yn mwynhau ei hun nag yn meddwl am OCD.

TORRI'N RHYDD O FATHAU ERAILL O OCD

Dylai fod yn amlwg, o'r bennod hon a phenodau blaenorol, fod pawb yn wahanol ac yn unigryw. Yn yr un modd, mae OCD pawb hefyd yn wahanol ac yn unigryw. Fodd bynnag, gellir categoreiddio ffocws OCD mewn sawl ffordd; er enghraifft, ymolchi yn erbyn gwirio, meddyliau eich bod wedi gwneud rhywbeth a allai fod yn niweidiol yn erbyn meddyliau y *gallai* rhywbeth niweidiol ddigwydd. Rydyn ni wedi archwilio eisoes y ffaith y gall pobl ag ofnau halogi boeni am gael eu heintio gan wenwynau, germau, a hyd yn oed gan leoedd neu bobl sy'n gysylltiedig ag atgofion gwael. Mae amrywiadau tebyg mewn 'mathau' eraill o OCD. Ddylai neb synnu, felly, bod rhai pobl yn dioddef o symptomau OCD nad ydyn nhw'n perthyn i'r 'categorïau' a drafodwyd hyd yma. Ond os oes gennych chi fath 'anarferol' o OCD, ydy hynny'n golygu na fydd CBT a'r dulliau o'i ddefnyddio o gymorth i chi? Newyddion da! *Mae* cymorth ar gael i chi.

Pa fath bynnag sydd gennych chi, bydd darllen y penodau blaenorol wedi dangos bod pob math o OCD yn gweithio yn yr un ffordd ac yn defnyddio llawer o'r un triciau i'w cynnal eu hunain. Mae'n bwysig gwybod hyn, oherwydd gall OCD fod yn bresennol ar fwy nag un ffurf weithiau, neu gall newid dros amser. Rydyn ni wedi eich tywys drwy sawl achos enghreifftiol manwl, o ddeall sut y daeth OCD yn broblem, sut y gwnaeth barhau'n broblem a sut y defnyddiodd yr unigolion yr wybodaeth hon i gael gwared ar y bwli OCD a hawlio'u bywydau yn ôl. Yr un yw hanfodion torri'n rhydd o unrhyw fath o OCD; y manylion sy'n wahanol. Ym mhob achos, mae angen nodi a phrofi esboniad amgen sy'n seiliedig ar bryder. Rhan allweddol o brofi hynny yw cynnal arbrofion ymddygiad i gadarnhau mai pryder yw sail y broblem, ac i ganfod lle bo hynny'n bosib nid yn unig bod gorbryder a thrallod yn lleihau, ond y gallech chi sylweddoli hefyd na fydd eich ofnau'n cael eu gwireddu. Yn sicr, byddwch chi'n gweld yr anghysur yn gostwng ac yn diflannu wrth i chi roi'r gorau i gynnal defodau.

Dyma rai enghreifftiau o fathau eraill o ofnau OCD:

- Dwi'n poeni y gallai rhywbeth drwg ddigwydd os na fydda i'n osgoi rhifau anlwcus / diddymu fy meddyliau / dilyn defod
- Dwi'n poeni fy mod i wedi brifo rhywun yn ddiarwybod i mi fy hun
- Dwi'n teimlo'n anghyfforddus iawn os nad yw pethau yn eu lleoedd priodol
- Dwi'n poeni fy mod i'n hoyw / strêt ac yn gwrthod cydnabod hynny

CYWIRO DIFFYGION: FFACTORAU SY'N RHWYSTRO CYNNYDD

DWI'N DEALL SUT MAE OCD YN GWEITHIO, OND BETH OS NAD OCD YW'R BROBLEM?

Mae OCD yn broblem fympwyol iawn sy'n gallu canolbwyntio ar bron unrhyw beth sy'n annwyl neu'n bwysig i unigolyn ar unrhyw adeg benodol. Mae hynny'n amrywio o berson i berson, wrth gwrs.

Weithiau, cyfeirir at OCD fel y clefyd amau. Un amheuaeth arbennig o niweidiol sy'n dod yn sgil OCD yw amau ai OCD yw eich problem mewn gwirionedd. Os ydych chi wedi profi'r amheuaeth hon, mae'n bosib, wrth i chi ddarllen y penodau blaenorol, eich bod yn meddwl rhywbeth fel, 'Dwi'n deall hynny, ond dydy fy math *i* o OCD ddim yn gweddu'n union'. Os ydych chi'n credu nad OCD yw'ch problem chi, gall hynny olygu bod ystyr wreiddiol eich meddyliau yn wir, h.y. rydych chi'n dal i gael eich sugno i mewn i Ddamcaniaeth A, y syniad o berygl. Os ydych chi'n trin y syniad 'Beth os nad OCD sydd gen i?' fel amheuaeth ymwthiol, yna gallwch lunio blodyn cythreulig ar sail hynny a fyddai'n edrych yn debyg i hyn:

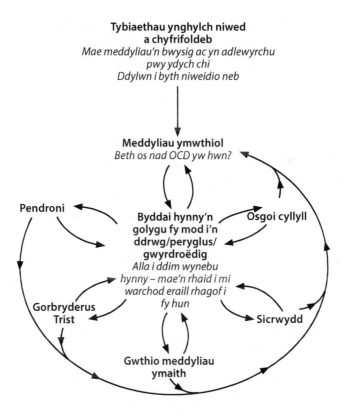

Tybiaethau ynghylch niwed a chyfrifoldeb
Mae meddyliau'n bwysig ac yn adlewyrchu pwy ydych chi
Ddylwn i byth niweidio neb

Meddyliau ymwthiol
Beth os nad OCD yw hwn?

Pendroni

Byddai hynny'n golygu fy mod i'n ddrwg/peryglus/ gwyrdroëdig
Alla i ddim wynebu hynny – mae'n rhaid i mi warchod eraill rhagof i fy hun

Osgoi cyllyll

Gorbryderus Trist

Sicrwydd

Gwthio meddyliau ymaith

Dydw i ddim yn gallu derbyn nad ydw i'n beryglus neu'n ddrwg

Mae hwn yn fater cysylltiedig sy'n gallu taro rhai pobl. Mae'n werth i chi gofio eich bod, hyd yma, wedi bod yn treulio llawer o amser yn ceisio amddiffyn eraill rhag niwed, gan fod hynny'n teimlo'n fwy diogel nag amau'r mymryn lleiaf y gallai'r hyn rydych chi'n ei ofni fod yn wir. Mae'n werth ystyried hynny'n fanwl – pa fath o berson sy'n poeni am feddyliau a niwed, a pha fath o berson sy'n neilltuo cymaint o amser ac ymdrech yn ceisio'i atal ei hun rhag niweidio eraill? Ai dyna'r math o berson y byddech chi'n ei ystyried o ddifri yn rhywun peryglus neu ddrwg? Gyda phwy ydych chi'n cymharu'ch hun? Efallai eich bod yn meddwl am 'faw isa'r domen', llofruddion neu bedoffiliaid, neu am bobl sydd wedi ei 'cholli hi' yn ddirybudd. Mae pobl ag OCD weithiau'n poeni eu bod nhw o bosib yn debyg i bobl sy'n rhoi meddyliau am niwed ar waith. Yn aml, yr unig debygrwydd yw eu bod hwythau hefyd wedi cael meddyliau am niwed. Yn anffodus, dydy'r rhan fwyaf o bobl sy'n cyflawni troseddau erchyll ddim yn poeni am eu meddyliau am niwed, a dydyn nhw ddim yn neilltuo llawer o amser nac ymdrech yn ceisio osgoi gwneud pethau drwg chwaith. Mae'r rhan fwyaf o bobl yn cael meddyliau am niwed yn achlysurol, ac er eu bod yn annymunol, dydyn nhw ddim yn poeni'n ormodol yn eu cylch.

Efallai fod pethau o'ch gorffennol yn tarfu arnoch, pethau sy'n teimlo fel pe baen nhw'n eich diffinio mewn rhyw ffordd. Os meddyliwch chi am unigolyn 'da' yn eich golwg chi, ydych chi wir yn meddwl nad yw'r person hwnnw erioed wedi pechu rhywun nac wedi gwneud y peth lleiaf o'i le? Mae hynny'n annhebygol. Gallwn wneud pob math o 'gamgymeriadau' yn ystod ein bywyd, ond yn enwedig pan ydyn ni'n ifanc, oherwydd ein bod ni'n dysgu am gymhlethdodau pobl eraill ac amdanom ni'n hunain. Pe bai ganddyn nhw beiriant amser, byddai'r rhan fwyaf o bobl yn mynd yn ôl ac yn gwneud rhywbeth o leiaf ychydig yn wahanol. Y gwir amdani yw ein bod ni i gyd yn gwneud rhai pethau o le, a bod ein teimladau negyddol amdanyn nhw yn ein helpu yn y pen draw i fod yn well pobl ac i beidio â gwneud yr un camgymeriadau eto. Ydy hi'n bosib eich bod chi'n barnu pethau yn eich gorffennol o safbwynt bod â'r holl wybodaeth wrth law? Mae'n bosib eich bod wedi datblygu syniadau amdanoch chi'ch hun yn seiliedig ar brofiadau negyddol wrth dyfu i fyny. Ewch i'r adran Adnoddau ar dudalen 269 i ddod o hyd i wybodaeth a llyfrau a all helpu gyda materion cyffredinol sy'n sail i OCD.

DYDW I DDIM YN SIŴR MAI DAMCANIAETH B SY'N GYWIR, FELLY MAE'N WELL I MI YMDDWYN FEL PE BAI DAMCANIAETH A YN GYWIR

Mae hyn yn ymwneud â'r drafodaeth uchod: mae'r OCD wedi bod yn dweud wrthych ei bod yn well bod yn ddiogel nac yn edifar. Byddai hynny'n iawn os mai dyna oedd yr opsiynau mewn gwirionedd. Y gwir yw eich bod chi a'ch teulu'n talu pris aruthrol o uchel yn sgil OCD; mae'n opsiwn peryglus iawn, gan ei fod yn niweidio bywydau. Mae'n bwysig ystyried hynny'n fanwl, a deall realiti'r hyn y mae OCD yn ei wneud ac yn gallu'i wneud i'ch bywyd. Hyd yn oed os yw OCD wedi dwyn llawer iawn oddi arnoch chi, y newyddion da yw y gallwch chi benderfynu gwneud pethau'n wahanol a hawlio'ch bywyd yn ôl.

DWI WEDI DOD I YCHYDIG O GYSYLLTIAD Â'R HYN SY'N ACHOSI FY NGORBRYDER OND DWI'N DAL I FOD YN ORBRYDERUS

Os nad yw'ch gorbryder yn lleihau yn ystod yr arbrawf ymddygiad, un o'r rhesymau mwyaf cyffredin yw eich bod o bosib yn dal i wneud pethau penodol i geisio 'rheoli' eich gorbryder neu i atal yr hyn rydych chi'n ei ofni rhag digwydd. Fel y gwyddom, dyma'r mathau o bethau sy'n cynnal gorbryder ac amheuon. Felly os nad yw'ch gorbryder yn lleihau, gofynnwch i chi'ch hun a oes unrhyw ran ohonoch sy'n gweithredu fel pe bai'r broblem yn un sy'n ymwneud â pherygl (Damcaniaeth A) pan fyddwch chi'n cynnal eich arbrawf. Er enghraifft, ydych chi'n glanhau'n feddyliol wrth gyffwrdd â rhywbeth halogedig? Ydych chi wedi cynllunio'ch arbrawf yn fwriadol ar adeg y bydd rhywun yn ôl yn fuan i'ch 'dal' chi wrthi pe baech chi'n gwneud rhywbeth o'i le? Problem sy'n ymwneud ag amheuaeth ac ofn yw OCD. Mewn arbrawf ymddygiad, po fwyaf y gallwch chi ddileu amheuaeth mai'r rheswm na ddigwyddodd anffawd yw oherwydd *nad oedd yn mynd i ddigwydd beth bynnag*, mwyaf oll y byddwch chi'n gwybod o ddifri nad oes angen i chi ddilyn y rheolau y mae OCD eisiau i chi eu dilyn.

Y tu hwnt i'r arbrofion, ydych chi wir wedi *byw* yn ôl y syniad mai problem sy'n ymwneud â phryder sydd gennych chi? Mae'n bwysig peidio â dal yn ôl – dyna sy'n cynnal eich pryder.

DYDY'R BROBLEM DDIM YN GWELLA'N DDIGON SYDYN

Mae'n llesol ceisio goresgyn eich problem cyn gynted â phosib, ond peidiwch â beio'ch hun os nad yw hynny'n digwydd yn ddigon sydyn. Efallai y byddwch chi'n golchi'ch dwylo yn reddfol mewn rhai sefyllfaoedd, neu ei bod yn anoddach i chi anwybyddu'ch meddyliau ymwthiol a'ch gorbryder nag y gwnaethoch chi ei ragweld. Byddwch yn garedig â chi'ch hun – mae hon yn broblem anodd mynd i'r afael â hi. Dydy fflangellu'ch hun, neu alw enwau neu feirniadu'ch hun byth yn ddefnyddiol wrth geisio goresgyn OCD; ar y llaw arall, mae galw enwau cas ar y bwli, ar yr OCD, yn syniad da iawn! Dylech hefyd ystyried ceisio cymorth a chefnogaeth gan unigolyn dibynadwy; mae goresgyn OCD yn waith caled, ac mae'n fuddiol iawn cael rhywun i ddathlu'ch llwyddiannau neu i'ch codi'n ôl ar eich traed os ydych chi wedi baglu.

Os ydych chi'n baglu, ceisiwch droi gwendid yn gryfder! Mae pobl yn aml yn teimlo'r ysfa i gynnal defodau neu i niwtraleiddio yn dychwelyd o bryd i'w gilydd, yn enwedig pan fyddan nhw'n teimlo dan straen (a phan fyddan nhw'n teimlo'n hapus weithiau hefyd). Mae OCD yn ceisio cael ei droed yn y drws pan fyddwch chi ar eich mwyaf bregus. Wrth gwrs, dyma'r amser gorau i ymladd yn ôl a gwneud yn siŵr eich bod chi'n rheoli'ch OCD yn llwyr. Er enghraifft, bron heb feddwl, pan fyddwch chi wedi cyffwrdd â rhywbeth halogedig, rydych chi'n ymolchi. Mae meddwl, delwedd, ysgogiad neu amheuaeth ymwthiol yn ymddangos; cyn i chi droi, rydych chi wedi dadlau â'r syniad neu ei niwtraleiddio. Rydych chi'n gwirio'r drws sawl gwaith wrth adael y tŷ ar frys. Dydy hyn ddim yn golygu eich bod chi allan o reolaeth, ond mae'n enghraifft o hen arfer yn ceisio ailwreiddio, yn debyg i gyn-ysmygwr yn estyn am ei sigaréts. Mae angen mynd i'r afael ag arferion a thueddiadau o'r math hwn wrth i chi sylwi arnyn nhw'n digwydd.

Felly fe wnaethoch chi olchi'ch dwylo ar ôl i chi gyffwrdd â bwlyn drws budr a theimlo'n halogedig? Ewch yn ôl a halogi'ch hun hyd yn oed yn fwy na'r tro cynt! Cyffyrddwch â bwlyn y drws eto, neu cyffyrddwch â rhywbeth mwy budr fyth; byddwch yn herfeiddiol! Lledaenwch yr haint!

Wnaethoch chi wirio'r drws? Ewch yn ôl, ei ddatgloi a'i adael heb ei gloi a cherddwch i fyny'r stryd am bum munud cyn dychwelyd, ei gloi a *peidio â gwirio i chi wneud hynny*.

Gawsoch chi feddwl cableddus yn yr eglwys ac yna erfyn ar Dduw am faddeuant? Meddyliwch am ragor o syniadau cableddus, yna bwrw ymlaen â'r seremoni, yr emyn neu'r weddi unwaith mae eich pen yn llawn o ddelweddau sydd heb eu niwtraleiddio.

Aethoch chi allan o'ch ffordd i osgoi gwneud rhywbeth? Ewch yn ôl a gwneud yn union hynny!

I grynhoi, unwaith y byddwch chi wedi cael gwared ar y rhan fwyaf o'ch OCD ond yn dal i brofi ysfeydd bychain i gyflawni defod, osgoi neu unioni pethau mewn ffordd sy'n gyson ag OCD, gwrandewch yn ofalus ar lais bach ond taer yr OCD sy'n weddill, a *gwnewch yn groes i'r hyn mae'n ei ddweud.* Os gallwch chi, ewch 'dros ben llestri'.

Peidiwch ag agor cil y drws i'ch OCD o gwbl. Gwthiwch e mor bell o'ch bywyd ag sy'n bosib fel nad yw'n gallu dychwelyd.

7

DEWIS NEWID

Yn y penodau blaenorol, trafodwyd sut mae OCD yn gallu dechrau, sut mae'n parhau a sut gallwch chi gymhwyso'r ddealltwriaeth honno i symud ymlaen a thorri'n rhydd o OCD. Weithiau, dydy cael yr wybodaeth hon ddim yn ddigon ynddo'i hun; rydych chi'n cyflawni'ch gorfodaethau am resymau penodol iawn. Mae'n bwysig cofio beth sydd yn y fantol oherwydd, nawr fod gennych chi rywfaint o wybodaeth am OCD, sut mae'n gweithio a'i ganlyniadau, mae dioddef yr OCD a pheidio â newid yn ddewis gweithredol. Yn y bennod hon, byddwn yn sôn mwy am sut i'ch cynorthwyo i symud ymlaen o'ch OCD, a sut i ddod o hyd i gymorth proffesiynol a chael y budd mwyaf ohono os bydd ei angen arnoch.

NODAU

Ym Mhennod 3, gofynnwyd i chi feddwl am eich nodau drwy fyfyrio ar yr hyn mae'r broblem wedi'i ddwyn oddi arnoch, a beth hoffech chi ei wneud pe baech yn rhydd o'r cyflwr. Rydyn ni wedi sôn llawer am sut i ddechrau mynd ati i newid a threchu'r OCD. Mae hwn yn amser da i edrych ar eich nodau eto er mwyn atgoffa'ch hun pam rydych chi am wynebu'r broses anodd o dorri'n rhydd.

MANTEISION AC ANFANTEISION NEWID

Dylai fod yn amlwg bod pobl yn dechrau syrthio i batrymau obsesiynol o feddwl ac ymddwyn, nid oherwydd iddyn nhw wneud rhywbeth o'i le, ond oherwydd mai dyma'r unig ddewis sydd ganddyn nhw yn wyneb yr hyn maen nhw'n ei wybod ar y pryd. Gall nifer o ffactorau cefndirol chwarae rhan yn natblygiad OCD hefyd. Heb i hynny fod yn fai ar yr unigolyn, nac yn rhywbeth y mae wedi'i ddewis hyd yn oed, mae OCD wedyn yn datblygu i fod y cyfrwng ymdopi gorau sydd ar gael ar y pryd; gall deimlo fel pe bai'n gweithio, neu'n gweithio i raddau, ac mae hynny'n rheswm pwerus iawn dros ei gynnal. Ond dros amser, fel y gwyddom, mae'n datblygu'n broblem, yn caethiwo pobl yn ei fyd o ofn a cheisio diogelwch. Weithiau, mae'r argraff wreiddiol – sef bod OCD wedi bod o gymorth i ymdopi â sefyllfa anodd – yn parhau. Unwaith y byddwch chi'n ffarwelio â'ch obsesiynau a'ch gorfodaethau, dydy poeni a fyddwch chi'n gallu ymdopi ag anawsterau ddim yn ymateb anghyffredin o bell ffordd.

Os yw hyn yn swnio'n gyfarwydd, yna mae'n werth i chi feddwl yn systematig a ydych chi wir eisiau byw heb OCD ai peidio. Ar ddarn o bapur, nodwch fanteision ac anfanteision bod yn obsesiynol. Beth yw manteision ac anfanteision peidio â bod yn obsesiynol? Yn aml, bydd hyn yn helpu i wneud pethau'n fwy eglur, fel yn achos Manon (OCD gwirio) isod.

MANTEISION BOD YN OBSESIYNOL	ANFANTEISION BOD YN OBSESIYNOL
Mae'n fy helpu i 'deimlo' yn ddiogel	*Dwi wir yn teimlo'n orbryderus drwy'r amser*
	Dydw i ddim yn mynd allan
	Does gen i ddim ffrindiau
	Dim ond peryglon a gwirio sydd ar fy meddwl
MANTEISION PEIDIO Â BOD YN OBSESIYNOL	**ANFANTEISION PEIDIO Â BOD YN OBSESIYNOL**
Fe allwn i fod yn 'normal'! *Fe allwn i fynd allan a chyfarfod pobl*	*Fe allwn i fod yn llai gofalus (er nad yw hynny'n golygu y byddwn i'n ddiofal)*

Yn yr un modd ag y gwnaethom gyda Damcaniaeth A a Damcaniaeth B, ystyriwch effeithiau tymor byr a thymor hir parhau â'r ymddygiad obsesiynol o'u cymharu â throi'n anobsesiynol.

Rydyn ni eisoes wedi defnyddio trosiad y polisi yswiriant wrth ystyried pris y 'diogelwch' mae'r OCD yn ei werthu i chi. Efallai y byddai'n fwy addas dweud bod OCD yn debycach i 'raced amddiffyn'! Mae'r broblem yn galw heibio, yn creu awyrgylch o ofn a pherygl ac yna'n cynnig helpu i'ch 'amddiffyn' rhag y perygl os gwnewch chi ddilyn rheolau OCD. Yr OCD ei hun yw ffynhonnell y perygl, a bydd dilyn y rheolau yn costio'n ddrud i chi.

Un ymarfer gwerthfawr yw edrych rai blynyddoedd i'r dyfodol a meddwl sut fyddai bywyd pe baech chi'n parhau'n obsesiynol ac yn dilyn y rheolau a osodwyd ar eich cyfer gan OCD. Dychmygwch barti pen-blwydd 21 plentyn hynaf i fam sydd â phryderon obsesiynol am gadw ei phlant yn ddiogel; mae'r plentyn yn darllen yr araith ganlynol:

Yn gyntaf, diolch i chi i gyd am ddod i 'mharti pen-blwydd yn 21 oed. Diolch i fy ffrindiau a'm perthnasau, ond diolch yn bennaf i ti, Mam, am fy nghadw i'n fyw tan nawr. Dwi'n gwybod bod hyn wedi bod yn dasg anodd ac wedi llyncu oriau lawer o dy amser ers i mi gael fy ngeni. Mae'n drueni bod hyn wedi dy adael yn rhy flinedig i chwarae unrhyw gemau gyda'r nos, ond dwi'n gwybod dy fod wedi gwneud dy orau, ac fel ddywedais i, dwi'n ddiolchgar fy mod i'n fyw. Efallai y byddai wedi bod yn braf cael caniatâd i fynd allan i chwarae gyda phlant eraill weithiau, neu eu gwahodd nhw i'n tŷ ni, ond dwi'n sylweddoli pa mor fygythiol a pheryglus fyddai hynny i mi. Wrth gwrs, pan oeddet ti'n gweiddi arna i a mynnu fy mod i'n golchi fy nwylo, dwi'n gwybod mai poeni am fy niogelwch oeddet ti, a helpodd hynny fi i ddysgu bod y pethau hyn yn bwysig os oeddwn i'n mynd i oroesi. A dyna ni, y prawf yw fy mod i yma heno.

Ystyriwch yr holl agweddau ar eich bywyd sy'n cael eu heffeithio gan OCD. Ond gallai'r darlun edrych yn wahanol, dim ond i chi newid eich ymddygiad a byw yn unol â'r syniad mai Damcaniaeth B yw'r broblem. Meddyliwch am y peth; gallai'r araith pen-blwydd swnio fel hyn:

Yn gyntaf, diolch i chi i gyd am ddod i 'mharti pen-blwydd yn 21 oed. Diolch i fy ffrindiau a'm perthnasau, ond diolch yn bennaf i ti, Mam, am fod mor gariadus ac mor ddewr wrth ddelio â dy broblemau. Dwi'n gwybod bod hyn wedi bod yn dasg anodd ac wedi llyncu oriau lawer o dy amser. Roedd yn wych dy weld di'n ennill mwy a mwy o amser i wneud pethau gyda mi, ac er gwaethaf dy orbryder, dy fod di bob amser yn gadael i mi fynd allan i chwarae gyda phlant eraill neu'n eu gwahodd i'n tŷ ni pan oeddwn i eisiau. Ar y pryd, doeddwn i ddim yn gwybod beth roeddet ti'n mynd drwyddo, ond dwi'n falch nawr. Mae fy nghariad yn dweud fy mod i'n berson sensitif a gofalgar iawn, ac mae'n rhaid mai ti sydd wrth wraidd hynny, felly diolch.

PROBLEMAU SY'N CODI WRTH WELLA A SUT I'W GORESGYN

SIGLO'R CWCH

Os ydych chi wedi gwneud rhywfaint o gynnydd, gall fod yn demtasiwn meddwl, 'fe wnaiff hynny'r tro, pam mentro mynd ymhellach? Pam siglo'r cwch?' Wrth i chi ddechrau mynd i'r afael â'ch problem, roeddech chi ar fôr tymhestlog mewn cwch bach heb rwyfau – byddai siglo'r cwch yn ffolineb llwyr! Fodd bynnag, nawr eich bod chi wedi dechrau mynd i'r afael â'ch problem, gallwch siglo'r cwch – gallwch gamu allan i fôr cynnes, bas, trofannol a cherdded tuag at y lan. A dweud y gwir, mae'n bwysig eich *bod* chi'n siglo'r cwch, er mwyn darganfod nad oes unrhyw derfynau wrth gael gwared ar OCD ac y gallwch chi wneud beth bynnag fynnoch chi hebddo. Siglwch y cwch – yna camwch allan ohono!

CLWYF WEDI'I AILHEINTIO

Efallai fod un darn bach o'ch OCD ar ôl na allwch chi ddychmygu mynd i'r afael ag ef. Mae'n demtasiwn meddwl bod cael 'dim ond ychydig' o OCD yn berffaith iawn. Fel y gwyddoch cystal â neb, rhowch fodfedd i OCD, a bydd yn cymryd llathen. Dychmygwch fod gennych glwyf cas heintiedig ar eich braich. Mae eich meddyg yn rhoi gwrthfiotigau i chi ac mae'n clirio – ar wahân i un darn bach. Beth fydd yn digwydd i'r clwyf? Bydd yn heintio eto. Yr un yw'r perygl os ydych chi'n mynnu dal gafael ar un agwedd fach ar eich OCD – gall eich holl waith caled fynd yn wastraff. Dydy OCD ddim yn gymorth i chi, dydy e ddim yn ffrind; mae'n fwli erchyll sy'n torri pob addewid ac yn cymryd mwy nag yr ydych chi am ei roi.

PAN MAE HUNANGYMORTH YN ANNIGONOL: CEISIO CYMORTH PROFFESIYNOL

Afraid dweud bod OCD yn broblem anodd ei threchu, a gall fod yn anodd brwydro yn ei erbyn ar eich pen eich hun, hyd yn oed gyda dealltwriaeth dda o sut mae'n gweithio ac o egwyddorion sut mae symud ymlaen. Mae pawb yn unigryw, a dydy hi ddim yn bosib yn y llyfr yma i ddisgrifio'r holl wahanol ffyrdd y gall OCD eich dal yn ei fagl, a'r holl ddulliau a allai fod o gymorth wrth geisio'i oresgyn. Weithiau, mae OCD yn 'cuddio' ei hun, gan eich twyllo i feddwl eich bod yn gwneud rhywbeth defnyddiol pan fyddwch chi, mewn gwirionedd, yn gwneud pethau'n waeth. Mae'n werth llenwi'r gofrestr ar dudalen 19 bob mis i gofnodi a yw'ch ymdrechion yn gwneud y cynnydd disgwyliedig. Os ydych chi'n creu graff fesul mis, dylai ddangos gostyngiad cyffredinol. Os ydych chi'n gwneud eich gorau ond heb weld y gwahaniaeth roeddech wedi gobeithio'i weld, *peidiwch â beio'ch hun*. Hyd yn oed gyda stôr o wybodaeth a dealltwriaeth, mae OCD wedi trechu llawer o bobl. Weithiau, dydy hi ddim yn bosib i chi lwyddo ar eich pen eich hun; mae angen cefnogaeth ystyriol ac arweiniad arbenigol arnoch sy'n cysylltu'r egwyddorion a nodwyd yma gyda'ch patrwm ymatebion unigryw chi. Dyma pam mae'n broblem sy'n cael ei thrin gan therapyddion hyfforddedig ac arbenigol ledled y wlad. Mae corff o arbenigwyr a phobl sydd wedi profi OCD wedi llunio canllawiau clinigol ar gyfer y Sefydliad Cenedlaethol dros Ragoriaeth mewn Iechyd a Gofal (NICE) ynghylch OCD a'r ffordd orau i'w drin, yn seiliedig ar adolygiad gofalus a manwl o'r dystiolaeth bresennol. I grynhoi, y driniaeth a argymhellir ar gyfer plant ac oedolion ag OCD yw Therapi Ymddygiad Gwybyddol (CBT), sef math o therapi siarad, gan gynnwys Dod i Gysylltiad ac Atal Ymateb (ERP). Mae llawer o bobl yn canfod eu bod hefyd yn elwa o'r gefnogaeth ychwanegol a gynigir gan feddyginiaeth ar y cyd â'r therapi – y meddyginiaethau arferol ar gyfer trin OCD yw Atalyddion Ailafael Serotonin-benodol (SSRIs: Selective Serotonin Re-uptake Inhibitors).

Mae cyfeiriadau gwefannau ar gael yn yr adran Adnoddau (gweler tudalen 269) i'ch galluogi i ddarllen naill ai'r canllawiau llawn (nad yw'n dasg hawdd) neu'r fersiwn a ysgrifennwyd yn arbennig ar gyfer dioddefwyr a gofalwyr.

Os ydych chi'n penderfynu ceisio cymorth arbenigol, cofiwch na fydd eich therapydd yn gwneud y gwaith caled; yr un fath ag arfer, eich tasg chi yw hynny. Gellir ystyried Therapi Ymddygiad Gwybyddol fel fersiwn o hunangymorth lle mae'r gefnogaeth a'r arweiniad yn cael eu cynnig gan therapydd sy'n gallu gweithio gyda chi drwy'r broses o drechu'ch problem a chywiro unrhyw ddiffygion wrth iddyn nhw ddigwydd. Mae'n debyg iawn i gael hyfforddwr personol neu athro; chi sy'n gorfod gwneud y gwaith go iawn, a thasg y therapydd yw eich helpu i ddeall beth sydd angen i chi ei wneud a gweithio gyda chi i wella hynny. Wrth i'r broses fynd rhagddi, dylech ddechrau gweld beth sydd angen i chi ei wneud drosoch eich hun... a dod yn hyfforddwr personol arnoch chi'ch hun.

Felly sut mae cael y driniaeth sydd ei hangen arnoch chi? Er bod ymdrechion ar droed i wella'r ddarpariaeth, mae cael gafael ar therapi seicolegol o ansawdd da yn lleol i chi, naill ai drwy'r Gwasanaeth Iechyd Gwladol neu therapi preifat, yn gallu bod yn fater o hap a damwain. Mae cael gafael ar gymorth tra arbenigol yn anoddach fyth. Dyma rai canllawiau ynghylch sut i fynd ati i ddod o hyd i therapydd a sut i gael y budd mwyaf o'r driniaeth sy'n cael ei chynnig i chi.

DOD O HYD I THERAPYDD

Dylech ddechrau gyda'r Gwasanaeth Iechyd Gwladol. Mae gennych hawl i dderbyn cymorth gyda phroblemau iechyd ac iechyd meddwl sy'n achosi anallu a/neu drallod, ac mae canllawiau NICE (gweler tudalen 269) yn nodi beth ddylai'r cymorth hwnnw fod: yn bennaf, Therapi Ymddygiad Gwybyddol o'r math a ddisgrifir yn y llyfr hwn. Rhowch wybod i'ch meddyg teulu am eich problemau OCD. Gall hyn fod yn anodd, felly efallai yr hoffech chi ysgrifennu ychydig o nodiadau i baratoi ar gyfer eich ymweliad. Crynhowch eich problemau cyfredol, gan nodi yn arbennig sut maen nhw'n ymyrryd â'ch bywyd, beth mae'r OCD yn eich atal rhag ei wneud a sut mae'n effeithio ar bobl eraill. Efallai y gallech ddangos canlyniadau'r gofrestr raddio ar dudalen 19 i'r meddyg. Esboniwch eich bod chi wedi rhoi cynnig ar hunangymorth (y llyfr hwn, a phethau eraill rydych chi wedi rhoi cynnig arnyn nhw). Mae rhai pobl yn ei chael hi'n ddefnyddiol argraffu canllawiau NICE neu ddeunydd ar wefannau (a ddarperir gan OCD-UK; gweler tudalen 269) i ddangos i'w meddyg teulu pa driniaethau posib fyddai orau ganddyn nhw.

Bydd beth sy'n digwydd nesaf yn dibynnu ar ble rydych chi'n byw, gan mai dyna sy'n pennu pa wasanaethau sydd ar gael. Efallai y cewch eich cyfeirio at therapydd gofal cychwynnol neu therapydd sy'n gweithio gyda thîm iechyd meddwl cymunedol neu uned iechyd meddwl. Y dewis gorau fyddai cael eich atgyfeirio at Ymarferydd Seicoleg Glinigol neu nyrs Therapi Ymddygiad Gwybyddol, ond mae mathau eraill o therapyddion ar gael. Pa fath bynnag o therapydd a gynigir i chi, awgrymwn y dylech ddarganfod mwy amdano ef neu hi, ei hyfforddiant a sut mae'n hoffi gweithio (gweler isod). Weithiau, efallai y cewch gynnig triniaeth gan rywun sydd dan hyfforddiant; peidiwch â gwrthod hyn ar sail diffyg profiad yn unig. Ceisiwch gael gwybod a yw'r person hwnnw'n cael ei oruchwylio, gan bwy, a sut mae hyn yn cael ei wneud. Os yw'n cael ei oruchwylio gan ddefnyddio recordiad sain neu fideo (a bwrw eich bod chi'n gyfforddus â hynny) a bod y sawl sy'n goruchwylio yn arbenigo mewn OCD a CBT, yna mae'n werth ei ystyried.

Os penderfynwch chi geisio triniaeth yn breifat (drwy dalu am driniaeth y tu allan i'r GIG) mae angen i chi fod yn fwy gofalus fyth. Mae'n ofynnol i ddarparwyr gofal y GIG ddilyn canllawiau sy'n seiliedig ar dystiolaeth yn unol ag amodau NICE; dydy hynny ddim yn wir am ymarferwyr preifat. Gyda myrdd o driniaethau OCD ar gael a chynigion ar-lein o iachâd cyflym ar gyfer OCD, mae angen i chi fod yn ofalus ynghylch beth sydd ar gael mewn gwirionedd, ac a yw'n werth yr arian y bydd yn rhaid i chi ei dalu. Yn dilyn y newyddion bod y BBC wedi canfod bod cath wedi gallu cofrestru gyda chorff rheoleiddio hypnotherapyddion hyd yn oed, fe wnaethon ni benderfynu awgrymu camau i ddod o hyd i therapydd, nid yn unig yn breifat ond yn y GIG.

Mae'r adrannau canlynol yn cynnig arweiniad ar ddewis y therapydd cywir, ynghyd â chyngor ar sut i gael y budd mwyaf o therapi ar ôl i chi ei gychwyn a sut i gynnal y berthynas therapiwtig pan fydd pethau'n mynd ar gyfeiliorn.

Wrth ddewis therapydd, yn enwedig os ydych chi'n talu i fynd yn breifat, mae'n bwysig gofyn rhai cwestiynau perthnasol er mwyn eich galluogi i benderfynu a yw'ch therapydd yn addas ac yn gymwys i fod yn eich trin chi. Gallwch ragymadroddi drwy ddweud y byddech chi, cyn ymrwymo i therapi, yn hoffi gwybod ychydig mwy am y therapi ac am eich therapydd. (Wedi'r cyfan, byddech chi'n gwneud yr un peth ag unrhyw wasanaeth arbenigol arall, boed yn hyfforddwr personol neu'n blymar.) Gobeithio na fydd angen i chi ofyn llawer o'r cwestiynau hyn yn un rhes gan y bydd y therapydd yn sôn amdano'i hunan a'r hyn mae'n ei gynnig. Os nad yw'n gwneud hynny, dylech ofyn y cwestiynau sy'n bwysig yn eich barn chi o blith y rhai isod.

Rydyn ni'n gwybod y gall gwneud hyn fod yn anodd, oherwydd mae'n bosib y bydd gofyn cwestiynau sy'n swnio'n heriol yn teimlo'n chwithig. Os felly, gallech ystyried mynd â'r llyfr hwn at eich therapydd fel ffordd o gyflwyno'r pwnc hwn, a dangos y dudalen hon iddo ef neu hi. Gallwch ddweud bod Paul, Fiona a Victoria – sy'n wybodus ynglŷn â thrin OCD – yn awgrymu'n gryf eich bod chi'n gwneud hyn. Fydd unrhyw therapydd gwerth ei halen ddim yn gwrthod ateb ychydig o gwestiynau.

Y Cwestiynau:
- Pa fath o driniaeth fyddwch chi'n ei chynnig i mi?
- Ydych wedi cael hyfforddiant penodol ar ddefnyddio CBT ar gyfer OCD, gan gynnwys ymarfer dan oruchwyliaeth? Ydych chi'n dal i dderbyn rhywfaint o oruchwyliaeth? (Mae goruchwylio yn beth da... mae Victoria, Paul a Fiona yn cael eu goruchwylio yn eu gwaith.)
- Pa mor hir fydd y driniaeth yn parhau?

Dylai'r therapydd ateb y rhan fwyaf o'r cwestiynau canlynol yn gadarnhaol:

- Ydych chi wedi gwneud llawer o driniaethau ar gyfer OCD o'r blaen?

- Fyddwn ni'n llunio cynllun triniaeth CBT penodol ar fy nghyfer i, yn cynnwys 'nodau ar y cyd' (gweler tudalen 226)? (Yn hytrach na bod y therapydd yn defnyddio'r un dull ar gyfer pawb sydd ag OCD.)

- A fydd nodau'n cael eu gosod ar y cyd? (Yn hytrach na bod y therapydd yn gosod y nodau ar eich cyfer.)

- Ydych chi'n defnyddio technegau o'r enw 'cysylltiad graddedig' ac 'arbrofion ymddygiad'?

- Wrth i'r therapi fynd rhagddo, ydych chi'n bwriadu gosod ymarferion ymarferol neu 'waith cartref' i mi, a chynnig cymorth i ddeall yr ymarferion hynny?

- Pan fydd ymarferion ymddygiadol wedi'u gosod fel gwaith cartref, bydd therapydd rhagweithiol da hyd yn oed yn dod i'r cartref neu ble bynnag mae'r ymarferion yn cael eu gwneud i'w gwneud nhw gyda chi; a fyddwch chi'n fodlon gwneud hynny os bydd pethau'n mynd yn anodd?

- Ydych chi'n darparu triniaeth wybyddol ac ymddygiadol, yn hytrach na thriniaeth ymddygiadol yn unig, gyda'r bwriad o fy helpu i ddeall sut mae'r broblem yn gweithio er mwyn i mi allu gweithio arni yn well?

Fydd therapydd da ddim yn malio eich bod chi'n gofyn y cwestiynau hyn; a dweud y gwir, dylai unrhyw amharodrwydd i ateb y cwestiynau fod yn ddigon ynddo'i hun i chi gwestiynu ai dyna'r person iawn i chi.

Wrth chwilio am therapydd, dylech hefyd geisio cael gwybod pa gymwysterau sydd ganddo, ond peidiwch â chael eich twyllo gan res o lythrennau ffansi ar ôl ei enw. Os oes gan y therapydd lwyth o lythrennau, mae'n werth mynd ar y we i wirio beth yn union maen nhw'n ei olygu. Mae llawer iawn o gyrff cwnsela a therapi sy'n swnio'n swyddogol, ond nid pob un sy'n gwirio cymwysterau eu haelodau; felly ymchwiliwch yn drwyadl a pheidiwch byth ag ofni gofyn cwestiynau. Yn bennaf, rydyn ni'n argymell defnyddio therapyddion sydd wedi'u hachredu gan Gymdeithas Seicotherapïau Ymddygiadol a Gwybyddol Prydain (BABCP), sef y prif sefydliad yn y Deyrnas

Unedig ar gyfer therapyddion CBT (peidiwch â drysu rhwng y corff hwn a BACP).

Mae mwy na 12,100 o aelodau gan BABCP, a 58% o'r rheini wedi'u hachredu. Felly wrth chwilio am therapydd CBT, mae'n bwysig gwirio ei fod yn aelod 'achrededig', neu ei fod wedi'i gofrestru gyda chorff arall sy'n cael ei gydnabod yn gyfreithiol, fel y Cyngor Proffesiynau Iechyd a Gofal (HCPC: Health and Care Professions Council). Mae angen i therapyddion fodloni meini prawf llym er mwyn cael eu hachredu gan BABCP. Mae'r rhain yn cynnwys bod yn aelod o broffesiwn craidd penodol, dilyn safonau hyfforddi gofynnol a bod ag ymrwymiad parhaus i theori ac ymarfer therapïau gwybyddol ac ymddygiadol. Mae hyn yn sicrhau bod pob therapydd CBT achrededig wedi cyrraedd lefel uchel o gymhwysedd mewn dulliau gwybyddol ac ymddygiadol, a bod hynny wedi'i wirio'n annibynnol hefyd.

Mae BABCP hefyd yn gyfrifol am achredu pob cwrs CBT 'Dwysedd Uchel' sy'n cael ei sefydlu dan raglen 'Gwella Mynediad at Therapi Seicolegol' (IAPT) y Llywodraeth yn Lloegr.

Mae gwefan BABCP (www.babcp.com) yn caniatáu i chi chwilio eu cronfa ddata o therapyddion achrededig. Cliciwch y ddolen 'dod o hyd i therapydd', a fydd wedyn yn mynd â chi i www.cbtregisteruk. com. O'r fan honno, dewiswch anhwylder gorfodol obsesiynol yn y maes 'dewis cyflwr', a nodwch fanylion eich cod post neu dref. Mae'n bwysig cofio, hyd yn oed gyda therapyddion wedi'u hachredu gan BABCP, bod rhaid i chi eu holi; gofynnwch y cwestiynau a awgrymwyd uchod, efallai, er mwyn sicrhau bod gan y therapydd yr wybodaeth a'r arbenigedd angenrheidiol i'ch trin chi a'ch problem benodol.

CWESTIYNAU I'W GOFYN YNGHYLCH CYMWYSTERAU

Beth yw eich cefndir proffesiynol? Ydych chi wedi'ch cofrestru'n broffesiynol gyda'r Cyngor Proffesiynau Iechyd a Gofal, Coleg Brenhinol y Seiciatryddion, BABCP? (Awgrym... gallwch gael gwybodaeth am gofrestriad neu achrediad ar gyfer y cyrff hyn ar y we.)

Faint o amser sydd ers i chi gymhwyso? Os yw'n gyfnod hir, sut ydych chi'n cael yr wybodaeth ddiweddaraf am ddatblygiadau newydd?

CRYNODEB: NODWEDDION THERAPYDD ADDAS
- Rhywun y gallwch chi ymddiried ynddo neu gredu y gallwch chi ddod i ymddiried ynddo
- Rhywun a all eich parchu chi, ac y gallwch chi ei barchu yn yr un modd
- Rhywun sy'n therapydd da sy'n gallu helpu pobl i wneud newidiadau
- Rhywun sy'n gwybod sut i osgoi'r peryglon mwyaf difrifol (fel arfer, rhywun sydd wedi'i hyfforddi, yn ddelfrydol gyda phrofiad o drin OCD)
- Rhywun sy'n mynnu'r wybodaeth ddiweddaraf am ddatblygiadau newydd

SUT I WNEUD Y GORAU O'R CYMORTH A GYNIGIR I CHI

Gadewch i ni dybio felly eich bod wedi dod o hyd i therapydd cymwys y credwch y gallwch weithio gydag ef neu hi ac sy'n cynnig CBT o ansawdd da. Gallwch wneud ambell beth er mwyn cael y budd mwyaf o'r therapi. Mae hyn yn bwysig – nid yn unig rydych chi am i'r therapi weithio'n dda, rydych chi hefyd am gyrraedd ei ben draw cyn gynted ag sy'n bosib.

PARATOI AM DRINIAETH

Paratowch linell amser a chofnod byr o hanes eich problem; lluniwch grynodeb byr iawn, ar ffurf diagram o bosib, yn nodi pryd y dechreuodd pethau fod yn broblem, a phryd yr aeth pethau'n waeth. Tynnwch sylw at unrhyw ddigwyddiadau mawr yn eich bywyd (priodas, marwolaeth rhywun annwyl ac ati).

Gall hefyd fod yn ddefnyddiol crynhoi prif effeithiau'r problemau ar eich bywyd.

PAN MAE THERAPI'N DECHRAU

- Os nad yw'ch therapydd yn gwneud hynny fel rheol (mae llawer yn gwneud), gofynnwch ydy hi'n bosib recordio therapi fel y gallwch chi wrando'n ôl wedi'r sesiynau. Ffordd dda o wneud hyn yw cadw llyfr nodiadau a chofnodi rhwng pump a deg o bethau y gwnaethoch chi eu dysgu o'r sesiwn, ac yn y cefn, gwneud nodyn o'r pethau y byddai'n ddefnyddiol cael eglurhad yn eu cylch yn eich cyfarfod nesaf.

- Yn gyffredinol, gall cofnodion ysgrifenedig fod o gymorth, naill ai fel nodiadau i chi'ch hun neu i'w rhoi i'r therapydd.
- Gofynnwch am bethau i'w darllen.
- Sicrhewch eich bod yn brydlon, a pheidiwch â cholli sesiynau.
- Byddwch yn ymwybodol o bethau sy'n anodd i chi eu trafod. Ceisiwch benderfynu peidio â chadw cyfrinachau pwysig (unwaith y byddwch chi'n gyfforddus gyda'ch therapydd). Mae OCD wrth ei fodd gyda chyfrinachau! Efallai y dylech chi lunio rhestr o'r pethau sy'n anodd i chi eu trafod, ac ysgrifennu (neu ddweud) pam mae hynny'n wir os ydych chi'n gwybod y rheswm (er enghraifft, oherwydd bod cywilydd arnoch chi, oherwydd eich bod chi'n ofni y gallai dweud pethau wneud iddyn nhw ddod yn wir, oherwydd eich bod yn pryderu y bydd y therapydd yn meddwl eich bod yn berson drwg, ac ati).

NODAU AR Y CYD

Yn weddol fuan ar ôl dechrau arni, dylai eich therapydd drafod beth yw nodau'r therapi a sut maen nhw'n cyd-fynd â'ch nodau yn y tymor hir; mae hynny'n cynnwys eich dymuniadau ar eich cyfer chi a'ch teulu yn y dyfodol, a beth sy'n ofynnol er mwyn i'r rhain gael eu gwireddu. Gellir cysylltu llawer o nodau'r therapi â hyn; er enghraifft, os ydych chi eisiau gwneud cwrs hyfforddi, y cam cyntaf yw i chi allu gadael eich tŷ a theimlo'n gyfforddus yn mynd i leoedd eraill.

DARGANFYDDIAD DAN ARWEINIAD

Bydd eich therapydd eisiau gofyn llawer o gwestiynau i chi ynghylch eich problem. Bydd rhai yn gwestiynau amlwg ynglŷn â sut beth yw bywyd i chi o ddydd i ddydd. Pwrpas cwestiynau eraill fydd sicrhau dealltwriaeth ar y cyd, a rhannu'ch gwybodaeth chi am y broblem gyda gwybodaeth eich therapydd o sut mae problemau obsesiynol yn gweithio. Wrth i'r driniaeth fynd rhagddi, bydd eich therapydd yn gofyn cwestiynau i chi a fydd yn eich cynorthwyo i blethu gwybodaeth a syniadau newydd yn eich meddwl, a'ch helpu chi i wneud y newidiadau mawr y mae'n rhaid i chi eu gwneud i gael gwared ar y broblem. Mae'n wir ei bod yn bur debyg y bydd eich therapydd yn arbenigwr ym maes gorbryder, OCD a sut i'w drin, ond chi yw'r arbenigwr ar eich bywyd chi a sut mae OCD yn effeithio arnoch chi; wrth gwblhau'r therapi, felly, mae angen i chi gydweithio'n agos gyda'ch therapydd wrth i chi ymddwyn fel dau arbenigwr yn dysgu oddi wrth ei gilydd am eich problemau a'r ffordd orau o fynd i'r afael â nhw.

HOLIADURON

Bydd eich therapydd yn gofyn i chi lenwi holiaduron yn bur reolaidd. Gwnewch hynny (ac, os yw'n briodol, trafodwch nhw gyda'r therapydd). Maen nhw'n ffordd dda o olrhain cynnydd yn gyffredinol drwy sylwi ar gyfanswm sgorau; yn fwy penodol, bydd eich therapydd yn aml yn cadw llygad ar eitemau penodol neu batrwm y newidiadau wrth chwilio am gliwiau ynghylch yr hyn sy'n digwydd.

GWAITH CARTREF

Bydd therapyddion CBT bron bob amser yn awgrymu gwaith cartref, fel y gallwch chi atgyfnerthu'r hyn rydych chi wedi'i ddysgu rhwng sesiynau. Gallai hyn fod ar ffurf darllen, cadw cofnodion o ddigwyddiadau penodol, neu 'arbrofion ymddygiad' lle rydych chi'n casglu gwybodaeth newydd am sut mae eich problem yn gweithio drwy roi cynnig ar bethau a chofnodi'r canlyniadau. Cyn i chi adael y sesiwn, dylech ddeall rhai pwyntiau allweddol am waith cartref, yn enwedig arbrofion ymddygiad. Yn aml, pan fydd y gwaith cartref yn cael ei osod mae'r pwyntiau yma'n eglur, ond cofiwch dalu sylw er mwyn gwneud yn siŵr eich bod chi'n deall:

1. Pam ydych chi'n gwneud hyn? Beth ydych chi'n gobeithio'i ddysgu o'i wneud?
2. Sut fyddwch chi'n ei wneud? Pryd fyddwch chi'n ei wneud? (Ceisiwch beidio â'i adael tan y diwrnod cyn eich sesiwn nesaf.)
3. Sut fyddwch chi'n cofnodi'r canlyniadau?

Pan gewch eich sesiwn nesaf, ceisiwch sicrhau eich bod yn rhoi'r gwaith cartref ar yr agenda er mwyn i chi allu cael y budd mwyaf o ddeall beth wnaethoch chi a beth roedd yn ei olygu.

Mae pobl sydd ag OCD yn tueddu i fod yn berffeithwyr: gwnewch yn siŵr eich bod chi'n gwneud y gwaith cartref yn y ffordd sy'n eich helpu i ddysgu orau. Mae ymddwyn fel perffeithydd a phoeni a wnaethoch chi'r gwaith yn gywir yn un ffordd sicr o golli pwynt gwneud y gwaith cartref yn y lle cyntaf.

Unwaith eto, mae'n well delio â hyn drwy sicrhau bod rhesymeg glir dros unrhyw waith cartref, a dylech gytuno ar hynny ar y cyd bob tro, a'i adolygu yn ystod eich sesiwn nesaf.

Os yw'ch therapydd yn awgrymu gwaith cartref a chithau'n teimlo wedi'ch llethu gan hynny, byddai'n llawer gwell ganddo i chi ddweud hynny na pheidio, fel eich bod yn gallu trafod eich pryderon. Os na allwch ei wneud o gwbl, dywedwch hynny wrth eich therapydd er mwyn ceisio canfod ffordd arall o gyflawni'r un amcan, sef, wrth gwrs, eich helpu i ddeall a rheoli'ch problemau'n well.

Dulliau arbennig honedig eraill o drin OCD

Weithiau, efallai y dewch ar draws gwefannau ar gyfer therapyddion unigol neu glinigau preifat sy'n honni eu bod yn darparu gwasanaeth sy'n cynnig triniaeth arbenigol a ddatblygwyd mewn ffordd wahanol i Therapi Ymddygiad Gwybyddol traddodiadol. Mae'n werth cofio mai'r driniaeth a argymhellir ar gyfer OCD yw Therapi Ymddygiad Gwybyddol, yr unig driniaeth seicolegol y profwyd ei bod yn effeithiol, ac felly'r unig driniaeth siarad sy'n cael ei hargymell gan y Sefydliad Cenedlaethol dros Ragoriaeth mewn Iechyd a Gofal (NICE). Mae hynny'n seiliedig ar adolygiad gofalus iawn o'r dystiolaeth sydd, cyn ei chyflwyno i weithwyr proffesiynol a'r cyhoedd, yn agored i'w thrafod yn gyffredinol gan bawb sy'n credu bod eu dull penodol nhw wedi'i anwybyddu neu ei drin yn wael.

Mae hefyd yn hynod o bwysig peidio â gadael i chi'ch hun gael eich perswadio gan y gwefannau yma; mae llawer ohonyn nhw'n edrych yn hynod broffesiynol a slic, gyda thystebau lu gan gyn-ddioddefwyr. Gwerthu gwasanaeth maen nhw, ac o ganlyniad, dydyn nhw ddim yn darparu adolygiadau annibynnol. Mae hyd yn oed cwmnïau parchus, enwau cyfarwydd ar y stryd fawr, yn rhoi pwyslais ar adborth cadarnhaol ar draul sylwadau beirniadol.

Efallai y byddwch chi hefyd yn dod ar draws dulliau o drin y cyflwr a gyflwynir gan bobl sy'n honni eu bod yn gyn-ddioddefwyr OCD a gorbryder. Ond dydy'r ffaith fod rhywun yn gyn-ddioddefwr ddim o reidrwydd yn golygu ei fod yn gymwys i weithredu fel therapydd i drin pobl eraill. Cofiwch, bob amser, wirio cefndir proffesiynol a hyfforddiant clinigol therapydd / awdur dull o drin OCD.

Mae llawer o'r gwefannau a'r clinigau sy'n cynnig y dulliau triniaeth hyn hefyd yn honni eu bod wedi'u cymeradwyo gan y Gwasanaeth Iechyd Gwladol; yn y gorffennol, rydyn ni wedi gweld enghreifftiau o hyn, lle'r oedd meddyg teulu'r awduron eu hunain wedi argymell y dull triniaeth i gleient arall, a hynny wedyn yn cael ei ddefnyddio i ategu'r haeriad ei fod 'wedi'i gymeradwyo gan y GIG'. Unwaith eto, mae'n bwysig cymryd yr haeriadau hyn gyda phinsied o halen; pe bai'r gwasanaethau hyn wedi'u cymeradwyo'n llwyr gan y GIG, yna byddai'r Sefydliad Cenedlaethol dros Ragoriaeth mewn Iechyd a Gofal (NICE) yn eu hargymell yn y canllawiau triniaeth ar gyfer OCD.

DATGELU GWYBODAETH SENSITIF

Er mwyn i driniaeth weithio, mae'n hanfodol eich bod yn agored ac yn onest gyda'ch therapydd, waeth pa mor rhyfedd neu chwithig y gall eich OCD fod: yn groes i'r disgwyl efallai, rydych chi'n annhebygol o beri sioc i therapydd – fe fydd y rhan fwyaf ohonyn nhw wedi clywed straeon tebyg o'r blaen.

Wrth gwrs, gyda rhai mathau o OCD sy'n ymwneud â niweidio neu gam-drin, yn enwedig plant, mae'n naturiol yn rhywbeth y byddwch chi'n ofni ei ddweud wrth unrhyw un; yn anffodus, dydy pob gweithiwr iechyd proffesiynol ddim wedi profi'r mathau hyn o OCD er mwyn gallu deall eich sefyllfa'n llwyr, ond peidiwch â gadael i hynny eich rhwystro rhag ceisio triniaeth.

Rydyn ni'n argymell dechrau drwy siarad am unrhyw fathau eraill o OCD a allai fod gennych, efallai, a chyffwrdd yn fras â'ch OCD niweidio heb fanylu'n benodol nes eich bod yn teimlo y gallwch chi ymddiried yn eich therapydd, a bod eich therapydd yn dangos rhywfaint o ddealltwriaeth o'r problemau rydych chi'n eu profi. Pan fyddwch chi'n dechrau cyffwrdd â phwnc niweidio, mae'n ddigon posib y bydd y therapydd yn deall hanfod yr hyn rydych chi'n ei ddweud ac yn eich helpu i fynegi'ch ofnau, ac i ymlacio.

Os ydych chi'n cael unrhyw broblemau wrth sôn am eich OCD wrth eich therapydd, cysylltwch ag OCD-UK ac efallai y gallan nhw weithredu fel cyfryngwr annibynnol i chi.

BETH SY'N DIGWYDD OS NAD YW THERAPI'N GWEITHIO?

Mae'r berthynas therapiwtig yn rhan allweddol o lwyddiant triniaeth – dylech chi a'ch therapydd fod yn gweithio a gosod nodau ar y cyd, ac yn defnyddio ymarferion fel tîm. Fodd bynnag, bydd y partneriaethau gorau'n cloffi weithiau, a hyd yn oed yn taro'r wal ddiarhebol. Mewn sefyllfaoedd o'r fath, mae'n bwysig siarad â'ch therapydd, ac egluro'ch teimladau a'ch meddyliau ynghylch cynnydd y driniaeth. Dylai therapydd da fod wedi sylwi ar hyn beth bynnag, naill ai oherwydd bod hynny'n amlwg yn y sesiynau neu oherwydd bod yr holiaduron a lenwir gennych yn dangos nad yw popeth cystal ag y dylai fod.

Er mwyn i therapi weithio, mae cyfathrebu yn hanfodol bwysig.

Mewn sefyllfaoedd lle mae'r driniaeth yn cloffi, dylai siarad â'ch therapydd helpu. Gellir gosod nodau newydd, a chynllunio ymarferion newydd *gyda'ch gilydd*. Gochelwch rhag y therapydd sy'n ymateb drwy'ch cyhuddo chi o beidio â gweithio'n ddigon caled – mae'n bwysig bod yn onest â chi'ch hun a chydnabod yr angen i wthio'ch hunan fymryn yn galetach ar adegau, ond os yw therapydd yn crybwyll diffyg ymrwymiad ar eich rhan chi, mae hynny'n arwydd o'r angen am bartneriaeth newydd. Gallwch ofyn i chi'ch hun a ydych chi'n gwneud eich gorau; wrth gwrs, os mai 'Nac ydw' yw'r ateb, yna mae'n rhaid i chi ofyn am gefnogaeth eich therapydd i ddelio â hynny. Ond os mai 'Ydw' yw'r ateb, a dyna'r gwir fel arfer, efallai nad yw'r therapydd yn ddigon medrus, neu nad yw ei ffordd o weithio a'i arddull bersonol yn gweddu i'r hyn sydd ei angen arnoch chi. Byddai cais am gael eich atgyfeirio at rywun arall, fel arfer rhywun â phrofiad mwy arbenigol, yn beth defnyddiol i'w drafod mewn ffordd gadarnhaol.

Er mai'r cam cyntaf bob amser yw trafod unrhyw broblemau gyda'ch therapydd, os ydych chi wir yn teimlo bod eich partneriaeth therapi wedi mynd cyn belled ag y gall, does dim byd o'i le ar chwilio am therapydd newydd. Dydy hynny ddim yn arwydd o fethiant; efallai fod arnoch chi angen dull newydd o weithio. Mae fel dysgu gyrru: dydy pawb ddim yn pasio'u prawf y tro cyntaf ac efallai y bydd angen troi at ysgol yrru wahanol. Os nad ydych chi'n pasio'r tro cyntaf, rhowch gynnig arall arni, sawl gwaith os oes angen, nes eich bod yn gyrru ar hyd y ffordd tuag at fywyd heb OCD.

PAN NAD OCD YW'R UNIG BROBLEM – BLE I DROI GYDAG ANAWSTERAU ERAILL

Mae'n bosib eich bod yn gorfod ymdopi ag anawsterau eraill ar yr un pryd ag OCD. Neu efallai y gwelwch, wrth i chi ddechrau mynd i'r afael â'ch OCD a'i fod yn cymryd llai o'ch amser a'ch sylw, fod problemau eraill yn dod i'r amlwg ac yn datgelu eu hunain. Wrth herio OCD, mae weithiau'n dod yn amlwg mai swyddogaeth y cyflwr oedd cynnig rhyw ffordd o ymdopi ag anawsterau eraill; er enghraifft, eich atal rhag meddwl am brofiad trawmatig a mynd i'r afael â hwnnw. Cydglefydedd yw'r enw ar ddwy neu fwy o broblemau'n codi ar y cyd. Mae'r adrannau isod yn rhoi trosolwg o rai anawsterau cyffredin sy'n bodoli ar y cyd ag OCD, a sut gallech chi feddwl am fynd i'r afael â nhw gyda rhagor o gymorth proffesiynol neu hunangymorth. Mae rhagor o wybodaeth yn yr adran Adnoddau ar dudalen 269.

CELCIO

Casglu gwrthrychau penodol mewn modd gorfodol yw celcio, a hynny i'r fath raddau fel ei fod yn ymyrryd â bywyd bob dydd. Mae pobl sy'n celcio yn cael anhawster aruthrol i daflu pethau, yn aml oherwydd eu bod yn ofni y gallan nhw daflu rhywbeth o bwys ynghyd â'u sbwriel neu y gallai'r gwrthrych fod yn ddefnyddiol mewn rhyw ffordd yn y dyfodol. Gall hyn fod yn broblem ddifrifol iawn – bydd y lle maen nhw'n byw ynddo'n mynd yn anniben yn sydyn iawn ac yn amhosib ei ddefnyddio. Mewn achosion difrifol, gall celcio gorfodol beri risgiau i iechyd oherwydd y perygl o dân. Mae rhywfaint o ddadlau ynghylch a yw celcio yn fath o OCD, gyda'r mwyafrif o weithwyr proffesiynol ac ymchwilwyr yn cytuno ei bod yn broblem sy'n rhannu rhai nodweddion a ffactorau bregusrwydd gydag OCD ond sydd hefyd â'i nodweddion penodol ei hun. Mae modd cysylltu celcio ag OCD i'r graddau bod rhai o'r rhesymau sy'n sail i ymlyniad yr unigolyn wrth wrthrychau arbennig yn ymwneud ag ofn y bydd rhywbeth drwg yn digwydd os byddan nhw'n cael eu taflu. Mae hyn yn debyg i 'feddwl hudol', rhan o OCD lle mae pobl yn cynnal defodau er mwyn cadw eu hunain neu bobl eraill yn ddiogel. Gall celcio hefyd ddigwydd ar y cyd ag OCD fel problem sy'n hollol ar wahân iddo. Ar hyn o bryd, mae celcio yn cael ei drin gan wasanaethau sy'n arbenigo mewn OCD. Os hoffech gael cymorth proffesiynol gyda chelcio, dylech fynd at eich meddyg teulu i gael eich atgyfeirio i wasanaeth sy'n trin anhwylderau gorbryder. Bydd yn bwysig bod y therapydd, fel rhan o'r asesiad, yn ymweld â'ch cartref (neu leoliad y broblem) i gael ymdeimlad o faint a difrifoldeb y broblem.

Iselder

Mae iselder yn aml yn deillio o fod ag OCD. Mae lefel y cyfyngiad a'r ymyrraeth a achosir gan OCD yn golygu bod y rhan fwyaf o bobl ag OCD yn dioddef gydag iselder eilaidd. Mae'n dilyn felly, os yw'r OCD yn gwella, yna dylai'r iselder wella hefyd. Fodd bynnag, mae iselder yn broblem ynddo'i hun i rai pobl; hyd yn oed ar ôl iddyn nhw gael rheolaeth ar eu OCD, maen nhw'n dal i brofi symptomau iselder, neu gall y symptomau fod mor gryf nes ei bod yn anodd iawn cael triniaeth fel Therapi Ymddygiad Gwybyddol oherwydd bod rhan annatod ohono'n ymwneud â meddwl yn weithredol am bethau a'u gwneud. Mae symptomau iselder yn cynnwys hwyliau isel am y rhan fwyaf o'r dydd a hynny bron yn ddyddiol, a cholli ymdeimlad o bleser mewn pethau dros gyfnod o bythefnos o leiaf. Gall symptomau corfforol eraill gynnwys newidiadau mewn archwaeth, colli neu fagu pwysau, ymyrraeth â phatrymau cysgu a chanolbwyntio, a theimlo'n aflonydd ac yn bigog neu'n lluddedig iawn. Gall symptomau seicolegol gynnwys meddyliau a theimladau o ddiffyg gwerth a meddwl am farwolaeth yn aml.

Os ydych chi'n teimlo'n isel iawn, gall effeithio ar eich cymhelliant i wneud unrhyw beth o gwbl, neu hyd yn oed fynd allan o'r tŷ. Mae hyn yn aml yn gysylltiedig â meddyliau am eich hunan-werth a'ch rhagdybiaethau ynghylch sut mae pobl eraill yn meddwl amdanoch ac yn eich trin chi. Fodd bynnag, drwy beidio â mynd allan, gallwch atgyfnerthu'r syniadau hyn, gan nad ydych chi'n dysgu dim byd newydd. Er mwyn mynd i'r afael ag iselder, un man cychwyn buddiol cydnabyddedig yw cynllunio rhai gweithgareddau sy'n rhoi rhyw ymdeimlad o bleser a chyflawniad i chi, ac yna fynd ati i'w gwneud, hyd yn oed os nad oes arnoch chi awydd eu gwneud nhw o gwbl. Mae sawl llyfr hunangymorth rhagorol ar gael sy'n amlinellu'r dull ymddygiad gwybyddol o fynd i'r afael ag iselder; maen nhw'n cynnig canllaw i ddefnyddio CBT i'ch helpu chi i reoli'ch hwyliau a'ch teimladau amdanoch chi'ch hun. Fodd bynnag, os ydych chi'n teimlo fel cyflawni hunanladdiad, dylech ddweud wrth rywun dibynadwy a cheisio cymorth proffesiynol i gael y gefnogaeth sydd ei hangen arnoch chi i'ch arwain allan o'r iselder.

ANHWYLDER GORBRYDER CYFFREDINOL

Anhwylder Gorbryder Cyffredinol (GAD: Generalised Anxiety Disorder) yw'r broblem o boeni'n *ormodol* ac *afreolus* am nifer o bynciau gwahanol am gyfnod o chwe mis o leiaf. Yn aml, bydd y broblem wedi effeithio ar bobl â GAD am lawer hirach na hyn, ac efallai y byddan nhw'n ystyried iddyn nhw fod yn 'dipyn o boenwr erioed'. Mae GAD yn gallu bod yn broblem ddifrifol iawn, gan effeithio ar gwsg, archwaeth a gallu unigolyn i ymlacio, ac o ganlyniad, ar ei fywyd a'i allu i weithredu'n gyffredinol.

Mae GAD yn wahanol i OCD yn yr ystyr nad yw'r pynciau sy'n peri pryder i bobl yn gwrthdaro â'u gwerthoedd, ac nad ydyn nhw'n pryderu beth mae ystyr y meddyliau yn ei ddweud amdanyn nhw; dydy'r posibilrwydd o roi'r meddyliau ar waith ddim yn peri pryder iddyn nhw chwaith. Yn syml iawn, maen nhw'n poeni am bethau drwg yn digwydd ac mae'r pryder hwnnw'n aml yn neidio o bwnc i bwnc. Mae pobl â GAD yn cael eu llyncu gan gynnwys eu pryderon, ac mae'r pryder hwnnw tu hwnt i'w rheolaeth ac yn annymunol iawn. O bryd i'w gilydd, maen cael ei gymhlethu gan ofnau ychwanegol bod y pryder yn niweidiol i'w hiechyd a'u pwyll, a thrwy hynny'n achosi rhagor o bryder. Credir bod y broblem hon yn effeithio ar dros

4% o'r boblogaeth, ac mae modd ei thrin gan ddefnyddio Therapi Ymddygiad Gwybyddol.

FFOBIA CYMDEITHASOL NEU ANHWYLDER GORBRYDER CYMDEITHASOL

Ffobia cymdeithasol yw'r term am ofn difrifol ynghylch ymateb a barn pobl eraill mewn sefyllfaoedd cymdeithasol neu sefyllfaoedd sy'n ymwneud â pherfformiad cymdeithasol. Mae'n broblem eithaf cyffredin sy'n effeithio ar 7–13% o oedolion. Mae pobl sydd â ffobia cymdeithasol yn profi cryn orbryder pan maen nhw mewn sefyllfa gymdeithasol neu sefyllfa 'berfformiadol' sy'n eu dychryn. Maen nhw'n poeni y byddan nhw'n gwneud neu'n dweud rhywbeth a fydd yn eu bychanu neu'n codi cywilydd arnyn nhw. Er enghraifft, maen nhw'n aml yn ofni y bydd pobl eraill yn eu gweld yn cochi, yn chwysu, yn crynu neu'n edrych yn orbryderus mewn rhyw ffordd neu'i gilydd. Gall eu hofnau fod yn gyffredinol neu'n gyfyngedig i rai sefyllfaoedd penodol, ac oherwydd hynny, mae pobl â ffobia cymdeithasol naill ai'n osgoi'r sefyllfaoedd hynny neu'n eu dioddef, er y bydd hynny'n golygu trallod personol sylweddol. Ystyrir bod y broblem ar lefel glinigol os yw'n achosi ymyrraeth sylweddol ym mywyd yr unigolyn. Gellir trin ffobia cymdeithasol gan ddefnyddio Therapi Ymddygiad Gwybyddol, hyd yn oed os yw'n broblem hir dymor.

ANHWYLDER SBECTRWM AWTISTIAETH

Mae Anhwylder Sbectrwm Awtistiaeth (ASD: Autistic Spectrum Disorder) yn cynnwys awtistiaeth a ffurf fwy cymedrol o'r enw syndrom Asperger. Prif nodwedd ASD yw anawsterau gyda 'chyfathrebu cymdeithasol', neu'r gallu i ddeall meddyliau, bwriadau a theimladau pobl eraill. Mae pobl ag awtistiaeth yn profi problemau gyda rhyngweithio cymdeithasol, iaith gyfathrebol a chwarae symbolaidd neu ddychmygus, a hynny o oedran ifanc. Mae'n broblem sy'n bresennol yn eu plentyndod cynnar ac sy'n parhau drwy gydol eu bywydau, ond gall dwyster y problemau amrywio'n fawr. Fel oedolion efallai y byddan nhw'n osgoi cyswllt llygad, yn defnyddio ychydig iawn o eiriau, yn profi gorbryder difrifol yn sgil newidiadau i drefn eu bywydau ac yn cael anhawster mawr gyda throsiadau. Does dim ASD gan y rhan fwyaf o bobl sydd ag OCD. Fodd bynnag, mae ymchwil ymhlith dioddefwyr ASD yn dangos bod OCD neu ymddygiad sy'n edrych fel OCD yn gymharol gyffredin. Dim ond arbenigwr wedi'i hyfforddi all wneud diagnosis clir o ASD mewn oedolyn neu blentyn, ac mae sawl canolfan genedlaethol lle mae arbenigedd o'r fath ar gael. Os credwch fod gennych chi ASD, efallai y byddai'n werth i chi ystyried cael asesiad oherwydd gall hynny'ch helpu i gael gafael ar gymorth arbenigol ar gyfer unrhyw anawsterau rydych chi'n eu profi, gan gynnwys OCD.

PTSD A PHROFIAD O GAM-DRIN NEU ESGEULUSO

Mae anhwylder straen wedi trawma (PTSD) yn ymateb parhaus i brofiadau trawmatig lle bu unigolyn yn teimlo ofn am ei fywyd, neu ei fod wedi cael ei gam-drin yn gorfforol. Gall profiadau o'r fath amrywio o ddamweiniau ar y ffyrdd i gam-drin rhywiol fel plentyn neu oedolyn; gall hynny fod wedi digwydd yn eithaf diweddar neu amser maith yn ôl. O ganlyniad i'r trawma, mae'r unigolyn yn profi ofn parhaus a gall brofi ôl-fflachiadau, breuddwydion neu ail-fyw'r digwyddiad neu'r digwyddiadau dan sylw, neu deimlo ofn mewn sefyllfaoedd sy'n sbarduno atgofion o'r digwyddiad. Gall yr atgofion hyn fod yn drallodus o anghyflawn. Gall PTSD wneud i'r unigolyn deimlo'n ddiffrwyth ac ar wahân i eraill, heb sôn am achosi ymyrraeth a straen sylweddol. Weithiau, gall OCD ddatblygu yng nghyd-destun trawma fel problem ar wahân, oherwydd gall ymddangos fel ffordd o helpu'r unigolyn i fod yn ddiogel mewn byd sy'n teimlo'n hynod anniogel. Os ydych chi'n credu eich bod yn dioddef o PTSD, mae'n bwysig cael cymorth arbenigol ar gyfer y broblem hon, sy'n gallu cael ei thrin yn effeithiol iawn gyda Therapi Ymddygiad Gwybyddol. Bydd canolfannau triniaeth ar gyfer straen trawmatig neu PTSD yn gallu cynnig hyn; yn y Deyrnas Unedig, mae meddygon teulu'n cynnig atgyfeiriadau i'r gwasanaethau hyn.

Yn anffodus, mae profi mathau eraill o gam-drin a straen, fel bwlio, neu elyniaeth ac esgeulustod rhieni, yn weddol gyffredin hefyd, a gall hynny arwain at broblemau sylweddol o ran hunan-barch a hunan-werth. Mae modd cysylltu'r ystyron y mae pobl yn eu mewnoli amdanyn nhw'u hunain yn sgil y fath brofiadau â datblygiad problemau fel iselder, diffyg hunan-werth a gorbryder cymdeithasol. Mae'r profiadau hyn hefyd yn gyffredin ymhlith pobl sy'n datblygu OCD. Os ydych chi'n cael triniaeth ar gyfer un o'r problemau hyn, yna mae'n aml yn ddefnyddiol trafod profiadau cynharach o'r fath gyda'ch therapydd; mae'n bosib y gall eich helpu i gael mewnwelediad a dealltwriaeth newydd i'ch galluogi i symud ymlaen o'r broblem gyfredol ac oddi wrth y profiadau yn eich gorffennol. Rydyn ni'n argymell y llyfrau hunangymorth sy'n cael eu rhestru ar dudalennau 270–271 yn ogystal.

GORBRYDER IECHYD

Mae gorbryder iechyd yn perthyn yn agos i OCD. Mae pryderon pobl yn ymwneud â chlefydau ac afiechyd ar ryw adeg yn y dyfodol, ac maen nhw'n ceisio sicrwydd yn gyson. Mae hyn yn aml yn arwain at bryderon ynghylch halogi, sy'n gallu arwain at olchi dwylo yn ormodol ac osgoi. Ond mae gorbryder iechyd ychydig yn wahanol i OCD, gan mai rhan sylweddol o'r broblem yw monitro'r corff am symptomau a chyflawni hunanddiagnosis neu geisio diagnosis gan weithwyr iechyd proffesiynol. Gellir trin y broblem hon gyda Therapi Ymddygiad Gwybyddol.

ANHWYLDER DYSMORFFIA'R CORFF (BDD)

Nodweddir BDD (Body Dysmorphic Disorder) gan bryder gormodol am ddiffyg tybiedig yn nodweddion corfforol rhywun, ac ymgolli yn y pryderon hynny. Mae'n gallu arwain at drallod eithafol sy'n ymyrryd yn sylweddol â'r gallu i weithio, ffurfio perthynas neu hyd yn oed adael y tŷ. Mae rhai pobl â BDD yn gwirio eu nodweddion dro ar ôl tro mewn ffordd sy'n ymdebygu i OCD, ond nid yw eu hofn sylfaenol yn ymwneud â chyfrifoldeb am achosi niwed. Gellir trin y broblem hon gyda Therapi Ymddygiad Gwybyddol.

ANHWYLDERAU BWYTA

Mae anhwylderau bwyta'n gallu digwydd gydag OCD, ac mae rhai o'r nodweddion yn gorgyffwrdd, fel osgoi neu reolau caeth ynghylch bwyta. Fodd bynnag, mae credoau am bwysigrwydd pwysau a siâp y corff yn agweddau allweddol ar broblemau bwyta, a dydy'r rhain ddim yn rhan o OCD. Yr anhwylderau bwyta mwyaf cyffredin yw anorecsia (yr ofn o fod yn dew yn arwain at fod dan bwysau a chyfyngu ar fwyd), bwlimia (cyfnodau o orfwyta'n sylweddol a gwneud iawn am hynny drwy chwydu, cymryd carthyddion neu ymarfer corff gormodol) ac anhwylder gorfwyta mewn pyliau (pan nad yw'r person yn gwneud iawn am y pyliau o orfwyta). Gellir trin anhwylderau bwyta yn effeithiol iawn gyda Therapi Ymddygiad Gwybyddol, a bydd yn eich helpu i edrych yn fanwl ar y credoau a'r ymddygiadau sy'n cynnal y broblem.

EMETOFFOBIA

Ofn difrifol ac eithafol o chwydu yw emetoffobia. Mae'n digwydd yn bennaf mewn menywod, ac mae'n aml yn broblem hir dymor. O ganlyniad i'r ofn hwn, gall dioddefwyr newid bron pob agwedd ar eu hymddygiad. Patrwm cyffredin yw osgoi llawer o fwydydd a'r teimladau y gall rhai bwydydd eu rhoi, rhag ofn i'r rhain gymell y dioddefwr i chwydu; osgoi lleoedd penodol (fel bariau, tafarndai, meysydd chwarae ac ysbytai) rhag ofn i'r dioddefwr ddod ar draws chwyd yn y lleoedd hynny; neu hyd yn oed osgoi rhai pobl benodol, rhag ofn y gallai'r bobl hynny chwydu. Gan fod y sefyllfaoedd lle gall unigolyn ddod wyneb yn wyneb â'i ofn mor amrywiol, gall y ffobia hwn gael effaith andwyol ar fywydau dioddefwyr. Yn aml, oherwydd osgoi, a gorbryder yn ymwneud â glendid, mae emetoffobia'n gallu ymddangos fel math o OCD neu anhwylder bwyta, ond mae'n cael ei yrru gan ofn penodol o chwydu neu ddod ar draws chwyd.

Mae hwn yn ffobia cydnabyddedig, a gellir ei drin gyda Therapi Ymddygiad Gwybyddol.

8

TEULUOEDD, FFRINDIAU AC OCD

Mae'r bennod hon yn ymwneud â'r effaith ar y bobl hynny sy'n byw gyda rhywun ag OCD, neu sy'n agos ato, a'r ffordd orau iddyn nhw geisio helpu'r dioddefwr drwy ei anawsterau. Os oes gennych chi OCD, mae adrannau ar dudalennau 25–30 a 256–259 i chi eu dangos i'ch ffrindiau a'ch teulu i helpu i esbonio'r broblem a sut gallan nhw eich cefnogi.

Yn ystod y blynyddoedd diwethaf, gwelwyd cynnydd sylweddol yn ein dealltwriaeth o sut mae'r broblem yn effeithio nid yn unig ar ddioddefwyr ond hefyd ar y bobl o'u cwmpas, yn cynnwys rhieni, partneriaid, plant a ffrindiau. Byddwn yn trafod yr effeithiau posib ar eraill, a sut i'w lleihau, ynghyd â sut i sicrhau'r help mwyaf posib gan eraill pan fyddwch chi'n brwydro yn erbyn OCD. Gall OCD effeithio ar sawl math o berthynas, ond er hwylustod byddwn yn defnyddio'r term 'perthnasau' i gynnwys pawb a allai gael eu heffeithio'n uniongyrchol gan broblem dioddefwr.

Os oes gennych chi OCD, neu os ydych chi'n byw gyda rhywun ag OCD, mae'n debyg y gallwch chi feddwl am achosion lle mae OCD wedi effeithio nid yn unig ar y sawl sydd â'r broblem ond ar eraill hefyd. Os ydych chi'n gaeth i batrymau meddwl ac ymddwyn obsesiynol, gall hyn effeithio ar bobl eraill a'ch perthynas â nhw mewn sawl ffordd. Efallai eich bod yn hwyr i'r gwaith yn aml neu i ymrwymiadau cymdeithasol oherwydd eich bod yn cymryd cymaint o amser i gyflawni defodau, a gall hynny fod yn achosi anawsterau a straen gyda phobl eraill. Efallai eich bod wedi dechrau osgoi rhai lleoedd neu hyd yn oed rai pobl, gan y byddai mynd yn agos atyn nhw yn golygu y byddai angen gwyliadwriaeth ychwanegol neu gyfnodau hir o wirio neu lanhau wedi hynny. Efallai y bydd yn gwneud pethau'n lletchwith neu'n achosi dadleuon os ydych chi'n gofyn i bobl wneud pethau mewn ffordd benodol, neu os yw'ch ofnau yn eich meddiannu pan fyddwch chi gyda nhw. Efallai eich bod yn teimlo bod eraill yn well eu byd neu'n fwy diogel heboch chi yno, ac efallai y byddwch yn teimlo'n isel iawn ac yn methu â chymysgu â phobl o gwbl. Yn aml, mae pobl sydd ag OCD yn dod yn dda iawn am greu esgusodion, rhai cynnil iawn weithiau, er mwyn osgoi pethau neu egluro eu hymddygiad. Fodd bynnag, ar ôl rhyw bwynt, efallai y bydd pobl eraill yn sylwi bod rhywbeth o'i le, hyd yn oed os nad oes ganddyn nhw syniad mai OCD yw'r broblem.

RHAI O'R FFYRDD CYFFREDIN Y MAE OCD YN EFFEITHIO AR BERTHNASOEDD

- Cael pobl eraill i ddilyn eich rheolau obsesiynol
- Bod yn bigog pan fydd eraill yn torri ar eich traws yn ystod eich gorfodaethau
- Gofyn yr un cwestiynau i eraill drosodd a throsodd (ceisio sicrwydd)
- Bod yn hwyr a newid trefniadau oherwydd eich bod yn cyflawni eich gorfodaethau
- Osgoi rhai gweithgareddau, lleoedd neu bobl oherwydd y bydd angen i chi gyflawni eich gorfodaethau
- Pobl eraill yn poeni amdanoch chi oherwydd eich gorbryder

Mewn rhai achosion, gall y ffaith fod rhywbeth o'i le ymddangos yn *amlycach* i eraill nag i'r unigolyn ei hun, gan ei fod yn ymgolli cymaint yn ei feddyliau a'i ddefodau. Y rheswm am hyn yw oherwydd bod OCD, yn enwedig yn nyddiau cynnar y broblem, yn gallu ymddangos fel pe bai'n ffrind, drwy gynnig argraff o reolaeth ac amddiffyniad rhag perygl. Yr hyn y mae OCD yn ei wneud yw tynnu sylw oddi ar y darlun ehangach a chanolbwyntio ar y dasg o geisio teimlo'n ddiogel yn y fan a'r lle. Gall gymryd cryn amser cyn i bobl sylweddoli cymaint y mae eu bywydau'n troi o amgylch y broblem a faint y mae wedi'i ddwyn oddi arnyn nhw. Weithiau dim ond argyfwng, neu ryw newid yn eu bywydau sy'n datgelu'r broblem, sy'n gallu helpu pobl i wynebu hynny mewn gwirionedd. Dyma pam mae mor bwysig eistedd i lawr ac ystyried cost y broblem i chi, ac i'r rhai sydd o'ch cwmpas, cyn i argyfwng o'r fath ddigwydd.

Oherwydd bod OCD yn cael ei gymell gan fyd mewnol o feddyliau a deongliadau, does dim llawer o sefyllfaoedd fel rheol lle gall pobl ag OCD deimlo'n wironeddol 'ddiogel' ac yn rhydd o'r broblem. Os ydych chi'n gaeth i OCD, mae'n aml yn effeithio arnoch chi mewn rhyw ffordd neu'i gilydd y rhan fwyaf o'r amser. O ganlyniad, mae'n anodd cuddio'r broblem drwy'r amser, felly mae perthnasoedd yn debygol o gael eu heffeithio, ac mae'r OCD yn eich cadw'n orbryderus ac yn ofnus. Gall gweld ffrind neu rywun annwyl yn cael ei lyncu gan ymddygiad obsesiynol fod yn ofidus iawn. Mae hyn yn arbennig o anodd pan nad ydyn nhw'u hunain yn gallu gweld pa mor ddinistriol yw hynny. Mae OCD yn cadw pobl mewn cyflwr o orbryder ac ymwybyddiaeth o fygythiad, a gall y bygythiad hwnnw ddod o ffynonellau mewnol (eich meddyliau a'ch teimladau eich hun) yn ogystal â ffynonellau allanol (er enghraifft, halogiad). Os nad ydych chi yn ei chanol hi, mae'n anodd gwneud synnwyr o'r teimlad; a dweud y gwir, mae'n anodd hyd yn oed pan ydych chi yn ei chanol hi. Mae pobl ag OCD yn aml yn clywed eu cydnabod yn dweud wrthyn nhw, neu'n gofyn iddyn nhw neu hyd yn oed yn erfyn arnyn nhw i 'roi'r gorau' i'w defodau a'u hymddygiadau. Pe bai mor hawdd â hynny, byddai'r un sydd ag OCD wedi gwneud hynny eisoes, wrth reswm. Efallai ei fod yn teimlo'n rhwystredig iawn yn sgil ei ymdrechion i roi'r gorau i gynnal defodau a rheoli'r OCD. Fel yr un sy'n dioddef, er eich bod chi'n gwybod ei bod hi'n annhebygol, a hyd yn oed ychydig yn afresymol, meddwl y bydd rhywbeth ofnadwy yn digwydd, gall fod yn anodd esbonio i eraill pa mor bwerus yw'r ofn y gall ddigwydd, yn enwedig ar yr union adeg y mae'n cael ei sbarduno.

Yn aml, dydy pobl ddim yn fodlon datgelu cynnwys eu meddyliau ymwthiol i anwyliaid hyd yn oed, rhag ofn y bydd eu hymatebion yn cadarnhau bod y dioddefwr yn wallgof, yn ddrwg neu'n beryglus mewn rhyw ffordd. Mae cywilydd yn ysgogiad cryf dros gadw OCD yn gyfrinach, ond mae hefyd yn cynnal y broblem drwy adael pobl ar eu pennau eu hunain, heb ffordd o gymharu neu wirio eu hofnau a'u hamheuon OCD. Os nad ydych chi wedi trafod eich problem yn fanwl gyda rhywun, efallai mai'r unig argraff sydd ar gael i'ch perthnasau yw eich bod yn osgoi pethau, yn orbryderus, yn gyfrinachol, yn bigog neu'n bell.

Hyd yn oed pan fyddan nhw'n rhannu'r broblem, mae unigolion ag OCD yn aml yn teimlo rhwyg rhwng eu gorbryder a'r sylweddoliad ei fod yn effeithio ar eu perthynas ag eraill. Gall teimladau o euogrwydd am yr effaith ar eraill a phoeni bod eu hymddygiad yn eu gyrru i ffwrdd waethygu'r broblem ymhellach. Yn aml, gall pobl deimlo'n ofnadwy o wybod bod eu hymddygiad yn cael effaith niweidiol, ond maen nhw'n teimlo'n analluog i wneud dim yn ei gylch. Edrychwn yn awr ar rai ffyrdd penodol iawn y mae ymddygiad OCD yn amharu ar berthnasoedd, a sut y gellir uno'r ddwy ochr i herio'r broblem.

SICRWYDD

Un o'r ffyrdd mwyaf cyffredin y mae OCD yn amharu ar berthnasoedd yw drwy'r angen am sicrwydd cyson. Fel y nodwyd eisoes, mae hwn yn ddull cyffredin iawn o reoli gorbryder. Mae gofyn i rywun eich sicrhau bod y drws wedi'i gloi, eich bod chi heb wneud camgymeriad neu nad ydych chi'n berson drwg yn beth rhesymegol i'w wneud os ydych chi'n amau eich hun. Fodd bynnag, pan fydd yn rhan o OCD, mae'n cynnal y broblem drwy atgyfnerthu'r gred bod rhywbeth i dawelu'r meddwl yn ei gylch, drwy godi mwy o amheuaeth a thrwy danseilio'ch gallu i oddef ansicrwydd 'normal'. Felly, nid helpu'r unigolyn y mae ceisio sicrwydd dro ar ôl tro, ond helpu'r OCD.

Nawr, meddyliwch am hyn o safbwynt y person sy'n rhoi sicrwydd. Mae gan dawelu meddwl fel hyn elfen o gadarnhad, o ailbwysleisio; hynny yw, os ydych chi eisoes yn sicr, does dim angen bod yn sicr eto. Mae hynny'n amlwg i'r sawl sy'n cael cais i roi sicrwydd; wedi'r cwbl, dydy'r person hwnnw ddim yn profi'r gorbryder, yr amheuaeth a'r ymdeimlad chwyddedig o gyfrifoldeb sy'n gysylltiedig ag OCD, y teimladau hynny sy'n gyrru pobl i geisio sicrwydd a diogelwch gyda'r fath arddeliad. Gall clywed yr un cwestiynau drosodd a throsodd fod yn llethol, pan na allwch chi weld unrhyw ddiben iddyn nhw y tu hwnt i dawelu meddwl y sawl sy'n eu gofyn. Yn aml, daw'r sicrwydd yn fwyfwy diystyr, gyda'r 'tawelwr meddwl' yn gwneud dim mwy nag yngan geiriau i geisio bodloni'r person ag OCD. Yn aml iawn, mae'r sawl sydd ag OCD yn wyliadwrus ynghylch 'dibrisio' o'r fath; iddo ef, mae'r cwestiwn yr un mor bwysig bob tro mae'n ei ofyn, a bydd sicrwydd 'llai na pherffaith' (fel y mae pob sicrwydd) yn gwneud iddo deimlo'n fwy gorbryderus. Os yw'n sylwi ar ddiffygion yn y sicrwydd, mae'n bosib y bydd yn teimlo'n *llai* diogel; er enghraifft, 'Doedd e ddim wir yn talu sylw'r tro yna. Sut ydw i'n *gwybod* ei fod wedi glanhau'r cyw iâr a heb gyffwrdd ag unrhyw beth arall yn y gegin?' Gall meddyliau o'r fath beri i'r holwr ofyn eto, monitro ymddygiad y person arall, a gwneud y dasg eto, ond yn 'iawn' y tro hwn. Yn ei dro, gall hynny arwain at densiwn, rhwystredigaeth a gwrthdaro, gyda'r ddwy ochr yn teimlo'n anfodlon.

CAEL ERAILL I GYDYMFFURFIO Â'CH RHEOLAU OBSESIYNOL – CYNEFINO

Defnyddiwyd y term hwn gyntaf ychydig flynyddoedd yn ôl i ddisgrifio'r graddau y mae bywyd teuluol yn cael ei newid i addasu ar gyfer OCD neu i gynefino ag ef. Os oes gennych gymhelliad cryf i ddilyn cyfres o reolau obsesiynol, mae'n gwneud synnwyr y bydd angen i eraill ddilyn yr un rheolau er mwyn cadw'n ddiogel, neu i fodloni'r ymdeimlad o gyfrifoldeb sydd gennych dros gadw eraill yn ddiogel. Wedi'r cyfan, fydd yr OCD ddim yn fodlon nes eich bod chi wedi gwneud popeth yn eich gallu i amddiffyn eraill. Gallai hyn gynnwys gofyn i aelodau o'r teulu wirio cloeon ac offer, gofyn iddyn nhw olchi eu dwylo dro ar ôl tro neu newid eu dillad cyn gynted ag y maen nhw'n dod i mewn i'r tŷ. Weithiau, mae'n anodd i unigolion ag OCD ddirprwyo tasgau gan na fyddan nhw'n gallu bod yn sicr y bydd eraill yn eu cyflawni i'r un safon â nhw. Mae'n bosib y bydd rhannu tasgau bywyd teuluol yn peri gorbryder sylweddol iddyn nhw, gan gyfyngu ar gyfraniadau eraill neu achosi gwrthdaro ynghylch safonau'r bobl sy'n byw gyda nhw. Os yw'r OCD yn ymwneud â'r ffaith fod unigolion yn poeni mai nhw eu hunain yw'r perygl, yna gall y gwrthwyneb fod yn wir; efallai y byddan nhw eisiau dirprwyo *pob* tasg a allai arwain at achosi niwed. O ystyried natur y broblem, gall hyn ddechrau effeithio ar bron unrhyw beth, er enghraifft prynu a pharatoi bwyd (ofnau ynghylch halogiad damweiniol), gyrru (ofnau am daro rhywun yn ddamweiniol) a gofal plant (ofn cam-drin plentyn). Gall yr osgoi sy'n nodwedd mor gyffredin ar OCD effeithio ar y teulu cyfan o ran y gweithgareddau a ganiateir, neu ansawdd y mwynhad wrth wneud y gweithgareddau hynny, gan ddod felly yn rhan o gynefino â'r broblem.

ACHOS ENGHREIFFTIOL

Roedd Osian yn briod â Mari ers saith mlynedd. Bu hi bob amser yn berson cydwybodol a gofalus a oedd yn cadw pethau'n lân a threfnus ond yn gallu mwynhau bywyd. Sylwodd Osian, dros amser, fod ei hangen am drefn a glendid wedi dechrau dod yn gryfach ac yn fwy anhyblyg. Un rheol oedd ganddyn nhw oedd tynnu eu hesgidiau wrth ddod i mewn i'r tŷ, ond yn fuan roedd Mari yn gofyn iddo wneud hyn ar unwaith a byddai'n cynhyrfu'n fawr pe bai'n oedi o gwbl. Cyn hir, roedd hi'n mynnu ei fod yn newid a gwisgo dillad glân yn syth ar ôl cyrraedd adref o'r gwaith. Roedd y peiriant golchi ar waith yn gyson. Daeth gwahodd pobl i'r tŷ neu fynd allan yn gymdeithasol yn anodd gan fod Mari wedi ymgolli yn y syniad y gallai pethau y tu allan i'r cartref fod yn fudr. Er iddo geisio bod yn dosturiol, roedd hyn yn anodd iawn i Osian, a theimlai'n ddig bod y broblem yn effeithio ar bob agwedd ar eu bywyd. Gwaethygodd pethau'n sylweddol ar ôl geni Tomos, eu plentyn cyntaf, pan ymgollodd Mari yn y dasg o lanhau a sterileiddio pethau'r babi. Mynnodd gyflawni'r holl dasgau dyddiol ar gyfer Tomos, a bob tro roedd Osian yn gofalu amdano, byddai hithau'n cadw llygad barcud arno. Arweiniodd hyn at ddadlau a gwrthdaro cyson, gydag Osian yn teimlo nad oedd Mari yn ymddiried ynddo i ofalu am Tomos. Byddai hi bob amser yn gofyn i Osian am sicrwydd bod pethau'n lân ac nad oedden nhw wedi cyffwrdd ag unrhyw beth budr, ond yn aml, byddai'n eu glanhau eto beth bynnag. Byddai hynny'n destun dadlau rheolaidd hefyd. Roedd Osian yn aml yn drist iawn o weld Mari'n garcharor i'w gorbryder, ond teimlai ei bod yn afresymol iddo yntau orfod dilyn ei rheolau. Fodd bynnag, pe na bai'n gwneud hynny, gwyddai y gallai hynny beri iddi hithau deimlo'n waeth. Roedd yn teimlo'n gaeth ei hun.

Mae stori Osian yn creu darlun llwm o sut mae OCD yn gallu effeithio ar deulu. Yn amlwg, mae teuluoedd gwahanol yn cael eu heffeithio mewn amryw o ffyrdd, ac i raddau mwy a llai na hyn. Gall pobl ddatblygu dawn i rannu'r anhwylder i wahanol gategorïau, ac fel y gwyddom, mae pobl ag OCD yn gariadus, gofalgar a chyfrifol iawn. Fodd bynnag, os yw OCD yn cael unrhyw effaith ar eich teulu o gwbl, mae'r effaith honno'n ormod.

HELPU'CH TEULU I DORRI'N RHYDD O OCD

Er ein bod yn gwybod bod defodau, gorfodaethau a cheisio sicrwydd yn gwaethygu'r broblem, mae'n anodd iawn gwrthod cymorth gyda'r pethau hyn i rywun sy'n cael ei lethu gan anobaith a gorbryder. Mae'n gwbl ddealladwy fod teuluoedd yn cynnig sicrwydd a hyd yn oed yn derbyn gorfodaethau a defodau. Nid bod aelodau'r teulu yn *gwneud* y pethau hyn yw'r broblem, ond y ffaith eu bod nhw'n cael eu holi i wneud yn y lle cyntaf. Os ydych wedi bod yn gwneud hyn, mae'n ganlyniad i'r ffaith fod yr OCD yn eich bwlio. Ofn yw tarddiad ymddygiad obsesiynol. Does dim angen i chi deimlo'n euog yn ei gylch, gan i chi gael eich caethiwo gan yr ofn hwn. Cyn i chi ddeall o ddifri beth oedd yn digwydd a sut mae OCD yn gweithio, doedd gennych chi ddim dewis gwirioneddol i wneud unrhyw beth yn wahanol; roeddech chi'n gwneud y gorau y gallech chi. Dydy gwybod am OCD, hyd yn oed, ddim yn ei gwneud hi'n hawdd newid, ond mae'n sicr yn fan cychwyn da. Nawr yw'r amser i golli amynedd gyda'r broblem hon sy'n eich bwlio ac yn llesteirio'ch bywyd.

Y llwybr tuag at newid a thorri'n rhydd o OCD yw i *chi* ddeall y broblem a'r hyn sy'n ddi-fudd, a phrofi beth sy'n digwydd os ydych chi'n gwneud pethau'n wahanol. Os ydych chi'n teimlo y gallwch chi wneud hynny, mae rhannu'r ddealltwriaeth a'r wybodaeth hon â ffrind neu berthynas dibynadwy yn gallu helpu mewn sawl ffordd. Yn gyntaf, mae esbonio'r broblem i rywun arall yn fodd i chi sicrhau ei bod yn gwneud synnwyr i chi a cheisio crisialu'ch dealltwriaeth eich hun. Pe bai'n well gennych chi beidio ag egluro'n fanwl, gallech siarad yn gyffredinol am yr egwyddorion dan sylw, yn enwedig y blodyn cythreulig a drafodwyd gennym yn gynharach. Yn ail, efallai nad yw'r person arall yn gwybod am OCD, neu am eich OCD penodol chi a pha fath o broblem yw hi. Efallai y bydd yn rhyddhad gwybod mai problem sy'n ymwneud â phryder yw hon ac iddi resymeg fewnol gref. Yn drydydd, os yw'r person arall yn deall beth yw OCD a sut mae'n gweithio, yna bydd ganddo well dealltwriaeth o sut i'ch helpu chi gyda'ch brwydr yn erbyn y broblem. Wrth gwrs, dim ond chi all newid eich ymddygiad, ond os ydych chi'n teimlo gorfodaeth gref i osgoi rhywbeth, i ofyn am sicrwydd, neu i gynnal defod, bydd y person hwnnw'n gallu'ch helpu chi i ganolbwyntio ar y ffaith mai rhan o'r OCD yw hynny – yn hytrach nag ymddygiad sy'n ei gadw ef neu chi'n ddiogel – er mwyn eich helpu chi wrth wneud penderfyniadau.

RHAI STRATEGAETHAU YMARFEROL

- Esboniwch sut mae ceisio sicrwydd a chynefino yn helpu'r OCD drwy gynnal y syniad o berygl.

- Cytunwch ar eiriad y gall aelod o'ch teulu ei ddefnyddio i'ch atgoffa o hynny pan fyddwch chi'n orbryderus, e.e. 'Yr OCD sy'n pigo arnat ti, dyna i gyd; fe fydd yn pasio.'

- Trafodwch â'r person hwnnw sut y gall helpu i'ch cefnogi pan fyddwch chi'n orbryderus ac yn ymladd yr ysfa i gynnal defodau, gan gynnwys yr adegau hynny pan fyddwch chi am geisio sicrwydd. Gofynnwch iddo helpu drwy, er enghraifft, eich cofleidio, chwarae cerddoriaeth neu beth bynnag a allai fod yn ddefnyddiol i chi fel ffordd o ymdopi â'r gorbryder sy'n taro yn sgil wynebu'ch ofnau.

- Gadewch iddo wybod am eich nodau a'ch targedau fel y gall eich annog a'ch cefnogi i newid.

- Peidiwch â phoeni am faglu, ac am ildio i'r OCD os yw hynny'n digwydd; dydy adferiad ddim bob amser yn dilyn llinell syth syml. Ceisiwch ddysgu o'r hyn a ddigwyddodd a thrin pob dydd fel cyfle newydd i hawlio rhywbeth yn ôl o afael yr OCD. Yn yr un modd, ddylai eich teulu ddim poeni os ydyn nhw'n 'ildio' a rhoi sicrwydd i chi neu wirio rhywbeth ar eich rhan. Mae rhagor o wybodaeth am faglu ar dudalen 212.

Arbrawf Ymddygiad: Sicrwydd

Byddai Mari yn aml yn gofyn i Osian am sicrwydd; gofynnai iddo a oedd e'n credu bod y bws yn ddiogel, a oedd ei dwylo'n ddigon glân, a oedd hi wedi coginio bwyd yn ddigon hir.

Trafododd Mari ac Osian rôl sicrwydd – mae'n gwneud OCD yn waeth. Esboniodd Mari, er ei bod yn cael rhyddhad dros dro o'i gorbryder, fod sicrwydd yn gweithio yn yr un modd â'i holl ymddygiadau diogelu yn y tymor hir – roedd yn gwneud i'w meddyliau a'i chredoau am halogiad deimlo'n bwysicach. Roedd hefyd yn ei gwneud yn ddibynnol ar bobl eraill, sef ffordd arall roedd OCD wedi dwyn ei rhyddid oddi arni. Addawodd Mari beidio â gofyn i Osian am sicrwydd, ond roedd yn poeni y byddai'n mynd yn orbryderus iawn ac y byddai angen iddi wneud. Nododd Osian fod gwrthod rhoi sicrwydd yn anodd ac yn peri gofid i'r ddau ohonyn nhw, gan wneud iddo yntau deimlo'n gas a gwneud i Mari ypsetio. Yn hytrach na gwrthod rhoi sicrwydd, daeth y ddau i gytundeb y byddai Osian yn ceisio atgoffa Mari mai'r cyfan yw sicrwydd yw'r OCD yn ceisio difetha ei bywyd. Cytunwyd y byddai'n dweud:

- 'Dwi'n credu bod hwnna'n gwestiwn sy'n ceisio sicrwydd!'
- 'Fe wna i ateb dy gwestiwn di os wyt ti am i mi wneud, ond gawn ni atgoffa'n hunain ynglŷn â sut mae'r OCD yma'n gweithio?'
- 'Wyt ti'n cofio fod hyn wedi digwydd ddoe? Pan roddais i sicrwydd i ti, doeddet ti ddim yn teimlo'n well. Yn y pen draw, roeddet ti'n teimlo'n waeth.'
- 'Mae'n rhaid dy fod di'n orbryderus iawn neu fyddet ti ddim yn gofyn y cwestiwn yna. Druan ohonot ti. Rwyt ti'n gwneud mor dda yn ceisio peidio â gofyn cwestiynau – fe ddaliwn ni ati. Beth wnawn ni yn lle hynny? Beth am gael cwtsh?'

Cytunwyd y byddai Mari yn paratoi cinio ac yn ceisio peidio â holi a oedd y bwyd wedi'i goginio'n ddigonol.

I'W GWBLHAU CYN YR ARBRAWF

Arbrawf ymddygiad wedi ei gynllunio	Rhagfynegiadau penodol a faint o goel sydd gen i ynddyn nhw
Coginio cyw iâr i Osian	Fe fydda i'n cael yr ysfa i ofyn i Osian am sicrwydd (100%)
	Bydd angen i mi ofyn i Osian am sicrwydd (70%)
	Bydd Osian a minnau'n cael salmonela; bydd y symptomau'n cychwyn o fewn pedair awr (50%)
	Fe fyddwn ni yn yr ysbyty o fewn 24 awr (50%)
	Bydd Osian yn marw (40%)
	Fe fydda i'n marw (30%)

I'W GWBLHAU AR ÔL YR ARBRAWF

A wireddwyd y rhagfynegiadau?	Casgliadau	Ydy hyn yn gweddu orau i Ddamcaniaeth A neu B?
Fe wnes i gael yr ysfa i ofyn am sicrwydd sawl tro – wrth agor y pecyn o gyw iâr, wrth ei dynnu allan o'r badell, wrth fwyta. Gofynnais i Osian wrth fwyta, ac un waith wrth roi'r cyw iâr ar y plât.	Roedd yr ysfa yno ond fe wnes i ymdrechu'n galed i'w goresgyn a chael sgwrs arferol gydag Osian. Dwi'n sylweddoli bod fy holi cyson i yn peri straen iddo – roedd sgwrsio yn unig yn llawer gwell.	Mae hyn yn gweddu orau i Ddamcaniaeth B. Dwi wedi bod yn poeni am haint a gwneud rhywun arall yn sâl

> Atgoffodd fi fod ateb fy nghwestiynau'n ddi-fudd. Chafodd yr un ohonon ni salmonela, a wnaeth yr un ohonon ni farw
>
> Roeddwn i'n teimlo'n orbryderus iawn pan roddais i'r cyw iâr ar ei blât ac fe wnes i ei holi. Fe aeth e drwy'r camau roedden ni wedi cytuno arnyn nhw ac fe lwyddwyd i beidio â cheisio sicrwydd o ddifri. Roeddwn i'n teimlo'n orbryderus iawn am yr ychydig funudau cyntaf ond llwyddais i anwybyddu'r ysfa a dal i fwyta

Un o'r pethau gorau am frwydro yn erbyn eich OCD yw ei fod yn fuddiol nid yn unig i chi ond i'r rhai sydd o'ch cwmpas hefyd, a hynny'n aml yn syth bìn. Bydd gennych chi fwy o amser, mwy o ryddid a mwy o eglurder meddyliol heb y broblem hon. Un o gelwyddau mawr OCD yw bod peidio â chyflawni defodau a gorfodaethau yn anghyfrifol, ac o bosib yn niweidiol i eraill. Efallai y bydd yn *teimlo* fel hynny ar y dechrau, ond wrth gwrs, dydy hynny ddim yn golygu ei fod yn wir. Os gofynnwch i'ch teulu, mae'n debygol y byddan nhw'n cytuno nad yw'ch OCD chi o unrhyw fudd iddyn nhw, ac y byddai'n well ganddyn nhw eich cael chi'n ôl, heb yr OCD.

> Teimlai Mari'n ofnadwy o euog am effaith ei hofnau ar Osian, ond gwneud ei gorau i geisio ei amddiffyn ef a'i mab Tomos oedd ar ei meddwl hi. Er y gwyddai fod ei rheolau a'i phryderon yn ymylu ar fynd dros ben llestri, wnaeth hi erioed ystyried eu bod nhw'n broblem nes iddi ddarllen erthygl ar OCD mewn cylchgrawn. Roedd yn disgrifio llawer iawn o'i hymddygiadau a'i meddyliau hi. Po fwyaf y meddyliodd am y peth, mwyaf y sylweddolodd fod ei hymddygiad wedi mynd yn fwyfwy eithafol

nes ei fod yn effeithio ar y teulu cyfan. Er nad oedden nhw wedi dioddef salwch corfforol ers cyfnod go hir, sylweddolodd nad oedd y cartref yn un hapus iawn. Dangosodd yr erthygl i Osian, a theimlodd yntau ryddhad mawr fod enw ar y broblem, a bod triniaeth effeithiol ar gael. Gwnaeth Mari fwy o ymchwil i OCD; cadarnhawyd y diagnosis gan ei meddyg teulu, ac fe'i hanfonwyd am CBT. Yn ystod y driniaeth, sylweddolodd Mari mai gwraidd y broblem oedd ofn y byddai'n gyfrifol am i Tomos fynd yn sâl, yn hytrach na pherygl y byddai'n mynd yn sâl. Esboniodd hyn i Osian, ac roedd yn haws iddo yntau ddeall bellach pam nad oedd hi'n awyddus iddo helpu gyda Tomos. Roedd yn falch bod ei nodau yn cynnwys peidio â gwirio'i waith e, gadael iddo fynd â Tomos allan am y diwrnod, a chaniatáu i'r tŷ fod yn flêr. Wel, yn llai taclus a glân, o leiaf. Roedd yn arbennig o falch na fyddai'n rhaid iddo newid yn syth ar ôl cyrraedd adref. Roedd hyn yn anodd i Mari ar y dechrau; byddai hi'n dal i ofyn i Osian am sicrwydd ac i lanhau ar ei ôl o bryd i'w gilydd. Er bod gweld yr OCD yn ei bwlio weithiau yn anodd iddo, roedd Osian yn hapusach ei fyd o ddeall ei chyflwr. Roedd yn falch ei bod yn wynebu ofnau a fu'n cronni ers cymaint o flynyddoedd. Un ysgogiad cryf oedd hapusrwydd amlwg Tomos wrth i Mari ac Osian ei wylio'n chwarae yn y pwll tywod lleol.

Os ydych chi'n ei chael yn anodd peidio â gofyn am sicrwydd neu beidio â gofyn i eraill ddilyn rheolau obsesiynol, meddyliwch am ddwy weledigaeth o'r dyfodol. Edrychwch ymlaen ryw bum neu ddeng mlynedd. Yn yr ymarfer cyntaf, dychmygwch sut beth fydd eich bywyd teuluol a chymdeithasol os byddwch chi'n parhau â'ch ymddygiad obsesiynol. Ceisiwch roi eich hun yn esgidiau'r rhai sydd o'ch cwmpas a dychmygwch sut beth fyddai eu bywydau nhw. Mae'n debygol mai dyfodol llawn cyfyngiadau, gwrthdaro ac anhapusrwydd ddaw i'r amlwg. Fydden nhw'n diolch i chi am eu 'cadw'n ddiogel' a dilyn eich rheolau, neu ydy hynny'n annhebygol? Nawr, meddyliwch am ddyfodol amgen, lle byddwch chi'n dechrau a pharhau â'r frwydr tuag at fywyd heb OCD. Sut beth fydd eich perthynas ag eraill ar ôl pum neu ddeng mlynedd? Beth fyddwch chi'n gallu ei wneud? Sut fydd eraill yn teimlo amdanoch chi am *beidio* â bod yn obsesiynol? Mae hwn yn ddewis go iawn sydd ar gael i chi, yn ddyfodol go iawn sydd ar gael i chi, os byddwch chi'n troi cefn ar eich OCD.

RHIENI AG OCD

Fel arfer, gwŷr a gwragedd, ffrindiau a rhieni yw'r bobl sy'n ymwneud fwyaf â chefnogi pobl ag OCD, gan mai nhw yw'r oedolion, ond mae rhai materion a chwestiynau penodol yn codi mewn teuluoedd â phlant.

MAE FY OCD YN EI GWNEUD HI'N ANODD IAWN I MI DDELIO Â DATBLYGIAD AC YMDDYGIAD FY MHLENTYN

Wrth i ni newid o fod yn fabanod i fod yn oedolion, rydyn ni i gyd yn mynd drwy nifer o wahanol gamau datblygu. Os ydych chi'n rhiant ag OCD, yn dibynnu pryd wnaethoch chi ddatblygu'r broblem ac ar y math o OCD sydd gennych chi, mae'n bosib y bydd gwahanol agweddau ar ymddygiad eich plentyn wedi gwrthdaro â gofynion a rheolau eich OCD. A nodi un enghraifft amlwg, os oes gennych bryderon am halogiad a baw, yna gall ymddygiad arferol plentyn bach – baeddu, rhoi ei ddwylo bach ym mhob math o bethau ac yn ei geg – beri gorbryder sylweddol. Efallai y bydd yr OCD yn dweud, 'Wel, mae'n iawn mentro gyda'ch iechyd eich hun, ond beth am iechyd eich plentyn?! Mae hynny'n hollol anghyfrifol!' Dydy hynny ddim yn wir. Mae OCD yn broblem niweidiol sy'n achosi i bobl ymgymryd â rhagofalon diangen a *gormodol* sy'n dod yn broblem ynddyn nhw'u hunain – mae angen i'ch plentyn ddod i gyswllt â'r byd o'i gwmpas a'i archwilio. Y peth mwyaf cyfrifol allwch chi ei wneud yw *peidio* â gwneud yr hyn mae'r OCD ei eisiau ond yn hytrach ganiatáu i'r babi wneud 'pethau arferol'. Mae'n bwysig i chi sylwi bod yr OCD yn eich gorfodi i ganolbwyntio ar un agwedd; yn yr achos yma, diogelu iechyd corfforol y plentyn. Os meddyliwch chi am yr *holl* bethau sy'n cyfrannu at wneud rhiant da, mae llawer mwy i'r dasg na hynny. Byddai'r rhan fwyaf o bobl hefyd yn cynnwys bod ar gael yn emosiynol, y gallu i gael hwyl, y gallu i leddfu a chysuro'r plentyn ynghyd â llawer o rinweddau a galluoedd eraill. Mae'r holl bethau yma'n bwysig (er na fydd neb yn berffaith ym mhob agwedd); mae canolbwyntio ar ddim ond un agwedd ar fod yn rhiant yn debygol o effeithio ar yr agweddau eraill. Bydd brwydro yn erbyn yr OCD yn adfer cydbwysedd ac yn eich helpu i fod y rhiant gorau y gallwch chi fod.

Os nad ydych chi'n siŵr beth sy'n 'normal' o ran gosod ffiniau i blant, edrychwch ar rieni eraill gyda'u plant neu, os gallwch chi, gofynnwch iddyn nhw sut maen nhw'n mynd o'i chwmpas hi. Bydd hynny o hyd yn esgor ar sawl barn ac ymddygiad gwahanol. Fodd bynnag, fel canllaw cyffredinol, fyddai'r rhan fwyaf o bobl ddim yn dewis eithafion amddiffyn neu gyfyngu gormodol/annigonol ond yn hytrach ryw safbwynt mwy cymedrol.

Maes arall a allai fod yn anodd i chi os oes gennych chi OCD yw helpu'ch plentyn i reoli ei ofnau a'i orbryder ei hun, ac efallai fod hyn yn arbennig o anodd os yw'ch plentyn yn dangos arwyddion ei fod yn obsesiynol. Mae hyn yn gwbl ddealladwy – wrth gwrs, bydd yn anoddach i chi helpu eich plentyn os yw ei ofnau'n cyd-fynd â'ch rhai chi, ac mae llawer o rieni ag OCD yn teimlo'n euog iawn oherwydd y posibilrwydd eu bod wedi 'trosglwyddo' yr OCD mewn rhyw ffordd (ceir mwy am hyn isod). Yn ôl ymchwil diweddar, bydd gweithio ar eich anawsterau eich hun o gymorth i chi helpu'ch plentyn, gan y byddwch chi'n deall i'r dim sut brofiad yw wynebu eich gorbryder. Mae llawer o raglenni triniaeth ar gyfer plant sydd â lefelau clinigol o orbryder yn cynnwys y rhiant fel cyd-therapydd (p'un a oes gan y rhiant broblemau gorbryder ai peidio). Mae triniaeth yn debygol o fod yn fwy effeithiol os oes gan y rhiant ddealltwriaeth o'i anawsterau ei hun.

YDW I'N GALLU TROSGLWYDDO OCD I FY MHLANT?

Os ydych chi wedi dioddef effeithiau gwanychol OCD, mae'n ddealladwy na fyddwch chi am i'ch plant brofi'r hyn y buoch chi drwyddo. Mae ofni y gall OCD gael ei 'drosglwyddo' i blant yn bryder cyffredin, yn enwedig ymhlith rhieni sydd yn blant i riant oedd â'r anhwylder. Wrth gwrs, mae plant yn cael eu dylanwadu gan eu rhieni, a dyna'n union sut y dylai pethau fod; os oes gennych chi OCD, efallai eu bod nhw wedi sylwi eich bod yn orbryderus ar brydiau ac y byddan nhw'n ceisio gwneud synnwyr o hynny. Fodd bynnag, cofiwch mai dim ond un rhan ohonoch chi yw'r OCD, ac un rhan hefyd o'r hyn sy'n digwydd yn eu bywydau. Trafodwyd gwendidau biolegol a seicolegol yn fwy manwl ym Mhennod 2, ond y neges gyffredinol yw ei bod yn gwbl bosib i chi fod ag OCD ac i'ch plant beidio â bod ag OCD. Mewn gwirionedd, mae hefyd yn bosib bod ag OCD a bod yn rhiant da iawn. Fodd bynnag, dydy hynny ddim yn golygu o gwbl y dylech chi fyw gyda'r OCD. Mae'r ffaith ei fod yno yn golygu y bydd yn effeithio ar bethau rhywsut, fel bod â llai o amser i'w roi i'ch plant (ac i chi'ch hun) neu fwynhau bod yn eu cwmni ychydig yn llai oherwydd eich iselder neu'ch gorbryder. Gall hefyd effeithio ar fywyd mewn ffyrdd mwy uniongyrchol, fel eich atal rhag mynd i leoedd penodol neu wneud rhai gweithgareddau.

Ar wahân i gael gwared ar yr OCD (os nad yw hynny'n bosib i chi ar unwaith), un o'r pethau pwysicaf y gallwch ei wneud i leihau unrhyw effaith bosib ar eich plant yw peidio â'u cynnwys yn eich obsesiynau a'ch defodau. Bydd hynny'n sicrhau nad ydyn nhw'n 'codi' unrhyw syniadau obsesiynol nac yn dioddef rhwystredigaeth yn sgil gorfod dilyn rheolau obsesiynol; bydd hefyd o gymorth i chi herio'ch OCD eich hun a gweld nad yw'r rheolau hynny yn angenrheidiol mewn gwirionedd. Yn ogystal â bod yn therapiwtig i chi, gall fod yn llawer o hwyl i blant gael caniatâd i wneud llanast. Byddwch chi'n mwynhau bod yn rhiant, a bydd eich plant yn mwynhau'ch cwmni chi lawer mwy heb OCD yn eich bywyd. Y peth gorau y gallwch ei wneud i chi a'ch plentyn yw goresgyn eich OCD.

Datgelu

Does dim un rheol bendant ynglŷn â'r amser gorau na sut i ddweud wrth blentyn fod gennych chi OCD, nac yn wir a ddylech chi ddweud hynny wrth blentyn o gwbl. Mae hyn, wrth gwrs, yn dibynnu ar eich sefyllfa ac ar oedran a natur y plentyn. Fel y dywedodd un person yn ei ugeiniau, 'Roedd Mam yn arfer diflannu i'r ystafell ymolchi am oriau bwygilydd. Am flynyddoedd roeddwn i'n meddwl bod ganddi ryw fath o broblem cyffuriau, ond un diwrnod, dyma hi'n gofyn i ni eistedd i lawr a dweud bod OCD arni, a'i bod yn cynnal ei defodau yn yr ystafell ymolchi. Roedd hynny'n gymaint o ryddhad!'

Chi sy'n deall eich sefyllfa, chi sy'n adnabod eich plentyn, a dim ond chi all benderfynu a yw datgelu'r cyflwr yn briodol ac yn debygol o helpu. Wrth gwrs, y datgeliad gorau yw dweud bod OCD yn *arfer* bod yn broblem i chi ond eich bod bellach yn gweithio'ch ffordd drwyddo, gan nodi'r gweithgareddau newydd y byddwch chi a'ch plentyn yn eu gwneud o hyn ymlaen.

OCD YN YSTOD BEICHIOGRWYDD AC AR ÔL GENI

Tan yn ddiweddar, ychydig iawn o waith ymchwil a wnaethpwyd ar OCD yn ystod beichiogrwydd ac ar ôl geni babi. Fodd bynnag, mae astudiaethau diweddar yn awgrymu y gallai OCD fod yn fwy cyffredin ar yr adeg hon nag ar adegau eraill mewn bywyd, gyda 2–4% o fenywod yn profi symptomau ar lefelau clinigol. Mae rhai pobl yn datblygu OCD am y tro cyntaf naill ai yn ystod beichiogrwydd neu wedi hynny, tra bod eraill yn canfod bod symptomau sy'n bodoli eisoes yn gwaethygu. Fodd bynnag, mae rhai pobl yn gallu teimlo'n well yn ystod beichiogrwydd.

Er y gall OCD amenedigol (*perinatal*), fel OCD ar adegau eraill, ymwneud ag unrhyw beth, mae gan amlaf yn ymwneud ag ofn sylweddol y caiff y baban ei niweidio, gyda phryderon yn aml yn canolbwyntio ar niweidio'r plentyn yn ddamweiniol, y plentyn yn mynd yn sâl neu niweidio'r plentyn yn fwriadol. Mae'n bwysig nodi bod profi'r holl bryderon hyn yn achlysurol yn hollol *normal*; yn wir, mae'n gyffredin iawn ymhlith rhieni a darpar rieni. Fodd bynnag, mae rhai pobl yn teimlo mor ofidus fel eu bod yn cymryd camau i reoli eu gorbryder neu i atal eu hofnau rhag dod yn wir. O'r herwydd, gall y meddyliau a'r ymddygiadau ymyrryd yn sylweddol â'u llesiant a'u profiadau o feichiogrwydd a magu plant. Gall y broblem hon ddigwydd i fenywod a dynion os yw eu partner yn feichiog. Fel gyda phob math o OCD, graddau'r pryderon a'r ymateb iddyn nhw sy'n creu problem, yn hytrach na'u profi yn unig.

Er enghraifft, yn ystod beichiogrwydd gall menyw bryderu'n fawr y gallai rhywbeth y mae'n ei fwyta neu'n ei gyffwrdd achosi niwed i'r babi yn y groth. Gall hyn beri iddi osgoi a chyfyngu ar fwydydd, lleoedd a sefyllfaoedd ymhell y tu hwnt i'r canllawiau sy'n cael eu hargymell, er mwyn cadw mor ddiogel â phosib, neu o leiaf deimlo iddi wneud popeth yn ei gallu i wneud hynny. Efallai y bydd hi'n treulio llawer iawn o amser yn glanhau ac yn golchi ac yn gofyn i'r rhai sydd o'i chwmpas wneud yr un peth. Efallai y bydd menywod sy'n profi pryderon o'r fath yn ceisio sicrwydd gormodol gan ffrindiau, perthnasau a gweithwyr proffesiynol bod y babi yn datblygu'n iawn a bod eu hymddygiad yn 'ddiogel', ac anaml y bydd yr atebion a roddir yn tawelu eu meddyliau. Ar ôl geni'r plentyn, gall y pryderon droi o gwmpas afiechydon plentyndod eraill, gyda mamau'n cymryd camau fel gwirio'u plentyn yn ormodol wrth gysgu, fel nad yw'r fam yn cysgu nac ymlacio o gwbl ei hun.

Thema gyffredin arall gydag OCD amenedigol yw meddyliau am niweidio'ch plentyn yn fwriadol. Ar ôl yr enedigaeth, mae llawer o rieni yn profi meddyliau sydyn achlysurol y bydden nhw'n gallu niweidio'u babi yn fwriadol, ond maen nhw'n gallu eu diystyru'r un mor sydyn. Mae rhai menywod yn dehongli'r ffaith eu bod nhw'n cael meddyliau o'r fath i olygu y byddan nhw'n gallu eu rhoi nhw ar waith, gan hel meddyliau wedyn ynghylch eu potensial i niweidio'u plentyn mewn eiliad o wallgofrwydd. Ar ôl yr enedigaeth, efallai y byddan nhw wedyn yn osgoi dod i gysylltiad â'r babi neu'n cymryd camau arbennig i aros yn 'ddiogel' o amgylch y plentyn, fel cuddio cyllyll ac eitemau miniog eraill yn y cartref.

Gall fod yn arbennig o anodd, yn gyntaf oll, i famau adnabod eu profiadau fel OCD, ac yn ail, i geisio cymorth oherwydd y cywilydd a'r cyfrinachedd sy'n gysylltiedig â'r anhwylder, yn enwedig ar adeg pan maen nhw a'r bobl o'u cwmpas yn disgwyl iddyn nhw deimlo'n hapus. Gan fod diffyg ymwybyddiaeth yn amlach na pheidio o OCD yn ystod beichiogrwydd ac ar ôl y geni, anaml y bydd gweithwyr proffesiynol yn holi pobl am y profiadau yma. Os ydych chi'n credu bod y symptomau gennych chi, mae'n bosib mai chi fydd yn gorfod awgrymu bod gennych OCD a mynnu asesiad gan rywun sy'n gwybod am y broblem hon.

HELPU RHYWUN I DORRI'N RHYDD O OCD – GWYBODAETH I DEULU A FFRINDIAU

Bwriadwyd yr adran hon ar gyfer pobl sy'n cynorthwyo rhywun sy'n ceisio torri'n rhydd o OCD. Ym Mhennod 1, trafodwyd sut i adnabod OCD yn rhywun rydych chi'n ei adnabod, a sut i fynd i'r afael â'r broblem os nad ydych chi'n siŵr mai dyna ydyw mewn gwirionedd. Yma, trafodir sut i ddatblygu cyd-ddealltwriaeth a throi hynny'n strategaethau ar gyfer helpu rhywun i dorri'n rhydd o OCD.

Efallai eich bod chi'n gymar, yn ffrind, yn fab neu'n ferch i rywun sydd â'r broblem hon; os felly, mae'n debygol bod OCD yn effeithio arnoch chithau mewn rhyw ffordd hefyd. Mewn gwirionedd, gall fod yn anodd *iawn* byw gyda rhywun sydd ag OCD. Mae'n sicr yn ofidus gweld rhywun sy'n annwyl i chi yn cael trafferth ymdopi â'r broblem ac yn gaeth i gylchoedd o ymddygiad niweidiol. I'r rhan fwyaf o bobl ag OCD, mae'r niwed yn ymestyn y tu hwnt iddyn nhw'u hunain: i ffrindiau, partneriaid a theulu, mae cael ceisiadau cyson am sicrwydd, ceisio dilyn rheolau OCD ac ymdopi â'r dioddefwr yn osgoi tasgau beunyddiol a lleoedd penodol yn gallu bod yn lluddedig iawn ac yn achos llawer o wrthdaro. Yn y rhan fwyaf o achosion, mae'r person ag OCD yn gwybod bod ei ymddygiad yn ormodol ac yn teimlo'n hynod o euog am effaith hynny ar bobl eraill, ond er hynny, mae'n dal ati i wneud yr un pethau. Mae hynny oherwydd ei fod yn wirioneddol gaeth yng nghrafangau'r bwli OCD.

Drwy gydol y llyfr hwn, rydyn ni wedi annog pobl ag OCD i ystyried faint mae'r broblem yn effeithio ar bob agwedd ar eu bywyd, gan gynnwys eu perthynas ag eraill. Er ei fod yn brofiad poenus weithiau, rydyn ni am i bobl wneud hyn fel eu bod yn gallu dweud 'digon yw digon' wrth eu OCD, a dal i gredu yn y dasg o ddal ati i herio'r bwli hwn, tasg ddigon anodd ac anghyfforddus ar adegau.

Rhannu dealltwriaeth o'r broblem

Wrth gwrs, dim ond y person sydd â'r broblem sy'n gallu gwneud y gwaith o dorri'n rhydd o OCD, ond bydd darllen rhannau o'r llyfr hwn neu gael y person i'w egluro i chi yn rhoi dealltwriaeth ddyfnach i chi o *pam* mae'n gwneud yr hyn mae'n ei wneud. Y pethau pwysicaf i ffrindiau a theulu eu cofio yw:

1. Mae OCD yn gafael pan fydd pobl yn gaeth i'r gred y bydd anffawd yn digwydd os nad ydyn nhw'n ymddwyn mewn ffordd benodol (gwirio, ymolchi neu bendroni, er enghraifft) ac mai eu bai nhw fydd hi os bydd yr anffawd yn digwydd.
2. Dros amser, mae'r ymddygiadau'n troi'n niweidiol iawn, ond oherwydd eu bod yn cael eu cymell gan y ffaith bod yr unigolyn yn ceisio *atal niwed* a'i fod yn *credu y gallai ddigwydd go iawn*, mae'n teimlo ei fod yn dewis y lleiaf o ddau ddrwg, os yw'n teimlo ei fod yn dewis o gwbl.
3. Oherwydd bod ofn arnyn nhw, mae herio OCD yn gofyn am ddewrder eithriadol ar ran y sawl sy'n ei wynebu.

Efallai y bydd trafodaeth yn eu helpu i egluro eu dealltwriaeth eu hunain o OCD; gallai hefyd roi cyfle i chi ofyn cwestiynau ac egluro pethau o'ch safbwynt chi. Fodd bynnag, mae'r math yma o sgwrs yn anodd weithiau gan fod y pynciau'n gallu bod yn sensitif iawn – mae rhannu dealltwriaeth gyffredinol o sut mae OCD yn gweithio yn fan cychwyn da.

BRWYDRO YN ERBYN GELYN CYFFREDIN

Mae pobl ag OCD wedi treulio amser hir yn ceisio atal pethau drwg rhag digwydd. Drwy gydol y llyfr hwn, rydyn ni'n cyflwyno ffordd arall o ddeall OCD – fel problem sy'n seiliedig ar bryder a gorbryder ynghylch ystyr meddyliau ac am bethau ofnadwy yn digwydd. Y ffordd o ddelio â phroblem sy'n ymwneud â phryder yw drwy wynebu'r ofnau er mwyn darganfod beth sy'n digwydd mewn gwirionedd. Yn ymarferol, mae hyn yn fras yn golygu peidio ag ymolchi neu wirio i weld beth sy'n digwydd, neu beidio â mynd i'r afael â meddyliau. Mae hefyd yn golygu peidio ag osgoi unrhyw beth. Er y gallai hyn fod yn frawychus i ddechrau, os yw rhywun ag OCD yn canolbwyntio'i ymdrechion yn llwyr ar drechu problem pryder, fydd gan yr OCD ddim byd i roi ei grafangau ynddo.

Fel rhywun sy'n cefnogi dioddefwr, bydd deall nid yn unig beth yw OCD, ond sut i ddelio ag ef, yn ddefnyddiol iawn ar yr adegau hynny pan fydd y broblem yn mynnu mygu'r unigolyn eto. Efallai y byddai'n werth llunio rhai strategaethau ar y cyd ar gyfer yr adegau hynny. Mae rhai enghreifftiau isod:

Pan fydda i'n gofyn i chi a wnaethoch chi olchi'ch dwylo:
- Atgoffwch fi am yr OCD ac nad oes angen sicrwydd arna i
- Oedwch am 30 munud ac yna gofyn i mi a ydw i'n dal eisiau sicrwydd

Pan fydda i eisiau mynd yn ôl i wirio'r cloeon:
- Atgoffwch fi mai un o feddyliau OCD yw hwn a'i fod yn gyfle da i ymarfer herio'r cyflwr

Cofiwch, mae'n iawn os yw'r naill neu'r llall ohonoch yn ei chael hi'n anodd cadw at y rhain. Rhowch gynnig arall ar lunio'r strategaethau neu ar atgoffa'r dioddefwr pam maen nhw yno pan fydd yn teimlo'n llai gorbryderus.

BETH I'W ANNOG

Mae'n bwysig annog yr unigolyn i *ddewis newid* – ei atgoffa sut gallai bywyd fod heb y broblem hon, efallai; pan fydd pethau'n anodd, nodi mai'r OCD sy'n ceisio ei fwlio er mwyn aros yn ei fywyd.

Mae ei ysgogi i ddal ati yn help. Lle bo modd, gofynnwch iddo beth mae'n bwriadu ei wneud neu beth mae wedi'i wneud i weithio ar ei OCD. Pan mae'n cyflawni ei nodau, helpwch ef i sylweddoli hynny.

Cynigiwch gefnogaeth ac anogaeth ble bynnag y bo modd – ac i chi'ch hun hefyd, gan fod cefnogi rhywun â'r broblem hon yn gofyn am amser ac amynedd.

Gall gwobrau fod o gymorth hefyd: mwynhewch weithgaredd ar y cyd na fyddech chi wedi gallu'i fwynhau yn y gorffennol oherwydd yr OCD.

BETH I'W OSGOI

Yn aml, dywedir wrth bobl ag OCD am 'roi'r gorau' i wneud eu defodau. Gan nad yw gwaharddiadau cyffredinol neu strategaethau fel cael gwared ar bethau sy'n cynorthwyo'u gorfodaethau (e.e. sebon) yn rhoi dewis iddyn nhw, fe fyddan nhw'n ddi-fudd yn y pen draw.

GOFALU AMDANOCH CHI'CH HUN

Mae'n bwysig cofio nad eich cyfrifoldeb chi yw gwella rhywun o'i OCD, ac mai yno i'w gefnogi ar ei daith yr ydych chi. Pe gallech fod wedi'i wella, mae'n debyg y byddech chi wedi gwneud hynny! Gall byw gyda rhywun ag OCD fod yn straen, ac os ydych chi'n profi anawsterau, bydd canolbwyntio ar helpu'ch hun yn eich gwneud yn gefnogwr mwy effeithiol i'r person hwnnw. Gallai hyn fod yn rhywbeth mor syml â sicrhau eich bod chi'n gwneud o leiaf rai o'r gweithgareddau y dymunwch eu gwneud, hyd yn oed os yw'r OCD yn atal eich ffrind neu berthynas rhag cyfranogi. Ar y llaw arall, gallai olygu rhywbeth tebycach i geisio cefnogaeth i chi'ch hun, neu hyd yn oed gymorth proffesiynol. Mae rhestr o adnoddau posib ar ddiwedd y llyfr, yn cynnwys gwefannau gydag adrannau pwrpasol ar gyfer cefnogwyr.

I bobl ag OCD, gall gymryd sawl cynnig i gael gwared ar y broblem; efallai nad yw'r unigolyn yn wirioneddol barod i ollwng gafael ar yr adeg benodol honno neu fod gormod o bethau eraill yn digwydd. Mae ei annog i geisio cymorth yn bwysig, ac mae'r bennod flaenorol yn cynnwys rhagor o awgrymiadau ynglŷn â hyn ar gyfer dioddefwyr.

9

BYWYD AR ÔL OCD

Mae'r bennod hon yn rhoi arweiniad pellach ar sut i barhau â'ch brwydr yn erbyn OCD a chael gwared arno o'ch bywyd unwaith ac am byth. Byddwn yn trafod y profiad o wynebu anawsterau eraill sy'n dod yn sgil OCD, a beth allech chi ei wneud os ydyn nhw'n codi yn eich achos chi.

ADENNILL EICH BYWYD

Ym Mhennod 7, gofynnwyd i chi ailystyried eich nodau ac atgoffa'ch hun o fanteision cael gwared ar y broblem. Mewn gwirionedd, mae gennych fwy fyth i'w ennill, gan fod dyfodol cyfan o'ch blaen fydd heb ei ddylanwadu gan OCD o gwbl. Os oes OCD wedi bod arnoch chi ers cryn amser, efallai nad ydych chi'n siŵr beth fyddech chi'n hoffi'i gael yn ei le; mae'n hollol iawn i chi beidio â gwybod, ond mae hefyd yn bwysig dechrau darganfod hynny. Nid OCD ddylai fod wrth wraidd dewis gwneud rhywbeth ai peidio.

Mae bod yn gaeth ym myd mewnblyg a brawychus obsesiynau a gorfodaethau yn beth ofnadwy. Bydd dianc rhagddo ac ymwneud â bywyd fel y mae bob amser yn well na bod yn gaeth ym myd OCD. Wrth gwrs, dydy hynny ddim yn golygu bod bywyd heb OCD yn berffaith; *gallai* torri'n rhydd ohono olygu bod angen i chi ddatrys problemau eraill neu wynebu cyfrifoldebau a reolwyd ar eich rhan gan bobl eraill pan oeddech chi'n gaeth i'ch OCD. Fodd bynnag, bydd bod yn rhydd o OCD yn rhoi'r amser a'r gallu i chi ddelio â'r sefyllfaoedd yma. Os ydych chi wedi goresgyn problem fel OCD, yna rydych chi wedi arddangos cryfder a chymeriad a fydd yn eich galluogi i ymdopi â beth bynnag sydd gan fywyd i'w daflu atoch.

Weithiau, pan fydd pobl yn torri'n rhydd o OCD ac yn gwella, maen nhw'n teimlo'n drist iawn ynghylch yr holl amser a wastraffwyd ganddyn nhw'n ymwneud â defodau, gwiriadau a phendroni diangen. Mae'n wir bod gwneud yr holl bethau hyn yn destun tristwch, ond mae hynny'n ei gwneud yn bwysicach fyth eich bod yn mynnu cael gwared ar yr OCD yn barhaol a pheidio â gwastraffu dim mwy o amser.

CADW OCD DRAW – OSGOI AILWAELU

Os ydych chi wedi magu'r dewrder i ymladd yn ôl yn erbyn OCD, neu hyd yn oed yn ystyried gwneud hyn, da iawn chi. Unwaith y bydd pobl yn dechrau symud ymlaen, maen nhw'n aml yn pryderu y bydd yr OCD yn dychwelyd. Mae'n bwysig felly i chi gydnabod eich bod wedi gwella, nid drwy lwc na thrwy hud a lledrith, ond drwy'ch ymdrechion eich hun, hyd yn oed os buoch chi'n gweithio ar y cyd â therapydd.

Fel yr esboniwyd drwy gydol y llyfr hwn, y ffordd i dorri'n rhydd o'r broblem hon yw drwy ddeall gystal â phosib sut mae OCD wedi bod yn gweithio i wneud i chi ddal i gredu eich bod chi'n gyfrifol am atal rhywbeth drwg rhag digwydd, ac yna roi hynny ar brawf.

Os ydych chi wedi llwyddo i wneud hyn, byddwch chi wedi ennill gwybodaeth am sut mae'r byd yn gweithio go iawn, sydd, yn ddieithriad, yn wahanol i'r neges a gawsoch chi gan yr OCD. Mae gwneud hyn yn galw am ddewrder go iawn; byddai wedi teimlo fel risg enfawr oherwydd bod OCD bob amser yn bachu ar y pethau sydd bwysicaf ac anwylaf i bobl. Dim ond drwy eich gwaith caled yn pwyso a mesur, yn deall beth mae'r OCD yn ei ddweud, yn ystyried dewis amgen ac yn gwneud pethau'n wahanol yr ydych chi wedi llwyddo i wneud cynnydd.

Er mwyn osgoi cymryd cam yn ôl a disgyn i grafangau'r OCD eto, mae'n werth nodi'r cyfan rydych chi wedi'i ddysgu mewn un man hygyrch ac ystyried unrhyw sefyllfaoedd yn y dyfodol lle gallai'r OCD geisio eich bachu, a beth fyddech chi'n ei feddwl a'i wneud wrth ymateb. Os gwnewch chi hynny, mae'n llawer llai tebygol o ddigwydd mewn gwirionedd.

SYNIAD ALLWEDDOL

Cofiwch fod OCD wedi datblygu fel ffordd o ddelio â meddyliau, teimladau ac amgylchiadau anodd pan nad oedd gennych chi unrhyw ffordd arall o ddeall na delio â'r sefyllfa. Mae'n bosib y gall amgylchiadau llawn straen yn y dyfodol adfywio ysfa i wneud rhywbeth obsesiynol a oedd efallai'n ffordd o ymdopi ers talwm. Fodd bynnag, rydych chi'n gwybod bellach nad yw hynny'n ateb cyflawn. Mae OCD yn gyfaill ffug ac mae bywyd gymaint yn well hebddo. Mae OCD yn gweithio drwy eich caethiwo mewn drysfa o gelwydd ac ofn, drysfa rydych chi eisoes wedi'i datrys. Bydd eich rhesymau dros fod eisiau torri'n rhydd o OCD a'r modd y gwnaethoch chi lwyddo i wneud hynny yn ffurfio'ch glasbrint ar gyfer torri'n rhydd pe bai'r OCD byth yn dychwelyd.

Cyfeirir at hon fel dogfen 'osgoi ailwaelu' neu 'lasbrint torri'n rhydd'. Gallwch roi cynnig ar ysgrifennu eich glasbrint torri'n rhydd eich hun, gan ddefnyddio'r amlinelliad ar dudalennau 278–280, a'r canllawiau a'r wybodaeth o benodau blaenorol.

Atgynhyrchir glasbrint Manon isod:

GLASBRINT TORRI'N RHYDD MANON

Pa fath o ffactorau cefndirol a wnaeth i mi fod yn fwy tebygol o ddatblygu OCD?

Roeddwn i bob amser yn ofalgar, yn sensitif ac yn poeni llawer am bethau drwg yn digwydd, ac mai fy mai i fyddai hynny. Oherwydd hynny, roedd fy rhieni yn eithaf amddiffynnol ohonof.

Sut y datblygodd y broblem?

Gwaethygodd y broblem pan es i i'r brifysgol; roeddwn i'n llawer mwy cyfrifol am fy ngweithredoedd ac yn poeni am bethau oedd tu hwnt i fy rheolaeth. Un sbardun allweddol oedd clywed am dân mewn fflat myfyrwyr.

Beth oedd y prif feddyliau ymwthiol (delweddau / ysfeydd / amheuon ac ati) a beth oeddwn i'n tybio oedd eu hystyr pan oedden nhw'n fy mhlagio?

Pe bawn i'n cael delwedd o rywbeth drwg yn digwydd, roeddwn i'n meddwl bod yn rhaid i mi weithredu neu fy mai i fyddai hi pe bai hynny'n dod yn wir.

Beth ydw i'n gwybod oedd eu hystyr bellach?

Dim ond meddyliau a achoswyd gan orbryder oedden nhw, nid arwyddion o berygl.

Unwaith i'r broblem afael, beth oeddwn i'n ei wneud, ei feddwl ac yn talu sylw iddo a oedd yn cynnal yr OCD?

Dechreuais fod yn fwyfwy ymwybodol o unrhyw beth a allai achosi tân, ac roedd y posibiliadau'n ddiddiwedd. Roeddwn i'n ceisio bod yn sicr na fyddai unrhyw beth drwg yn digwydd, ond anaml y byddwn i'n llwyddo i wneud hynny, hyd yn oed o dreulio mwy a mwy o amser yn gwirio.

Sut wnes i herio'r rhain a beth wnes i ei ddysgu? (Disgrifiwch yr arbrofion ymddygiad mwyaf defnyddiol ac unrhyw ffordd arall y gwnaethoch chi nodi neu herio'r prosesau.)

Fe wnes i roi'r gorau i wirio a gadael y tŷ am gyfnodau cynyddol hir.

Dysgais fy mod i wedi magu hyder ynof fy hun ac yn fy nghof.

Beth oedd y syniadau a'r credoau sylfaenol amdana i fy hun, am gyfrifoldeb neu am sut mae'r byd yn gweithio a arweiniodd at gynnal y broblem?

Roeddwn i'n meddwl fy mod i'n berson diofal, ac y byddai rhywbeth drwg yn digwydd pe na bawn i'n ddigon gofalus. Roeddwn i'n meddwl, o wybod hyn, bod angen i mi ganolbwyntio fy holl ymdrechion ar atal hyn neu byddwn i'n gyfrifol am niwed o ryw fath.

Sut wnes i herio'r rhain a beth wnes i ei ddysgu? (Disgrifiwch yr arbrofion ymddygiad mwyaf defnyddiol ac unrhyw ffordd arall y gwnaethoch chi herio'r credoau.)

Fe wnes i roi'r gorau i wirio a gadael y tŷ am gyfnodau cynyddol hir. Dysgais nad oedd unrhyw beth drwg yn digwydd.

Beth sy'n fersiynau mwy defnyddiol o'r syniadau hynny?

Dwi'n berson gofalgar, gofalus a chyfrifol iawn, ac oherwydd hynny, does dim angen i mi gymryd gofal ychwanegol.

Dwi'n gallu goddef ansicrwydd, ac nid fy nghyfrifoldeb i yw gwneud pethau 100% yn ddiogel, hyd yn oed pe bai hynny'n bosib!

Dydy peidio â bod 100% yn sicr ddim yr un peth â bod 100% yn anniogel.

Beth alla i ei wneud nawr nad oeddwn i'n gallu ei wneud pan oedd gen i OCD?

Dydw i ddim yn cyrraedd yn hwyr i bob dim, a dwi wastad yn cyrraedd darlithoedd wedi paratoi.

Does dim rhaid i mi feddwl ddwywaith am dderbyn gwahoddiad.

Beth alla i barhau i'w wneud i hawlio fy mywyd yn ôl o grafangau OCD a thu hwnt?

Dal ati i wneud pethau sy'n mynd yn groes i OCD, yn enwedig os ydw i'n teimlo awydd i wirio pethau eto.

Beth yw'r peth gorau amdana i yn herio OCD?

Dwi'n rhydd unwaith eto!

Dwi wedi sylweddoli fy mod i'n berson cryf.

Pa fath o sefyllfaoedd allai fod yn anodd yn y dyfodol a pham? Beth fyddwn i'n ei wneud?

Efallai y bydd straen arholiadau'n gwneud i mi fod eisiau cymryd mwy o ofal a gwirio mwy. Fe fydda i'n dod o hyd i ffyrdd eraill o ddelio â'r straen – defnyddio cefnogaeth gan ffrindiau a theulu; sicrhau cydbwysedd rhwng ymarfer corff ac ymlacio.

Os bydda i'n cael fy fflat fy hun, bydd hynny'n gyfrifoldeb mawr.

Bydd gen i gopi o'r glasbrint hwn, ac fe fydda i'n siŵr o weithredu mewn ffordd sy'n groes i OCD os ydw i'n teimlo bod angen i mi wirio pethau drosodd a throsodd eto.

DIWEDDGLO

Yr allwedd ar gyfer symud ymlaen o OCD yw deall gystal â phosib sut mae'r broblem yn gweithio a sut mae'n gweithio i chi. Mae hyn yn eich gwneud yn ymwybodol o'r ffaith bod OCD yn ddealladwy yng nghyd-destun prosesau seicolegol arferol. A siarad yn gyffredinol, oherwydd rhesymau'n ymwneud â phrofiadau a chredoau sydd ynghlwm wrth hanes a datblygiad yr unigolyn, yn ogystal â rhywfaint o ffactorau biolegol, mae rhai pobl yn llawer mwy sensitif i fygythiad na'i gilydd. Dyna sy'n darparu cyd-destun i'r OCD afael ynddo, sef ffactorau 'gwendid'. Yn amlwg, allwn ni ddim newid yr hyn sydd wedi digwydd i ni, ac allwn ni ddim newid gormod am ein bioleg chwaith, ond fe allwn ni ennill dealltwriaeth newydd o'r ffactorau hyn a sut maen nhw wedi cyfrannu at y broblem. Os ydych chi wedi bod ag OCD yn y gorffennol, gall olion o'r cysylltiadau hynny barhau, fel yn achos pobl fu'n dioddef gydag anhwylderau bwyta neu bobl a arferai smygu'n drwm. Efallai y byddan nhw'n profi cysylltiad rhwng bwyd neu sigaréts a gorbryder flynyddoedd ar ôl iddyn nhw oresgyn eu problemau, ond dydy gwneud hynny ddim yn golygu eu bod nhw wedi syrthio i'r fagl eto. Un o'r ffeithiau allweddol am OCD yw bod meddyliau ymwthiol yn digwydd i bawb, felly mae cael ambell un yn gwbl gyson ag ystod ein profiadau arferol. Os yw meddyliau ymwthiol wedi peri gofid mawr i chi yn y gorffennol, allwch chi ddim anghofio'r profiad yn llwyr ac ymddwyn fel rhywun nad yw erioed wedi cael OCD (er y gallwch chi ddod yn agos iawn at wneud hynny), ond mae'n bosib i chi ddefnyddio'r hyn rydych chi wedi'i ddysgu am y broblem nes bod hynny'n digwydd yn reddfol; os byddwch chi'n dal ati i wneud hynny, fyddwch chi ddim yn disgyn i grafangau'r meddyliau. Dydy adfer eich iechyd ddim yn golygu dileu'r gorffennol, ond gallwn ddefnyddio'n profiad o wella i aros yn well.

ADNODDAU

Canllawiau NICE ar gyfer OCD (2005) yn cynnwys canllawiau llawn a fersiwn a ysgrifennwyd ar gyfer cleifion a gofalwyr: www.nice.org. uk/guidance/cg31 Am adnoddau eraill, mwy diweddar, gweler gwefan NICE.

CYMORTH A CHEFNOGAETH YCHWANEGOL GYDAG OCD

Yn aml, mae pobl sydd ag OCD, neu eu ffrindiau a'u teuluoedd, yn ei chael hi'n ddefnyddiol clywed am brofiadau pobl eraill sydd â phroblemau tebyg. Mae sawl gwefan a sefydliad hunangymorth yn bodoli i hyrwyddo dealltwriaeth a thriniaeth mewn perthynas ag OCD, ac i ddarparu cefnogaeth a chymorth i ddioddefwyr a'u teuluoedd. Y prif rai yn y Deyrnas Unedig yw OCD-UK, OCD Action ac Anxiety UK.

OCD-UK
Harvest Barn
Chevin Green Farm
Chevin Road
Belper, Swydd Derby DE56 2UN.
Ffôn: 0332 127890 neu e-bostiwch support@ocduk.org
www.ocduk.org

OCD Action
Suite 506–507, Davina House
137–149 Goswell Rd
Llundain, EC1V 7ET
Ffôn: 0845 390 6232
www.ocdaction.org.uk

Anxiety UK
Nunes House
447 Chester Road,
Manceinion M15 4ZY
Ffôn: 03444 775 774
www.anxietyuk.org.uk

CYMORTH YCHWANEGOL GYDA PHROBLEMAU ERAILL
Anhwylder Dysmorffia'r Corff (BDD)
Overcoming Body Image Problems including Body Dysmorphic Disorder gan David Veale, Robert Willson ac Alex Clarke (Robinson Publishing)

Anhwylder Gorbryder Cyffredinol (GAD: Generalised Anxiety Disorder)
Overcoming Worry and Generalised Anxiety Disorder gan Ken Meares a Mark Freeston (Robinson Publishing)

Anhwylderau bwyta
Beat Eating Disorders: www.beateatingdisorders.org.uk

Awtistiaeth
The National Autistic Society
393 City Road
Llundain, EC1V 1NG
Ffôn: 020 7833 2299
www.autism.org.uk

Celcio
Compulsive Hoarding and Acquiring: Workbook (Treatments That Work) gan Gail Steketee a Randy O. Frost (OUP UDA)

Ffobia cymdeithasol neu Anhwylder Gorbryder Cymdeithasol
www.social-anxiety.org.uk

Gorbryder plant
Overcoming Your Child's Fears & Worries gan Cathy Cresswell a Lucy Willetts (Robinson Publishing)

Gorbryder iechyd
Overcoming Health Anxiety gan David Veale a Rob Willson (Robinson Publishing)

Hunan-werth a hunandrugaredd
Compassion golygwyd gan Paul Gilbert (Routledge)
The Compassionate Mind gan Paul Gilbert (Constable)
Goresgyn Diffyg Hunan-werth gan Dr Melanie Fennell (Y Lolfa)

Iselder
Cefnogaeth mewn argyfwng: y Samariaid
www.samaritans.org
Ffôn: 116 123 yn rhad ac am ddim, 24 awr y dydd, 365 diwrnod y flwyddyn
Gwasanaeth Cymraeg: 0808 164 0123 ar adegau penodol – gweler y wefan

PTSD a phrofiad o gam-drin neu esgeuluso
Overcoming Childhood Trauma gan Helen Kennerley (Robinson Publishing)

SUT GALLWCH CHI HELPU – CYMRYD RHAN MEWN YMCHWIL
Mae'r wybodaeth yn y llyfr hwn yn seiliedig ar flynyddoedd lawer o astudiaethau ymchwil sydd wedi ceisio darganfod mwy am sut mae OCD yn gweithio a'r ffordd orau i'w drin. Fyddai'r llyfr hwn ddim yn bodoli oni bai fod pobl ag OCD wedi rhoi o'u hamser i'n cynorthwyo; hoffem achub ar y cyfle i ddiolch i'r holl bobl hynny, gan gynnwys yr unigolion niferus sydd wedi'n helpu gyda'n hymchwil ein hunain. Mae lle i wella'n dealltwriaeth a'n triniaeth OCD o hyd, felly bydd ar ymchwilwyr angen pobl i'w cynorthwyo am amser maith. Os hoffech chi gymryd rhan mewn ymchwil, mae dolenni i brosiectau cyfredol i'w cael ar wefannau clinigau gorbryder a gwefannau prifysgolion,

ac ar wefannau ar gyfer dioddefwyr gorbryder a restrwyd uchod. Os oes gennych chi ddiddordeb mewn prosiect, darllenwch y daflen wybodaeth yn ofalus i ddysgu am nodau ac amcanion yr astudiaeth a'r hyn sy'n ofynnol i chi ei wneud wrth gymryd rhan. Gwnewch yn siŵr bob tro bod yr astudiaeth wedi'i hadolygu gan bwyllgor moeseg ymchwil a'i bod wedi derbyn cymeradwyaeth foesegol ffurfiol (bydd cyfeirnod ar gael os yw hynny'n wir). Mae gennych hawl i ofyn cynifer o gwestiynau ag y dymunwch, ac i dynnu'n ôl os nad ydych yn hollol fodlon ar unrhyw agwedd ar yr astudiaeth.

ATODIAD

ARFARNIAD MEDDYLIAU

MEDDWL YMWTHIOL	ARFARNIAD	GORFODAETH
	Beth yw'r peth gwaethaf am gael y meddwl hwn? Beth mae cael y meddyliau hyn yn ei olygu amdana i fel person? Beth yw'r peth gwaethaf a allai ddigwydd? Ydy hynny'n teimlo'n debygol neu'n hynod debygol?	

NODAU

Mae'n ddefnyddiol gwneud cofnod ysgrifenedig o'ch nodau:

- **NODAU TYMOR BYR** (Pethau dwi eisiau eu newid yn ystod yr wythnosau nesaf)
  e.e. mynd allan i siopa, hebrwng y plant i'r ysgol, cael amser i ddarllen y papur newydd

- **NODAU TYMOR CANOLIG** (Pethau dwi eisiau eu newid yn ystod y misoedd nesaf)
  e.e. mynd i gyfweliad swydd, mynd ar wyliau

- **NODAU TYMOR HIR** (Pethau dwi eisiau eu newid yn ystod y flwyddyn nesaf)
  e.e. symud tŷ, cael babi

DIAGRAM BLODYN CYTHREULIG GWAG

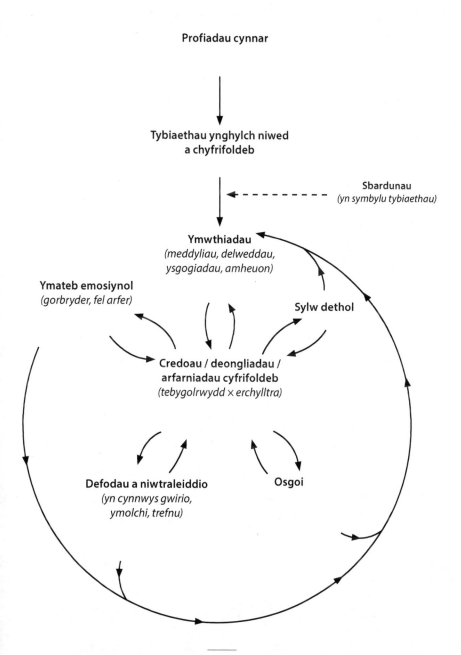

DAMCANIAETH A A DAMCANIAETH B

DAMCANIAETH A: MAE OCD YN DWEUD	**DAMCANIAETH B: OCD YW**
I ba raddau dwi'n credu yn Namcaniaeth A? (0–100%)	I ba raddau dwi'n credu yn Namcaniaeth B? (0–100%)
Tystiolaeth:	Tystiolaeth:
Os yw hyn yn wir, beth sydd angen i mi ei wneud?	Os yw hyn yn wir, beth sydd angen i mi ei wneud?
Beth mae hyn yn ei ddweud am y dyfodol?	Beth mae hyn yn ei ddweud am y dyfodol?
Beth mae hyn yn ei ddweud amdana i fel person?	Beth mae hyn yn ei ddweud amdana i fel person?
Cred yn Namcaniaeth A ar ddiwedd y sesiwn	Cred yn Namcaniaeth B ar ddiwedd y sesiwn

TAFLEN ARBRAWF YMDDYGIAD

I'W GWBLHAU CYN YR ARBRAWF

Arbrawf ymddygiad wedi ei gynllunio

Rhagfynegiadau penodol a'r graddau dwi'n credu ynddyn nhw

I'W GWBLHAU AR ÔL YR ARBRAWF

A wireddwyd y rhagfynegiadau?   **Casgliaadau**   **Ydy hyn yn gweddu orau i Ddamcaniaeth A neu B?**

GLASBRINT TORRI'N RHYDD

Pa fath o ffactorau cefndirol a wnaeth i mi fod yn fwy tebygol o ddatblygu OCD?

Sut y datblygodd y broblem?

Beth oedd y prif feddyliau ymwthiol (delweddau / ysfeydd / amheuon ac ati) a beth oeddwn i'n tybio oedd eu hystyr pan oedden nhw'n fy mhlagio?

Beth ydw i'n gwybod oedd eu hystyr bellach?

Unwaith i'r broblem afael, beth oeddwn i'n ei wneud, ei feddwl a thalu sylw iddo a oedd yn cynnal yr OCD?

Sut wnes i herio'r rhain a beth wnes i ei ddysgu? (Disgrifiwch yr arbrofion ymddygiad mwyaf defnyddiol ac unrhyw ffordd arall y gwnaethoch chi nodi neu herio'r prosesau.)

Beth oedd y syniadau a'r credoau sylfaenol amdana i fy hun, am gyfrifoldeb neu am sut mae'r byd yn gweithio a arweiniodd at gynnal y broblem?

Sut wnes i herio'r rhain a beth wnes i ei ddysgu? (Disgrifiwch yr arbrofion ymddygiad mwyaf defnyddiol ac unrhyw ffordd arall y gwnaethoch chi herio'r credoau.)

Beth sy'n fersiynau mwy defnyddiol o'r syniadau hynny?

Beth alla i ei wneud nawr nad oeddwn i'n gallu ei wneud pan oedd gen i OCD?

Beth alla i barhau i'w wneud i hawlio fy mywyd yn ôl o grafangau OCD a thu hwnt?

Beth yw'r peth gorau amdana i yn herio OCD?

Pa fath o sefyllfaoedd allai fod yn anodd yn y dyfodol a pham? Beth fyddwn i'n ei wneud?

Sut fydda i'n mynd i'r afael â hynny?

- Sefyllfaoedd anodd posib

- Beth fydd yr OCD yn ei ddweud wrtha i

- Sut galla i ei ateb ac ymateb iddo

MYNEGAI